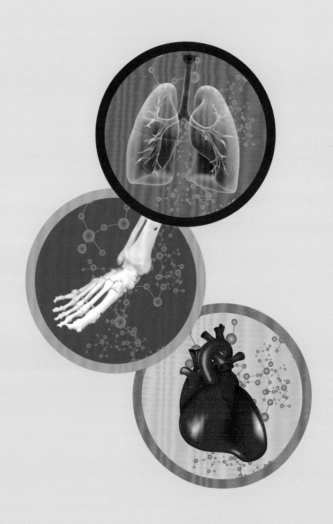

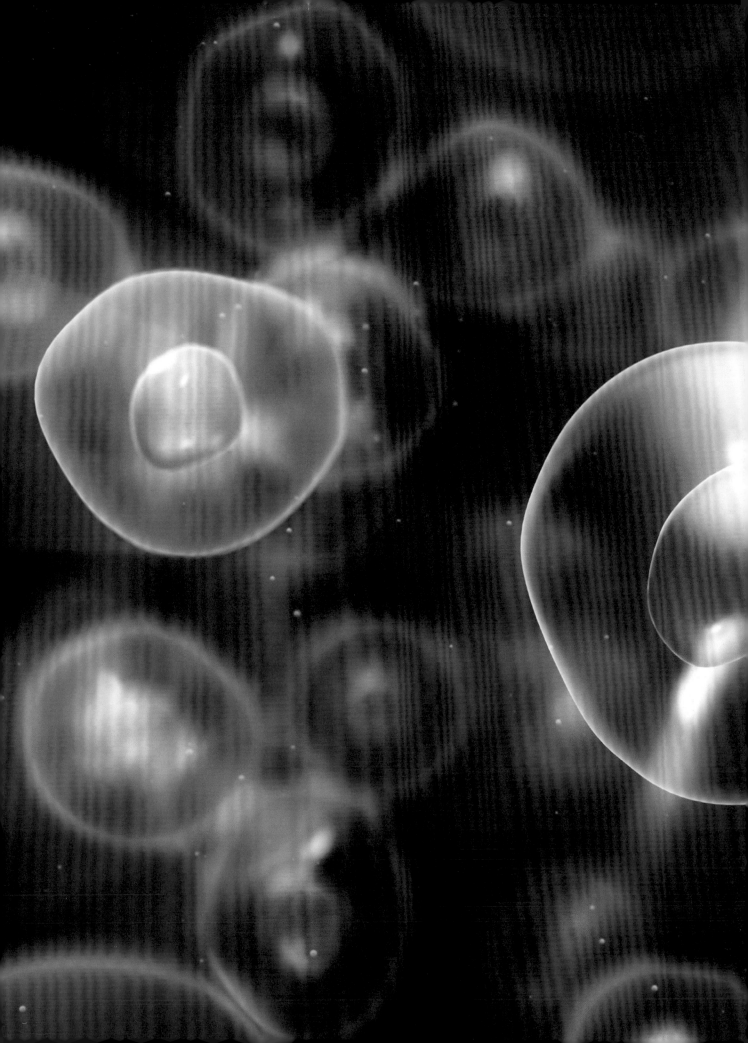

NATIONAL
GEOGRAPHIC
KiDS

美国国家地理

终极
人体百科

ULTIMATE BODYPEDIA
An Amazing Inside-Out Tour of the Human Body

克里斯蒂娜·维尔斯顿

[美] 帕特里夏·丹尼尔斯　　／著

珍·阿格雷斯塔

阳曦／译

山西出版传媒集团　　山西人民出版社

目录

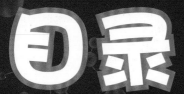

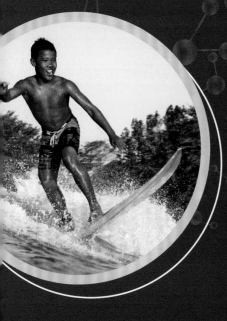

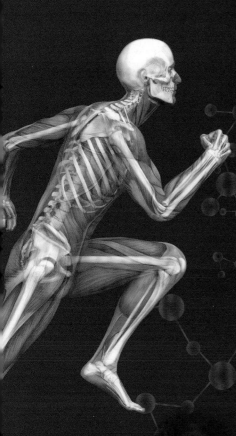

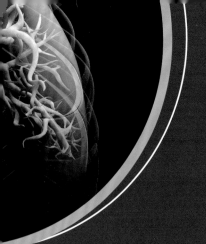

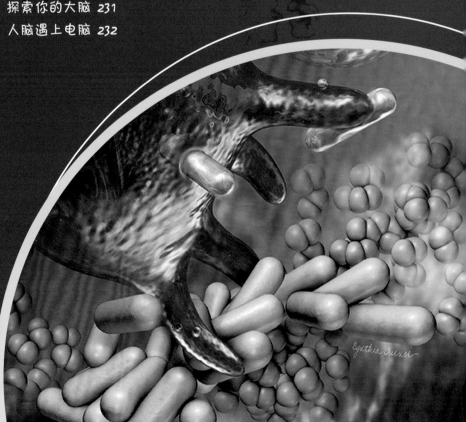

前言

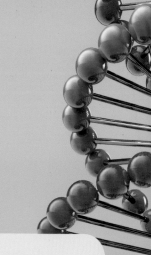

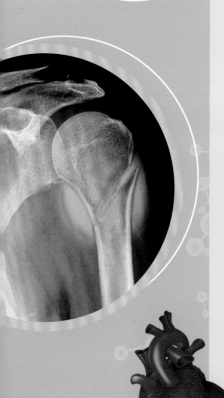

《终极人体百科全书》让你全面了解不可思议的人体！

人类的身体是最出色的造物之一，然而这一点很容易被忽略，因为这具身体时时刻刻陪伴着我们——所以我们总觉得一切都是理所当然。但是，如果停下来认真思考一下，身体完成了哪些工作？你会发现它（和你自己）有多了不起。首先，你能读到这本书，这难道还不够奇妙吗？想想看吧，这本书背后凝聚着人类发明的哪些东西：文字、墨水、相机，还有别的许多工具，而所有这些发明都来自人类的大脑。作为人体的控制中心，大脑让你能够移动自己的身体，所以你才能玩球、骑自行车、画画、爬树、唱生日快乐歌。与此同时，在你根本没有意识到的时候，身体还在完成数以万计的工作——比如说，消化刚刚吃下去的早餐、长出新的皮肤、将氧气运送到身体各个角落。

研究本书就像在一个陌生的国度旅行，你会停下来为从未见过的美景惊叹，也会发现换个角度去看，熟悉的东西也有别样的风情。比如说，作为一个科学作家，我原本已经对骨骼有不少了解，可是就连我也不知道，18世纪的一次海难中幸存的男孩发现了修复骨折的更好方式（关于这个男孩的详细故事请见P58）。我还发现，今天的研究者们已经开始尝试用3D打印技术来修复受损的关节！

作为一个成年人，我幸运地将自己对科学的热爱融入了阅读与研究中，因此我写了这本书和其他一些科普书籍。希望你能愉快地度过这段旅途，与我一起探索不可思议的人体。也许有一天，你也会做出关于人体的重大发现，甚至找到新的方法，来克服折磨我们的疾病和损伤。在你的体内和体外，都有无数秘密等待你去发现！

克里斯蒂娜·维尔斯顿

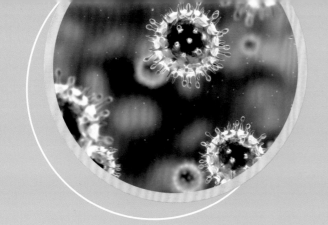
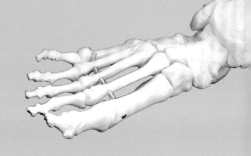

从我记事起，我就对人体与世界互动的方式着迷不已。我总是很好奇：为什么人们拥有不同颜色的眼睛？为什么我的姐妹和我拥有一模一样的笑容？

从我们起床的那一刻起，甚至在我们的睡梦中，我们的身体和大脑就已开始工作，保障我们的健康和快乐。你也许会觉得最新款的智能手机很了不起，它能把你的短信发给朋友，还能播放你最爱的音乐，可是在这颗星球上，人类的身体才是最奇妙、最复杂的机器。技术能做到很多很酷的事情，但几十个世纪以来，人类的大脑和身体造就了所有奇妙的技术，包括智能手机。

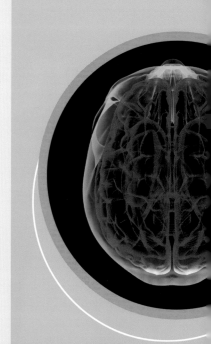

有的孩子总是充满好奇：万物如何运作、为何如此运作？我就是这样的孩子之一。这样的热情与好奇心带领我走进教育界，让我把自己学到的知识分享给大家。我喜欢教解剖学和生理学，因为这个岗位让我能够每年与数百位大学生分享我对生物学的热爱。我的很多学生小时候也是好奇宝宝。看到学生们逐渐成长，进入真正的研究领域，这让我深感欣慰，他们的研究范围包括遗传学（研究DNA并期待有朝一日能修复受损的基因）、神经生理学（研究大脑和神经细胞，期待未来能修复脊髓损伤）和其他许多激动人心的学科。

对我来说，审阅《终极人体百科全书》是一段愉快的经历。这本书真的很棒，它用生动的照片和图表介绍了人体的方方面面，回答了好奇的孩子们一定会问的很多问题——这些问题可能同样缭绕在你的心头。这本书里，有许多东西正等待你去发现，希望你能享受这段求知之旅，明白自己的身体是多么不可思议，同时也明白，是什么让你如此特别。

塔玛莎·奥布莱恩博士
马里兰大学帕克分校
人体生物学讲师

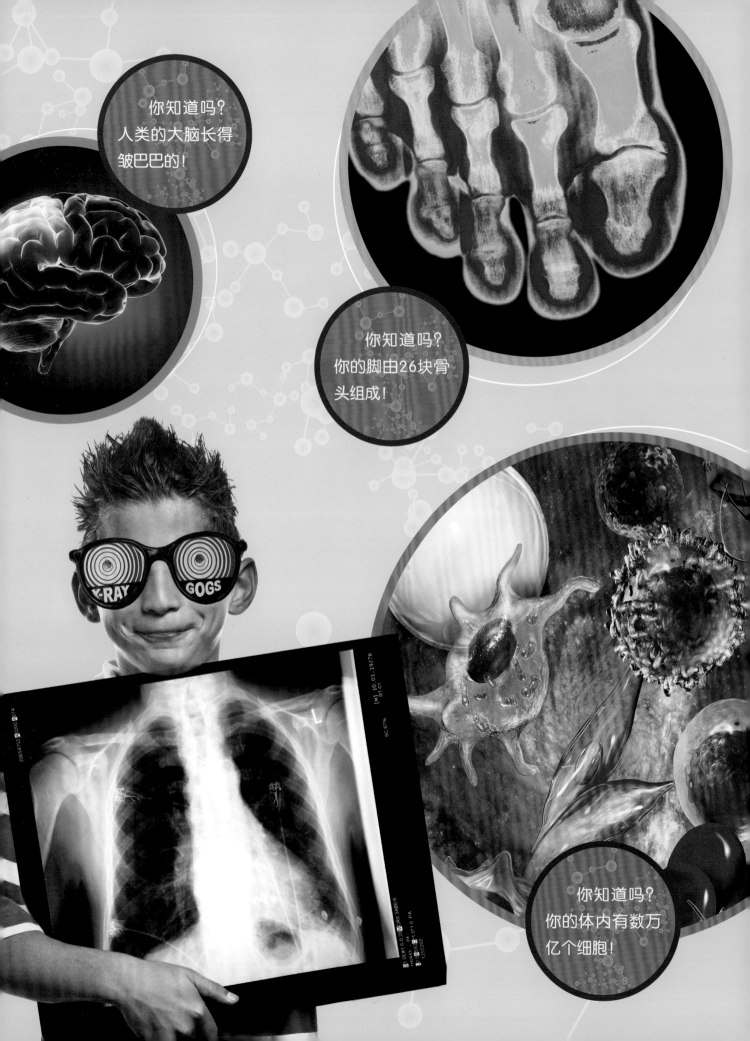

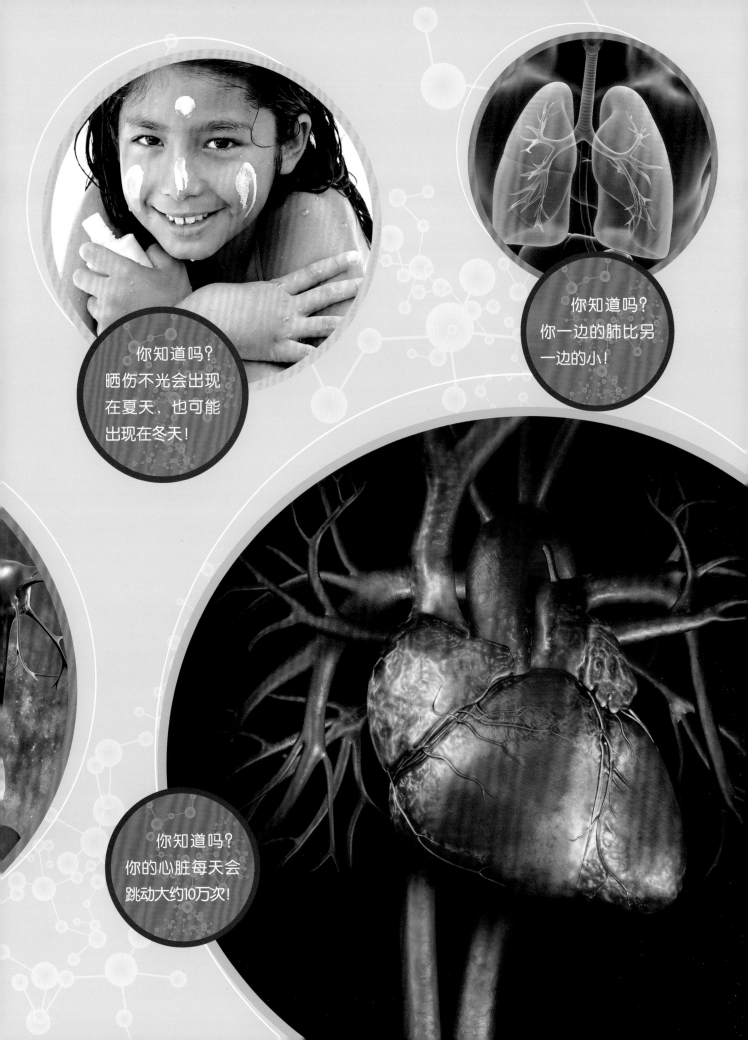

人类万岁！

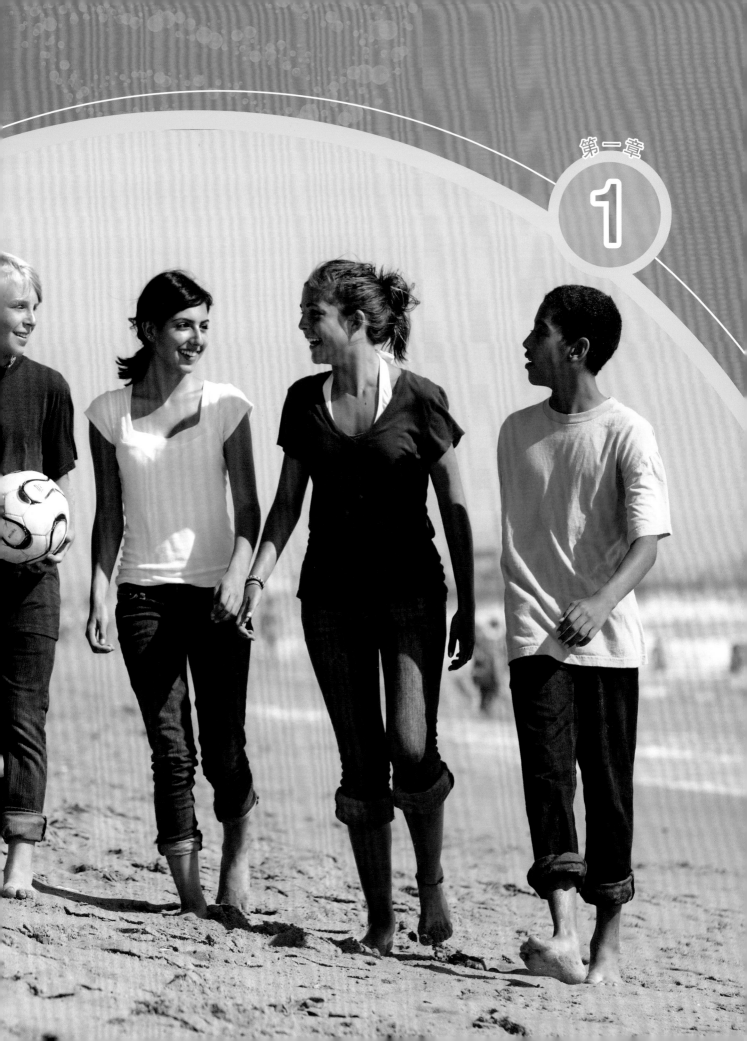

认识一下：
不可思议的你！

在这个世界上，你是独一无二的，不会有另一个完全相同的你！

你所属的物种也同样独一无二。从某个角度来说，世界上的所有物种都很奇妙——想想看吧，比如说大象、狗、鸭子或者蜜蜂——但没有哪个物种能像人类一样，完成这么多复杂的事情。

人类的伟大发明多不胜数，从捕鼠器、火柴到潜水艇、电脑。我们还发明了语言和字母表，因此我们能与同类分享信息——甚至跨越距离与时间的鸿沟。

很久很久以前，好奇心与发明新东西的能力让我们学会了如何使用火，如何种植食物，如何去往遥远的地方，跨越山川和大海。今天，同样的能力帮助我们探索世界、宇宙和我们自己。而完成这一切的基础，就是我们自己的身体。

⇒ 神奇的哺乳动物

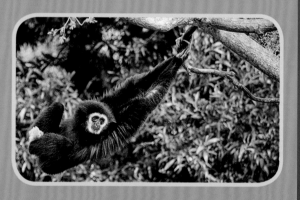

科学家们把生物分成不同的种类，这套系统叫作"分类学"。人类属于哺乳动物，这是指能够分泌乳汁哺育幼体的动物。哺乳动物也是唯一拥有毛发的动物。此外，人类还从属于哺乳动物之下的一个小类别：灵长目动物。同样属于灵长目的还有大猩猩、红猩猩、长臂猿和黑猩猩等等。

你肯定
不知道

黑猩猩和人类的血缘关系比它跟大猩猩的关系更近。人类和黑猩猩的基因有96%完全相同。

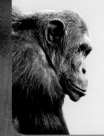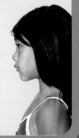

如果世界上所有人肩并肩地站在一起，大约可以填满美国加州洛杉矶500平方英里（1300平方公里）的面积！

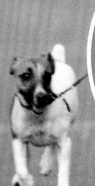

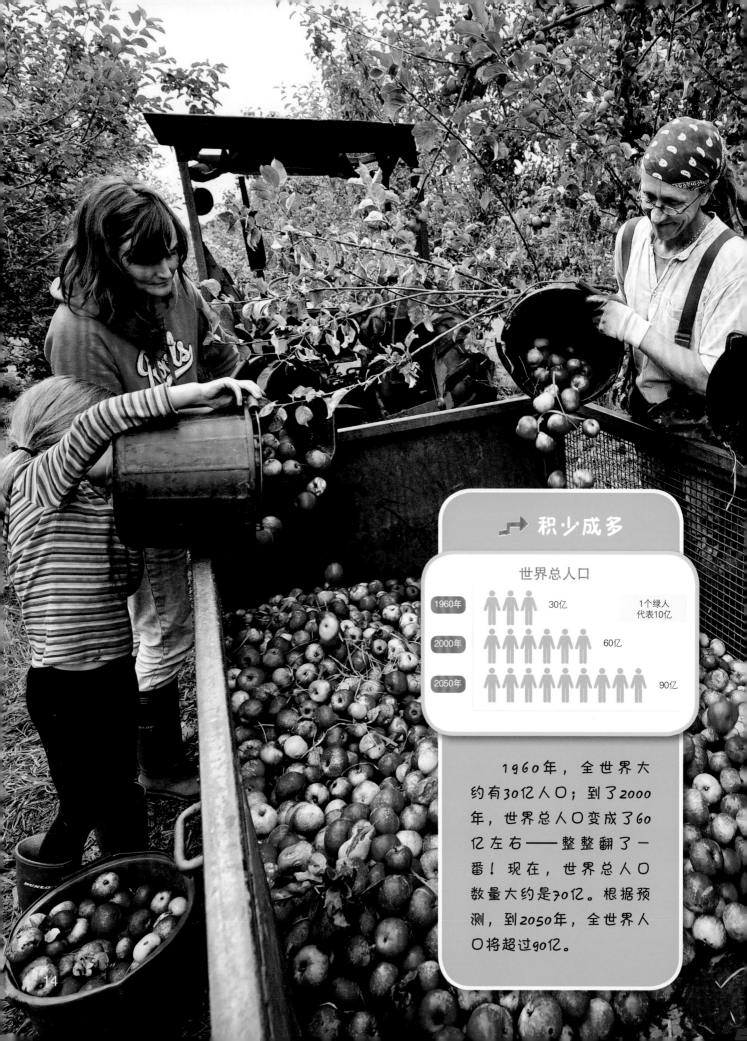

积少成多

世界总人口

1960年	👤👤👤	30亿	1个绿人代表10亿
2000年	👤👤👤👤👤👤	60亿	
2050年	👤👤👤👤👤👤👤👤👤	90亿	

1960年，全世界大约有30亿人口；到了2000年，世界总人口变成了60亿左右——整整翻了一番！现在，世界总人口数量大约是70亿。根据预测，到2050年，全世界人口将超过90亿。

人类的力量

你能像小鹿一样跳跃吗？或者像猴子一样攀爬？像鲸一样潜水？要不就像猎豹一样飞奔？完全就不可能！这些动物的身体结构比你更适合（或者说更适应）跳跃、攀爬、潜水和奔跑。很多动物都能展现出我们望尘莫及的身体能力。

但是——人类的身体依然很了不起。比如说，你的手和手指非常适合抓握、使用工具。想想看吧，一天里你要用手完成多少事情！另外，你还能靠两条腿直立行走，这解放了你的双手，让你腾出手来携带物品，或者建造什么东西。而在直立起来的身体最顶端，则是善于思考、勤于创造、不可思议的人类大脑。

与其他很多动物相比，我们人类没有那么强壮，跑得没有那么快，但多亏了大脑，我们创造出无数机器，让我们变得比任何动物更强壮、更迅速。和很多动物不一样的是，我们能制造衣服、工具，帮助我们拓展居住的范围；无论是湿热的雨林，还是干冷的极地，都有人类的身影。

你的大脑消耗的能量大约只相当于一盏10瓦的电灯泡。

🎵 思维驾驭物质

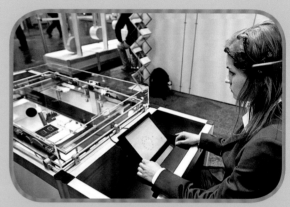

你的大脑和神经利用电信号向身体发送信息，所以你才能运动、思考、感受。现在，科学家们正在研究一些方式，输入这样的电信号，来帮助因为疾病或损伤而无法移动胳膊或双腿（瘫痪）的人。这种技术被称为脑机接口（简称BCI）。有了这种技术，人们只要想一想自己希望做什么，就能在电脑的帮助下操纵机器设备执行动作。

也许有一天，这样的技术能够普及，人们可以只靠大脑来指挥电脑完成动作。

观察你的内在

研究自己的外在相当简单，只要低头看看，身体表面绝大部分东西就尽收眼底，而且你还能从镜子里观察自己的脸。要是你有两面镜子，那就连后脑勺都能看到了。可是怎样才能观察身体内部？这就一点儿都不简单了！

数千年来，人类一直在孜孜不倦地探索身体内部的各个部件（器官）。他们研究死者的尸体，试图找出不同的器官各有什么功能。比如说，古埃及人在埋葬死者之前会整理尸体，并由此研究了人类的肺和肝。

从那以后，我们走过了漫长的道路，你可以看看下面列出的时间线。现在，我们利用技术手段来观察身体内部，而不必等到某人死去再将尸体剖开。

19世纪晚期：发现X射线，该技术很快用于拍摄骨骼照片。

20世纪50年代：发明超声波机，利用声波来探查器官。

20世纪70年代：发明计算机断层（CT）扫描技术，利用特殊的X射线和电脑来探查器官与骨骼。

20世纪80年代：发明磁共振成像（MRI），利用无线电波和磁场探查器官和其他柔软的身体部件。

♫⇨ 可以吃下去的内窥镜

内窥镜是一种带有光源的管子，可以用来观察身体内部的情况；它通过某个开口进入人体，例如你的嘴巴。

内窥镜让医生能够近距离地检查器官（例如胃），所以不用做大型手术，也能搞清楚身体内部出了什么问题。内窥镜还能用于拍摄照片、完成手术。

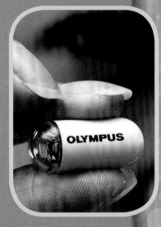

现在已经有了小得能让你吞下去的内窥镜！医生利用它来检查消化系统。这种"胶囊内窥镜"实际上是一台摄影机，个头和比较大的药片差不多。病人把它吞下去以后，它会在体内运行，将拍摄的照片发到某个记录设备上。完成工作以后，这台微型摄像机会和便便一起被拉出来冲走！

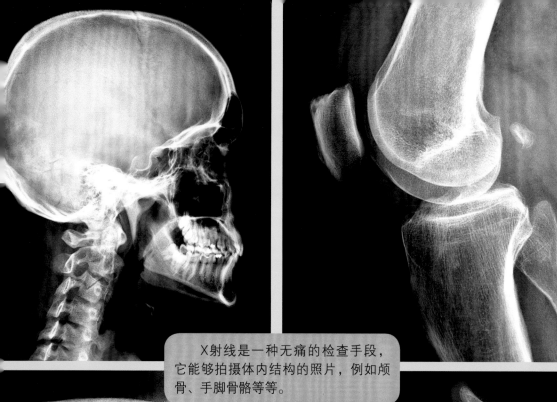

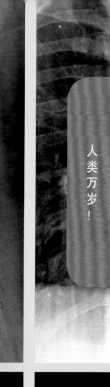

X射线是一种无痛的检查手段，它能够拍摄体内结构的照片，例如颅骨、手脚骨骼等等。

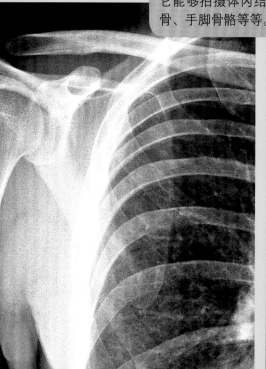

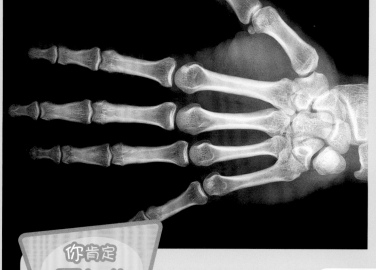

你肯定不知道

从20世纪20年代晚期到20世纪50年代，卖鞋的商人常常会用一种叫作"鞋型选配荧光镜"的机器来给客人的脚拍摄X光片。客人穿上一双新鞋，然后站到荧光镜上面，看看试穿的鞋子是否合脚。

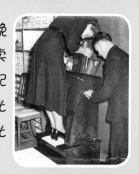

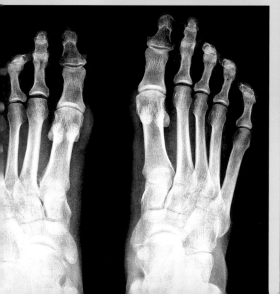

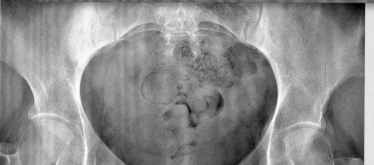

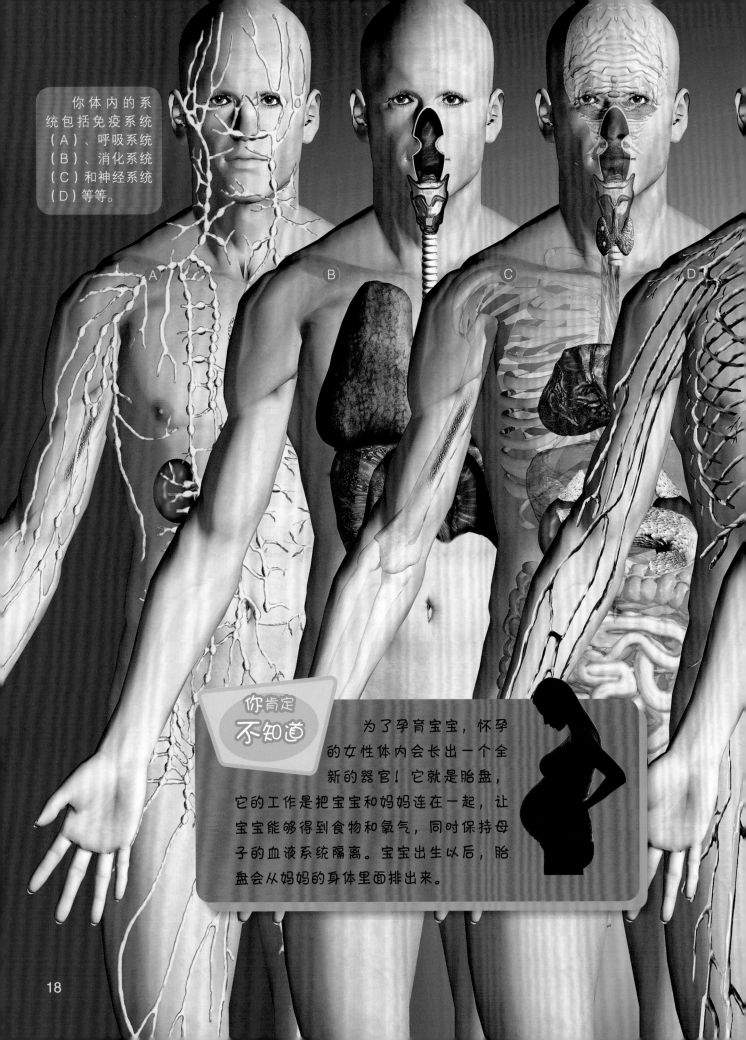

你体内的系统包括免疫系统（A）、呼吸系统（B）、消化系统（C）和神经系统（D）等等。

A)

B)

C)

D)

你肯定
不知道

为了孕育宝宝，怀孕的女性体内会长出一个全新的器官！它就是胎盘，它的工作是把宝宝和妈妈连在一起，让宝宝能够得到食物和氧气，同时保持母子的血液系统隔离。宝宝出生以后，胎盘会从妈妈的身体里面排出来。

开动所有系统！

你知道自己是谁。你是一个独一无二的人，拥有只属于你的兴趣、爱好、才能、技术和性格。

但是，作为一个生物、一个有机体，你的身体由很多东西组成，它们协同工作，让你拥有了生命。这些身体部件包括你的各个器官，例如胃和心脏。

你的整个身体由许多套系统组成。肌肉和骨骼负责身体的运动，心、肺和血液系统将富含氧气的空气和食物中的营养成分送到身体各个部位，供各个器官使用。而处理食物则是消化系统的工作，这套系统包括胃、嘴巴和肠道。

从某种程度上说，体内各系统的协调和控制由神经系统——大脑和遍布全身的神经网络——完成。大脑会不断收到身体各部位发来的报告，同时也向它们传达指令。这些信息以电信号或化学信号的方式在神经网络中传递。你的视觉、听觉、嗅觉、触觉和味觉同样依赖于神经系统的辛勤工作。

大脑还会与内分泌系统亲密合作。内分泌系统负责制造一些名叫激素的化学物，它们控制着身体的基本功能，例如生长、消化和睡眠。

幸运的是，神经系统和内分泌系统总是默默地干活，从来不需要你的督促。想象一下，要是你需要操心如何消化食物、如何让心脏跳动，那该是什么滋味！

人体成分

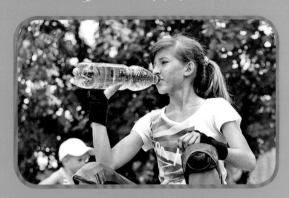

你并不仅仅是身体各部位的简单组合。但是能了解自己的身体由什么构成，这依然是一件很酷的事情——你知道吗，你体内拥有一些和所有生物一样的基本材料，这些材料甚至同样存在于空气、岩石和行星之中！

比如说，你的身体大约有60%的成分是水，水在人体内有很多用途。营养物质和其他化学物都溶解在细胞内的水里，血液中的水可以促进血液流动，而尿液里的水能把你体内的脏东西冲走。

你的体内还有碳，就是形成煤炭的那种物质。碳存在于构成身体器官的蛋白质中，碳水化合物为你提供能量。

你的体内还有一些其他的东西，例如氮，我们呼吸的空气绝大部分的成分是氮；在体内的肌肉里，氮是一种重要的材料；你的身体里还有钙和磷，尤其是在骨头和牙齿里。

体内的器官

你的身体部件由一些名叫"组织"的材料构成。组织是一种有生命的纤维，不同的组织构成不同的身体部件。比如说，肌肉组织让你能够运动；神经组织在大脑和身体各部位之间传递信息；坚韧的结缔组织把你的身体连缀成整体；覆盖身体外表面和部分内表面的则是上皮组织。

你体内的组织能做出很奇妙的事情：它们结合在一起，形成器官。器官就是你体内那些滑溜溜、黏糊糊的神秘物体——有时候我们也叫它们"内脏"。某些器官的名字你很熟悉，例如心脏、大脑和胃；而另一些器官的名字你可能从来就没听说过。

器官由两种以上的组织构成。比如说，胃里有肌肉组织，它负责挤压、研磨食物；胃的表层则是上皮组织，它可以保护胃壁、分泌液体来分解食物；最后，结缔组织将胃固定在你身体内部的某个位置。

每个器官都有独特的功能。胃负责储存、搅拌食物；心脏负责泵送血液；耳朵能听到声音。很多器官的功能不止一种，比如说，胰腺既能分泌消化液，又能产生一种控制血糖的物质。

➡️ 装在瓶子里的身体部件

生活在3000多年前的古埃及人相信，人死后也需要自己的某些器官。对于那时候的埃及国王（法老）来说，妥善保管这些器官是一件很重要的事情。

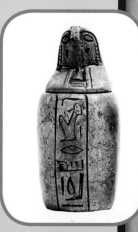

法老去世后，人们会将他体内的很多器官摘除，其中四种器官会得到特殊的照料：肝、肺、胃和肠。人们将这些器官清洗干净，用布裹起来，用特殊的容器（这种容器叫作"卡诺匹斯罐"）装起来，放进法老的陵墓里。

不过，法老的心脏仍会留在尸体里面。古埃及人相信，心脏里保存着死者的智慧和感觉，所以他们会把死者的大脑扔掉！

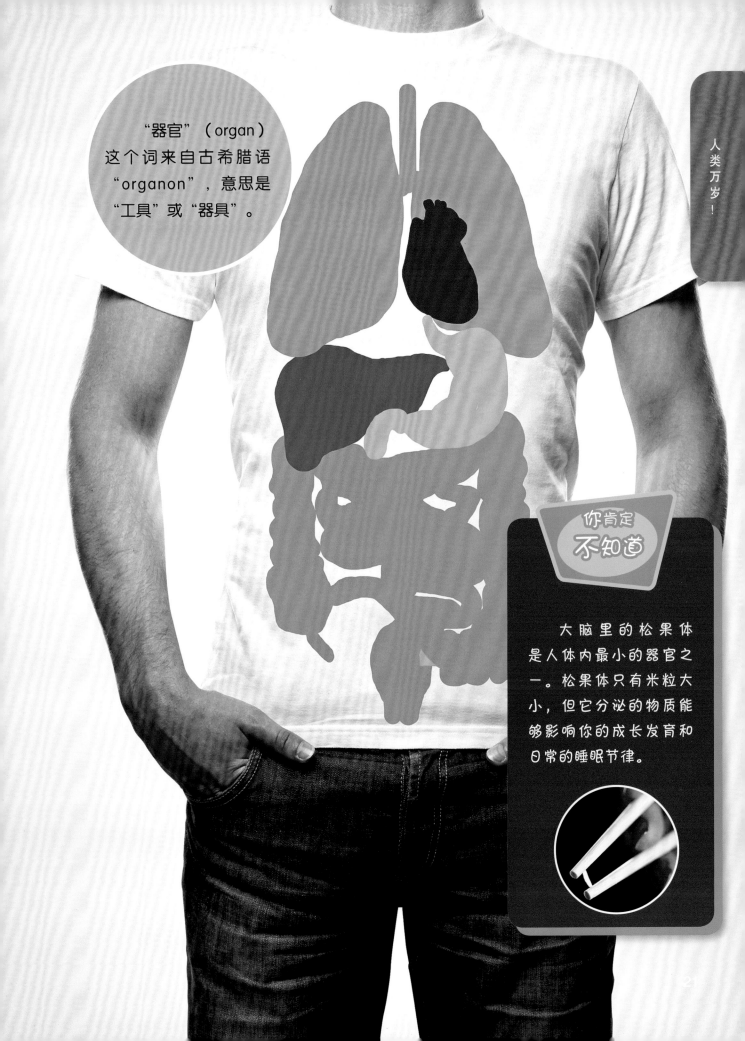

"器官"（organ）这个词来自古希腊语"organon"，意思是"工具"或"器具"。

你肯定不知道

大脑里的松果体是人体内最小的器官之一。松果体只有米粒大小，但它分泌的物质能够影响你的成长发育和日常的睡眠节律。

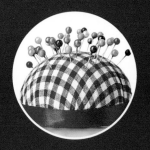
过氧化物酶体

线粒体

核糖体

溶酶体

核仁

内质网

细胞核

细胞质

细胞膜

现代显微镜非常强大，甚至能看清细胞内部微小的细胞器结构。能够如此近距离地研究细胞，让我们得以更好地理解人体运作的机制。比如说，显微镜图像（就像上面这张）让我们能够看到健康细胞与不健康的异常细胞之间的区别，帮助科学家找到抑制异常细胞生长的办法。

你和你的细胞

你的身体由数万亿个极其微小的结构组成，它们就是细胞。

从最小的虫子到参天的巨树，所有生物都由细胞组成。某些生物仅有一个细胞，例如阿米巴虫；其他生物则由许多细胞组成。比如说，成年人类大约拥有10万亿到100万亿个细胞！

动物细胞有点儿像是装满水的微型气球。它是一个果冻似的小水滴，外面裹着一层油质的"皮肤"，这层表皮叫作细胞膜。细胞膜会允许一部分化学物质进入细胞内部，其余的则被挡在外面。细胞膜内的"果冻"叫细胞质，细胞质里有许多微小的细胞器，有的细胞器负责产生能量，有的细胞器负责分解或是组合各种化学物质，为身体提供完成各种任务所需的营养，例如生长发育或是运动。

你的大脑里有那么多的神经细胞，如果要把它们一个个数清楚，大约要花3000年时间。

观察细胞

最早的显微镜出现在16世纪晚期，它能让你看到比跳蚤还小的东西。后来，人们不断改进显微镜和镜片，让它变得越来越强大。英国科学家罗伯特·胡克就是其中之一。

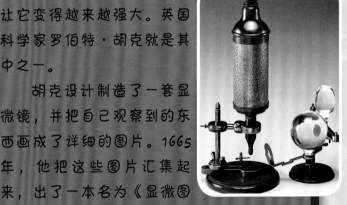

胡克设计制造了一套显微镜，并把自己观察到的东西画成了详细的图片。1665年，他把这些图片汇集起来，出了一本名为《显微图谱》的书，意思是"很小的图片"。其中一张图片里，胡克画出了一棵树的切片内有四四方方的格子，他把这些格子称为"细胞"，因为它们看起来像是一个个的小房间。两百年后科学家们才发现，所有生物都由细胞组成。

不同的细胞，不同的任务

你体内的细胞不光数量繁多，种类也五花八门。人体内共有两百多种不同类型的细胞，它们为你承担生命的基本保障。

钉子似的骨细胞支撑着你的骨骼，细长的神经细胞将电信号传遍全身，胖乎乎的脂肪细胞为你储存能量，纤维状的肌肉细胞组成你的肌肉，皮肤细胞覆盖你的全身，就像一块块拼图一样。

你的体内还有一些特殊的干细胞，最初，它们并没有什么特别的任务。干细胞在身体的特定部位耐心等待，比如说，在你的心脏、肝、大脑、皮肤或者牙齿里等待，随时准备在身体需要的时候为这些部位制造新的细胞。

举个例子，如果你不小心被割伤了，皮肤里的干细胞就会发育出新的皮肤细胞，让伤口愈合。骨髓里的干细胞会制造新的红细胞，替换掉老化受损的那些。肠道里的干细胞也会制造新的细胞，更新肠壁。刚出生的婴儿拥有的干细胞更加奇妙：它们都能转化为任意一种组织。

➡️ 超级英雄细胞

科学家们正在尝试以各种方式利用干细胞，对抗疾病。

比如说，白血病会损伤人体内的血液或骨髓（骨头内部的果冻状物质，能制造血细胞）。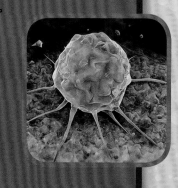治疗白血病的方法之一是更换骨髓，将健康人捐献的新骨髓注入病人体内，新骨髓里的干细胞会为病人的身体制造新鲜的血细胞。

但是，要从成年人身体其他部位提取干细胞并不容易。所以科学家希望能弄清楚干细胞起效的机制，借此想出新的办法，让其他体细胞也能像干细胞一样运转。这些人造的干细胞可用于培育新的组织，辅助治疗心脏病之类的疾病。

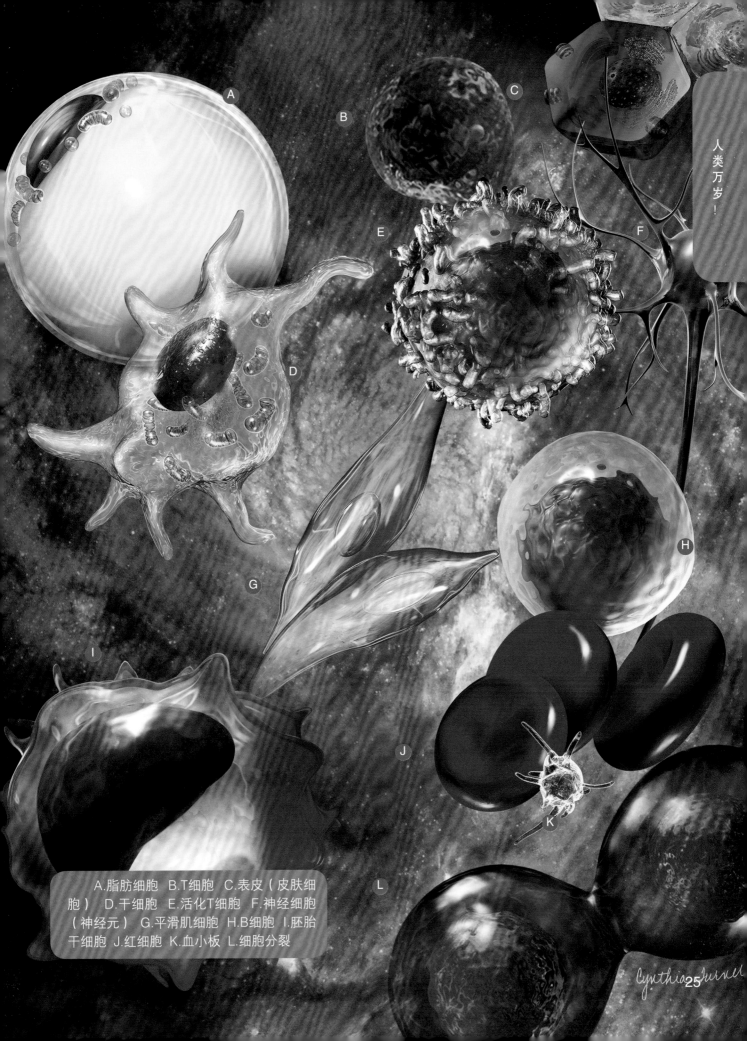

A.脂肪细胞 B.T细胞 C.表皮（皮肤细胞） D.干细胞 E.活化T细胞 F.神经细胞（神经元） G.平滑肌细胞 H.B细胞 I.胚胎干细胞 J.红细胞 K.血小板 L.细胞分裂

人类万岁！

你奇妙的
外表

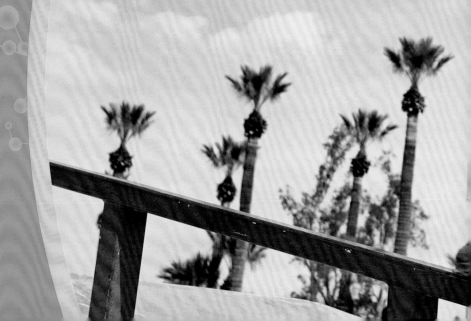

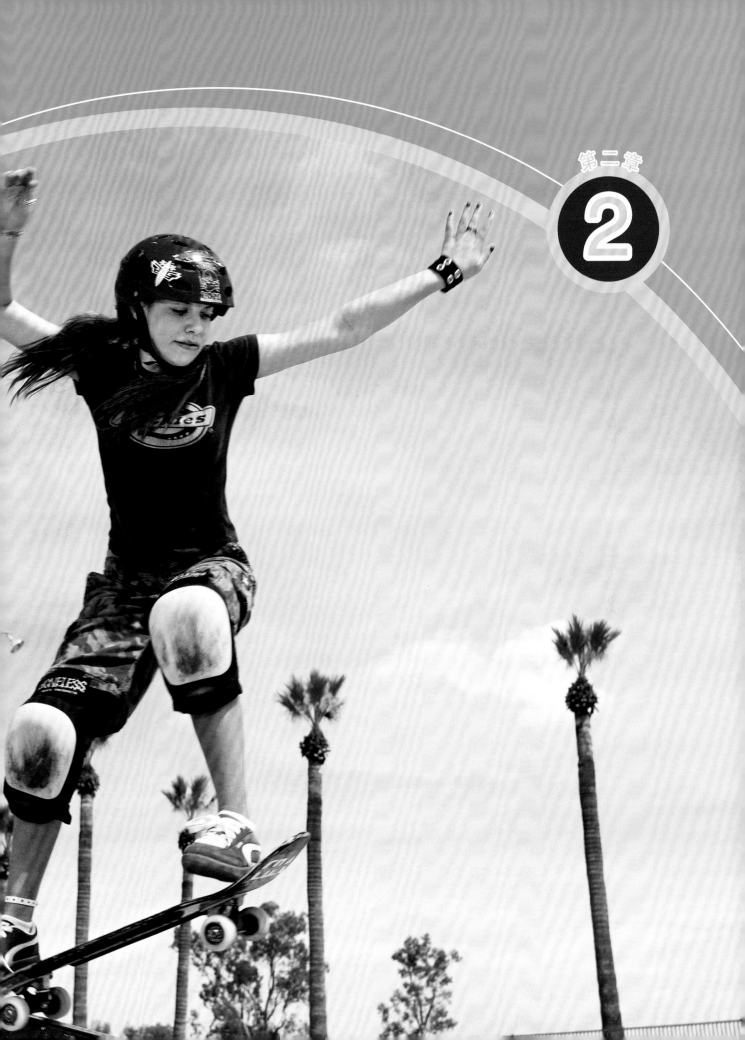

第二章

把你裹在里面的 皮肤

你身体上最大的器官并没有藏在体内，而是堂而皇之地露在外面——它就是你的皮肤，把你包裹起来的那层东西。

你的皮肤不光是自带的舒适睡衣，它还有其他很多用途，比如说，它是一层柔韧的藩篱，帮你阻挡外界的微生物；它还会分泌含有抗菌物的油脂，油脂还能为你的皮肤提供一定的防水性。一般情况下，微生物无法越过这道藩篱进入你的身体，除非皮肤受了伤，例如抓伤、蜇咬伤、割伤或者刺伤。

皮肤会帮你挡住炙热的阳光，与此同时，它还会利用阳光制造身体正常运转所需的维生素D。如果这还不够的话，皮肤还会辅助调节你的体温。它会与大脑、血管协同工作，避免你过冷或是过热。

你全身的皮肤并非都是同样的厚度。你的眼睑部位皮肤是最薄的，而脚后跟和手掌的皮肤最厚。

贴身舒适

你的皮肤不是均码的，它之所以特别适合你，因为它会随着你的身体一起发育。随着你越长越高，衣服会变小，但皮肤不会变小！它一直都那么贴身舒适。皮肤可不会在你身上打滑，实际上，它紧贴在你的肌肉和骨头上。连接皮肤与肌肉的

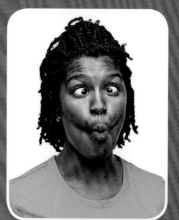

组织不松也不紧，正好足够让皮肤跟着肌肉自由活动，就像穿着一件十分合身的衣服一样。想看看皮肤是怎样随肌肉运动的吗？照着镜子做个鬼脸就行。你会发现，你的面部皮肤直接贴在肌肉上。

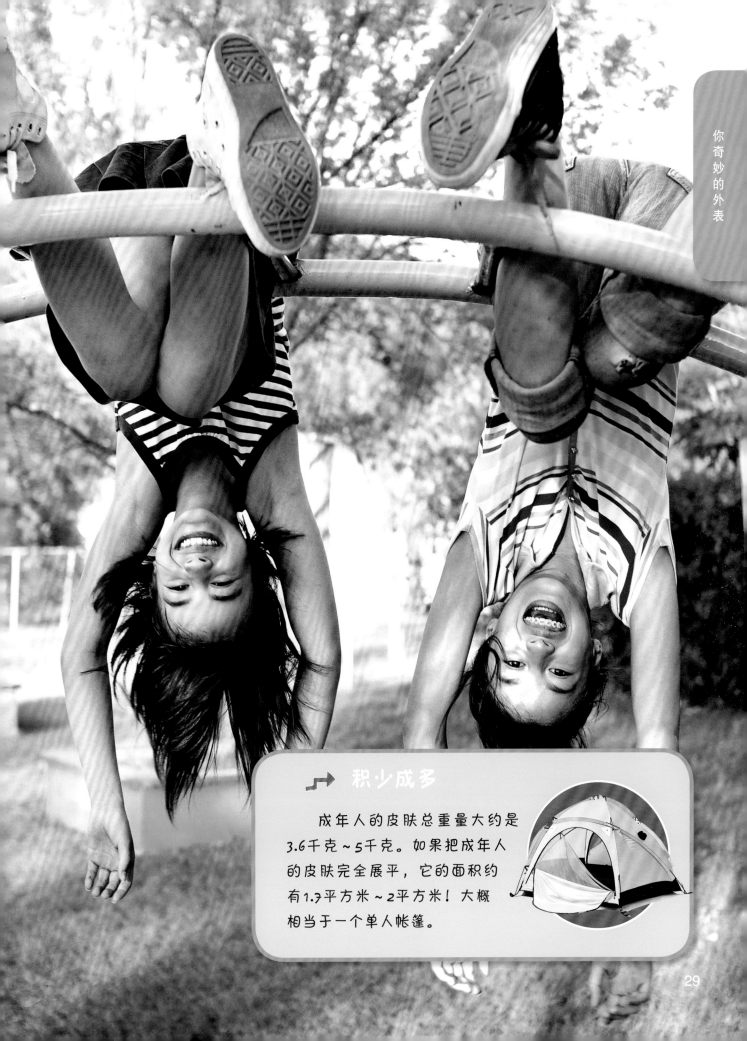

➡ 积少成多

　　成年人的皮肤总重量大约是3.6千克~5千克。如果把成年人的皮肤完全展平，它的面积约有1.7平方米~2平方米！大概相当于一个单人帐篷。

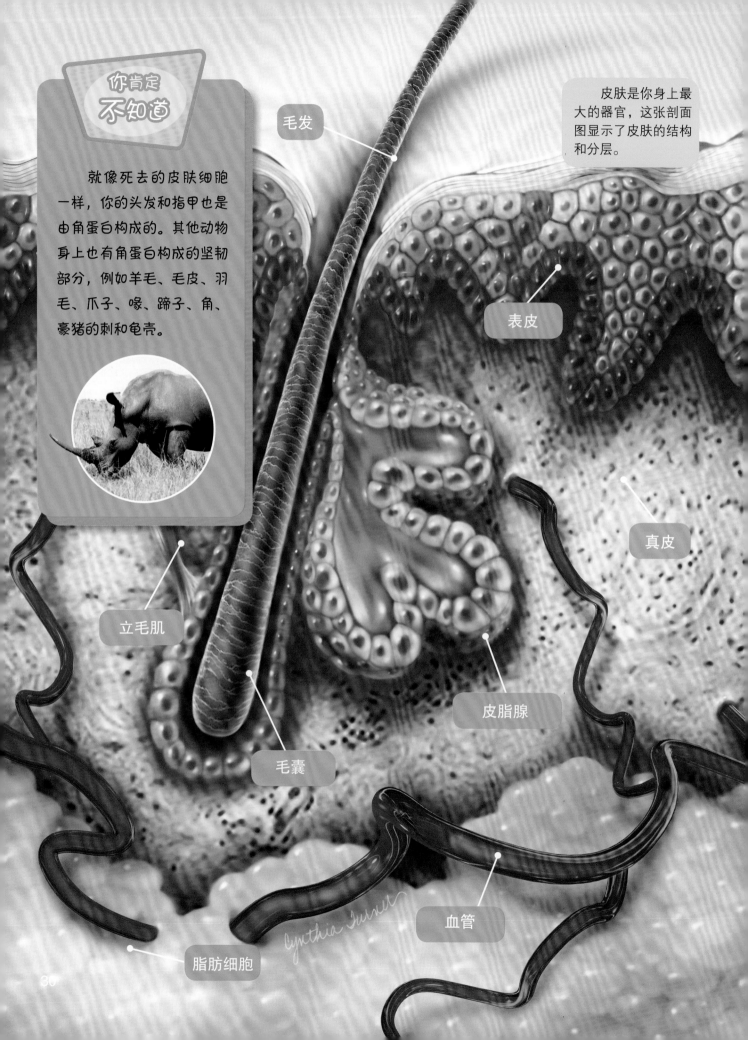

你肯定
不知道

就像死去的皮肤细胞一样，你的头发和指甲也是由角蛋白构成的。其他动物身上也有角蛋白构成的坚韧部分，例如羊毛、毛皮、羽毛、爪子、喙、蹄子、角、豪猪的刺和龟壳。

毛发

皮肤是你身上最大的器官，这张剖面图显示了皮肤的结构和分层。

表皮

真皮

立毛肌

皮脂腺

毛囊

血管

脂肪细胞

皮肤的分层

你的皮肤不光是薄薄的一层， 实际上，它有好几层：最外面的是表皮层，接下来是真皮层，最里面则是脂质的皮下组织。观察一下自己的皮肤，你看到的是最外面的表皮层（epidermis），在英语里，"epi"是指"上面"，"dermis"是指"真皮"。

挠一挠表层的皮肤，你会发现有细小的白色"鳞片"掉下来，这些细碎的粉末就是死去的皮肤细胞。表皮只有最底层才是活的细胞，这里每天都会制造上百万个新的皮肤细胞。

随着新细胞的诞生，较老的细胞就被挤到了外面，被一种坚韧的蛋白质（角蛋白）填满。这些皮肤细胞被挤到最外层时已经死去，每天都会有数百万个死去的皮肤细胞从你身上掉下来。

表皮层下面就是真皮层，这一层里有一些弹性材料，所以真皮层十分柔韧，富有弹力。真皮层里还有血管和神经，毛发和汗水都在这里生成。

真皮层下面是皮下组织（subcutaneous tissue），在英语里，"sub"的意思是"下面"，"cutaneous"的意思是"皮肤"。皮下组织主要由脂肪构成。这些脂肪能为你保暖、储存多余的能量、保护你体内的结构不被撞伤。

你也许根本没有意识到，每年从你身上掉下来的皮肤细胞总重量大约有5千克。

⇗ 留下你的印记

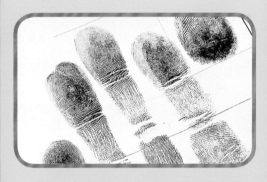

你的指尖有细小的纹路，这些纹路让你的触觉变得更加敏锐，不过它们更广为人知的用途是留下指纹。每个人都有一套独特的指纹，如果你的指尖受了伤，新长出来的指纹依然会和原来一模一样。

你的指纹看起来是什么样子？你可以找一盒印泥，在纸上按几个手指印。能看到螺纹、圆圈和拱形吗？请搜集几位亲友的指纹，比较一下你的指纹和他们的有什么异同。

滴滴答答，汗水排出去！

出汗并不代表你的皮肤正在漏水。实际上，汗水是由真皮层里的腺体制造出来的，你全身大约有260万个汗腺。

汗主要的成分是水，另外还含有少量的盐和其他物质。汗腺通过一根管子与皮肤上的小孔（毛孔）相连，汗水就是通过这根管子从毛孔里流出去的。遍布全身的汗腺一般分泌以水为主的汗液，不过当你进入青春期以后，汗腺也会分泌一种更浓稠的油汗。分泌这种油汗的汗腺又叫顶浆分泌腺，它主要集中于身体的几个特定部位，例如腋下。

其实你随时随地都在出汗，只不过有时候你自己根本就没有意识到。如果你既凉快又平静，那么大部分汗液还没有到达皮肤表面就已经被身体吸收了；但是如果你很热或者很激动，那么汗液的分泌就会增加，于是你感觉到汗水从毛孔里冒了出来！

出汗有助于平衡体温，因为汗液中的水会蒸发到空气中，带走身体的热量，让你感觉凉快一点——虽然你以为"出汗"就等于热，但实际上，它是在帮助你降温。

➦ 变皱了？

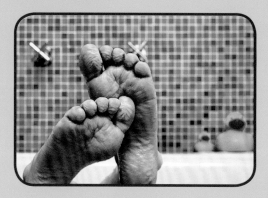

下次洗澡的时候，你可以检查一下自己的手指和脚趾。如果你发现指头变得皱巴巴的，恭喜你发现了一个科学之谜！说真的，为什么洗澡之后，手指和脚趾会变皱呢？

有人提出了一套假说，认为手指和脚趾表皮会吸收水分而膨胀，但皮肤内层却不会膨胀，所以表皮就会变得皱巴巴的。

但是一套新的理论认为，经过长时间浸泡，手指和脚趾内部的血管会收缩，导致表皮变皱。皱巴巴的皮肤或许有助于手指在水里抓握物品，或是帮助脚趾踩稳湿漉漉的地面而不至于打滑。

积少成多

通常情况下，你的身体每天会制造大约两杯（0.5升）汗液。如果你在剧烈运动，或者天气很热，那么身体会分泌更多的汗。跑步的人可能每小时就会出四杯（1升）汗。

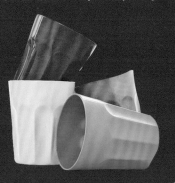

你肯定不知道

汗水其实并不臭。臭烘烘的"体味"其实是因为皮肤上的细菌喝掉了汗水，这些细菌的排泄物才真的很臭！

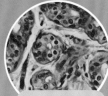

显微镜下的皮肤汗腺横截面图

33

小小的割伤对你来说无关痛痒，不过对你的皮肤来说，这可是个大问题！1平方英寸（6.5平方厘米）的皮肤上就有数百万个皮肤细胞、650个汗腺、65根毛发、20码长的血管和好几千个神经末梢（皮肤各部分的名称请见P30）。

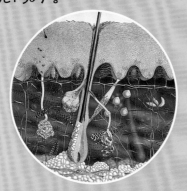

古埃及人会用涂满蜂蜜的亚麻绷带包裹伤口。蜂蜜黏糊糊的，含有酸性物质，它能够杀死微生物，同时还能把绷带粘在皮肤上。

好痛！
抓伤和割伤

皮肤是你神奇的铠甲，虽然它会被割伤、咬伤，但它却能自我修复。

如果你擦伤了膝盖或是切到了指头，皮肤会立即作出反应。受伤部位附近血液里的物质会忙碌起来，为伤口制造"绷带"。这些物质中有一些特殊的血细胞——血小板。血小板会互相粘连起来，与血液里的蛋白质一同激活一种名叫纤维蛋白的物质，形成一张网，再拦截更多的血小板。这个过程循环进行，最终形成血凝块，它就是你的身体自带的绷带。

血凝块的最外层——也就是你能看见的部分——会慢慢变干、变硬，形成血痂。不要去碰血痂！血痂下面，你的身体正在忙着制造新的皮肤和血管。白细胞匆匆赶来，消灭微生物和受损死去的组织。修补工作结束后，血痂脱落，露出新的皮肤。

缝针的变迁

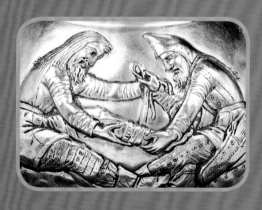

早在现代缝合术出现之前很久，人们已经学会了用刺、头发或植物纤维把较大的伤口缝起来。在非洲和南美的某些地区，人们甚至会用颚部发达的兵蚁来缝合伤口！他们想办法让兵蚁咬住受伤的皮肤，然后把它的身子拧下来，只留下发达的颚部，把伤口两边的皮肤"钉"在一起。

皮肤的颜色

人类的皮肤颜色各异，有人皮肤苍白，有人肤色漆黑， 当然，二者之间还有许多深深浅浅的颜色。决定肤色的是一种名叫黑素细胞的皮肤细胞。

黑素细胞位于表皮层底部，它们会产生一种名叫"黑色素"的物质，黑色素有两种，一种呈棕黑色，一种呈红黄色。皮肤里两种黑色素的含量不同，人的肤色也各不相同。比如说，肤色浅的人体内黑素细胞产生的黑色素较少，而肤色深的人黑色素较多。

黑素细胞制造的黑色素并不会一直停留在原地，它会顺着皮肤往外面跑。黑素细胞不断制造出新的黑色素，送到外层皮肤里，所以就算你每天搓掉数以百万计的皮屑，你的肤色也不会因此就被擦掉！

认识雀斑

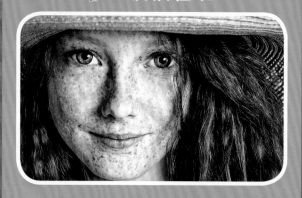

黑素细胞在皮肤里不是均匀分布的，它们如果聚集到某一处，就会形成雀斑。雀斑没什么坏处，可是总有人想把它们弄掉。为了摆脱雀斑，以前的人们想了不少奇怪的主意。

比如说，一百多年前，美国南部有一些人相信，用六月第一天落下的雨水洗脸，就能洗掉雀斑。而在加拿大的纽芬兰，人们曾经认为五月的雪能让雀斑消退。

如果身体完全不会制造黑色素，就会造成白化病。白化病患者（或者动物）的头发、皮肤和眼睛都是无色的。

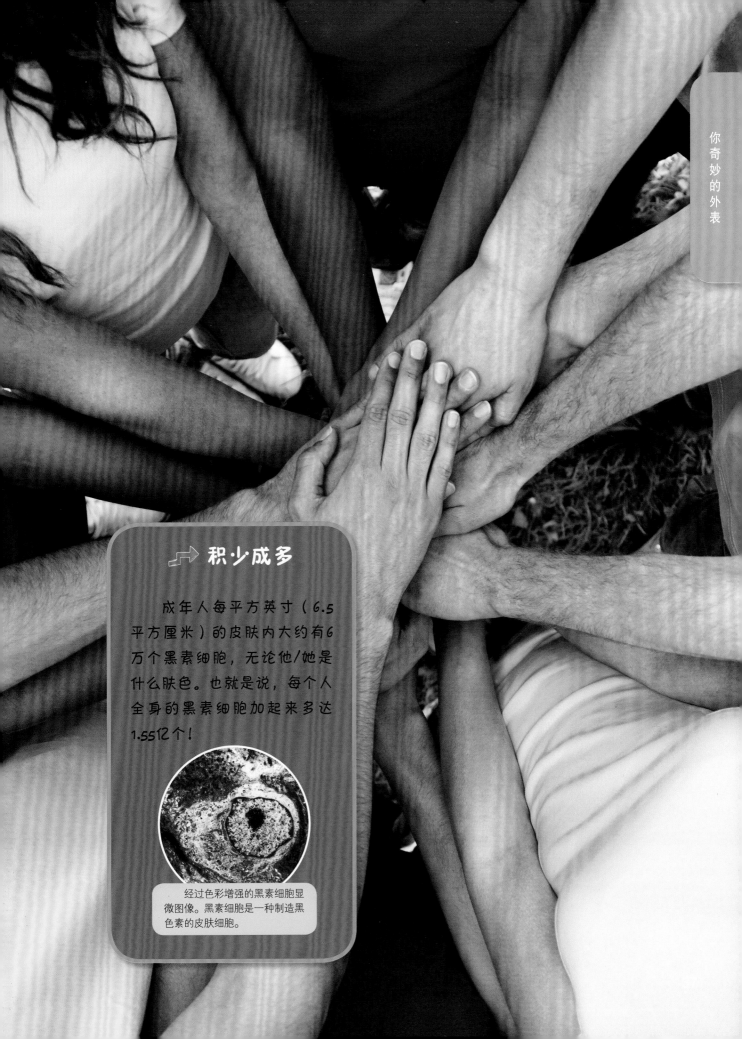

♪➡ 积少成多

成年人每平方英寸（6.5平方厘米）的皮肤内大约有6万个黑素细胞，无论他/她是什么肤色。也就是说，每个人全身的黑素细胞加起来多达1.55亿个！

经过色彩增强的黑素细胞显微图像。黑素细胞是一种制造黑色素的皮肤细胞。

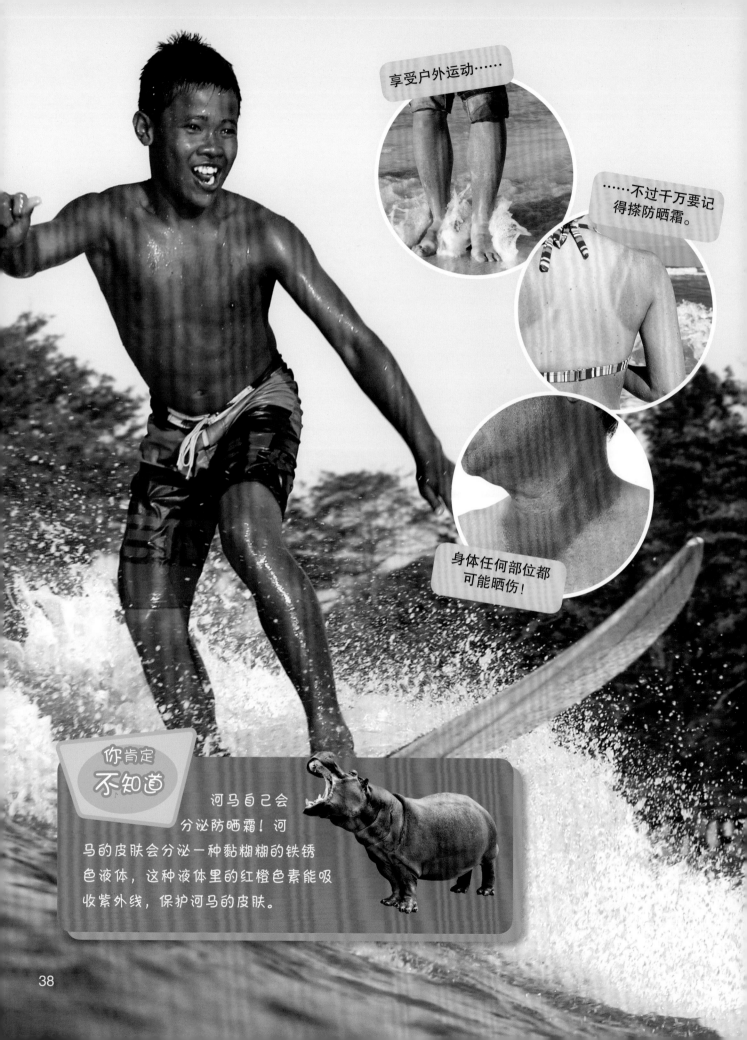

享受户外运动……

……不过千万要记得搽防晒霜。

身体任何部位都可能晒伤！

你肯定
不知道

河马自己会分泌防晒霜！河马的皮肤会分泌一种黏糊糊的铁锈色液体，这种液体里的红橙色素能吸收紫外线，保护河马的皮肤。

太阳 烤得滋滋响

阳光对你的皮肤既有好处也有坏处。晒太阳的时候，皮肤里的某些物质会转化为某种形式的维生素D，经过肝和肾的转化，这些维生素D能够帮助你的身体完成某些功能，例如骨骼发育和修复。但过多的阳光却会损伤你的皮肤。

太阳带来的能量有很多种，其中有一部分是我们能看见的光，一部分是我们能感受到的热，但还有一部分可能损害我们的皮肤，那就是我们看不到的紫外线。紫外线可能损伤活细胞，带来皮肤癌之类的疾病。

对地球上的生命来说，幸运的是我们的大气层过滤了很多紫外线。但尽管如此，到达地面的紫外线仍会晒伤我们的皮肤。紫外线可能非常狡猾，它会被白色的沙子反射，所以就算你坐在沙滩上的遮阳伞下面，也可能被晒伤。就算天有些阴沉，你依然可能被晒伤，因为云层只能挡住一部分的紫外线，而无法将它完全屏蔽。

为了保护你不被紫外线晒伤，你的皮肤会分泌更多的黑色素，因为黑色素能吸收部分紫外线辐射。不过皮肤制造额外的黑色素、"晒成小麦色"需要很多天的时间，在这段时间里，你的皮肤依然会被晒伤，甚至有可能起水泡。

救救你的皮肤！

如果你的皮肤变黑了，那其实是皮肤在对你大喊："救救我！快涂上防晒霜！"晒伤，这个词儿听起来很直接：皮肤被太阳晒得太多，所以受了伤。研究表明，年幼时经受的皮肤损伤可能造成以后的皮肤问题。所以请保护你的皮肤，不要让它遭到太阳的损害——而且，请记住，任何颜色的皮肤都可能晒伤，并不是说只有肤色很白的人才需要防晒。

防晒霜一定要挑"广谱防晒"的，请选择SPF值30～50的产品。（SPF的意思是"防晒指数"。）

至少每两个小时就要补搽一次防晒霜，如果要下水的话，还应加大补搽的频率。

每次搽的防晒霜至少应该相当于高尔夫球大小的量。

沙子、雪和水都会反射阳光，让你更容易被晒伤。（是的，你没看错：下雪的时候也可能晒伤！）

戴一顶帽子，遮住你的脸。

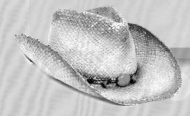

听听毛发的故事

和其他哺乳动物一样，你全身都覆盖着一层毛。 人类全身的毛发总数大约有500万根——和大猩猩差不多！不过，大猩猩的毛又粗又厚，而人类的大部分毛发都细而柔软。所以大猩猩看起来浑身毛茸茸的，你却不是那样！

所有毛发都是从皮肤第二层——真皮层——中的毛囊里长出来的。毛囊就像一个个球状的小窝，细胞在毛囊底部形成，每当有新细胞生成，就会把老的细胞往外顶。

和皮肤细胞一样，毛细胞向上移动的过程中，也会被角蛋白填满。最终从毛囊里长出来的毛发是由死去的细胞组成的，所以剪头发的时候你不会痛。你看到的毛发实际上是一束束死去的毛细胞，里面没有神经末梢。

毛发对你的意义不只是好看。头发会保护你的头部不被太阳晒伤，同时也能帮助你保暖；眼睫毛和眉毛能挡住外界的微小异物，不让它们掉进你的眼睛；身上的汗毛让你的感觉变得更加灵敏，比如说，如果有虫子趴在你的手臂上或者有微风吹过，你都能感觉到，这是汗毛的功劳。

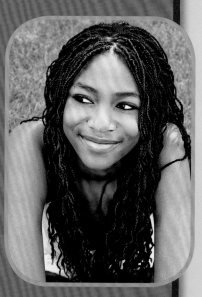

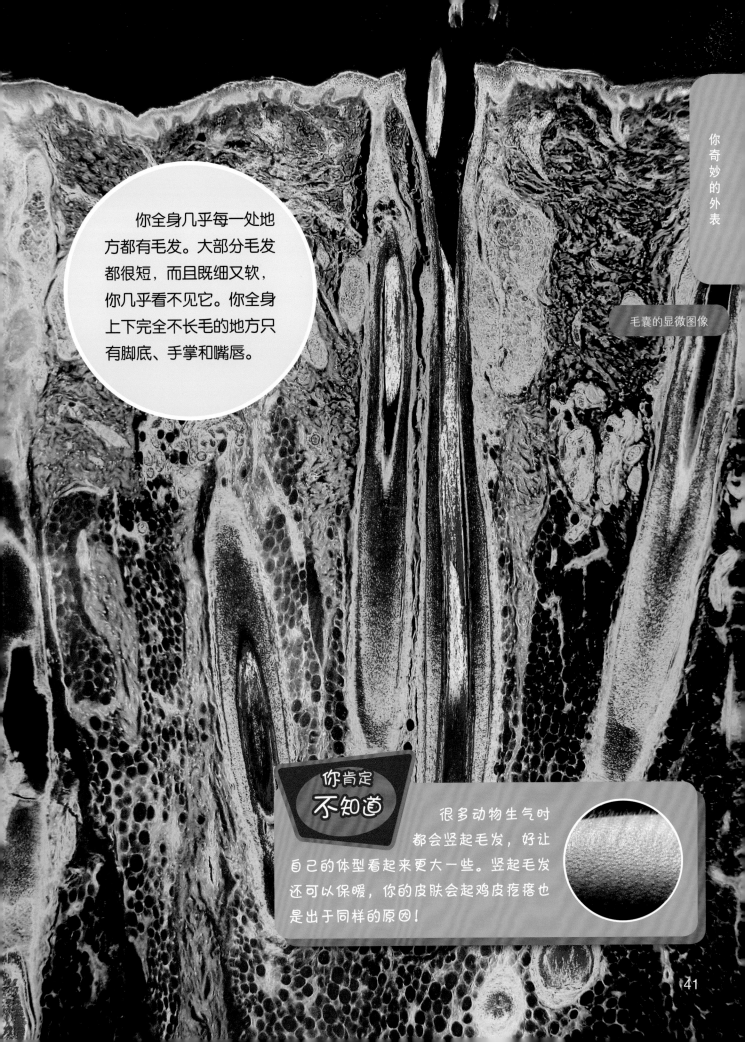

你全身几乎每一处地方都有毛发。大部分毛发都很短，而且既细又软，你几乎看不见它。你全身上下完全不长毛的地方只有脚底、手掌和嘴唇。

毛囊的显微图像

你肯定不知道

很多动物生气时都会竖起毛发，好让自己的体型看起来更大一些。竖起毛发还可以保暖，你的皮肤会起鸡皮疙瘩也是出于同样的原因！

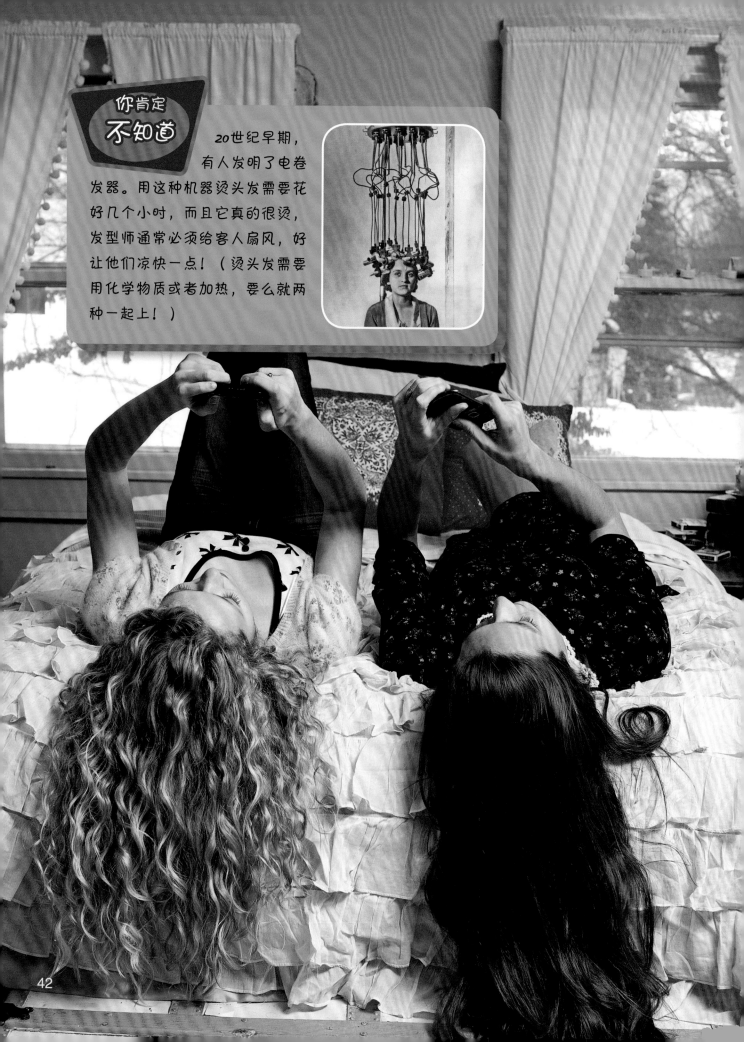

你肯定
不知道

20世纪早期，有人发明了电卷发器。用这种机器烫头发需要花好几个小时，而且它真的很烫，发型师通常必须给客人扇风，好让他们凉快一点！（烫头发需要用化学物质或者加热，要么就两种一起上！）

颜色、卷度和头上的旋

和皮肤一样，毛发的颜色也来自黑素细胞。 毛发在毛囊里形成时，黑素细胞就会往里面加入黑色素。这些小小的黑色素工厂把棕色、黑色、红色和黄色以不同的比例调和在一起，制造出各种颜色的头发。全世界最常见的是黑色的头发，其次是棕色的。金发非常罕见，红发则更少。

随着人们慢慢变老，毛囊里的黑色素分泌速度会减缓，所以老人的头发会变灰。如果黑素细胞完全停止制造黑色素，那么这个人的头发就会变成白色。

毛发的形状也取决于毛囊。圆而直的毛囊会长出直发，弯曲扁平的毛囊会长出卷发，如果毛囊非常扁，那么它长出来的毛发就会打成结。波浪形的毛囊长出的毛发卷度介于二者之间。

有的人头上总会有几绺"不听话"的头发，它们总是自顾自地生长，形成螺旋状，这就是人们常说的"旋"。

♪➔ 奇怪的条纹

如果经历了可怕的事情或是担忧过度，身体会出现变化，导致有颜色的头发全部掉光，只留下无色的头发。

比如说，斑秃会导致头发突然一块块地脱落，焦虑和恐惧还会加剧症状。

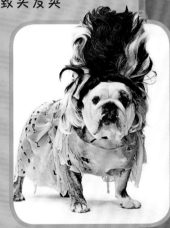

科学家认为，压力可能会让身体的免疫系统（保护你免遭疾病侵袭的系统）紊乱，它会攻击体内的黑素细胞；与此同时，压力可能还会让很多毛囊进入休眠阶段。

不过在经受剧烈惊吓后，你的头发会一夜变白吗？答案是否定的。"一夜白头"的情节经常出现在传说故事和电影里，但绝不会出现在现实生活中——至少不会出现在短短24个小时里。

坚硬的指甲

你的手指和脚趾上都长着指甲。手上的指甲能保护敏感的指尖，也能帮助你捏起细小的物品、采摘水果、挠痒痒。

脚趾甲当然不能用来摘水果，但它们也能保护你的脚趾。如果你曾经不小心踢到或者砸到过脚趾头，你肯定明白什么叫痛得钻心。想象一下，要是没有趾甲的缓冲，你会痛到什么程度！

手指甲和脚趾甲的生长方式都和头发差不多。指甲根部的细胞是活的，它和下面的皮肤紧紧贴在一起。新细胞从这里诞生，把老的细胞往前推，在这个过程中，角蛋白会填满细胞。能被你看到的指甲都是填满了角蛋白的死细胞。不过和头发不一样的是，指甲会一直生长，没有休眠期。

如果你不再剪指甲，那么它们的长度可能会达到2米以上！

🎵 动起来，长得快！

手指甲的生长速度大约比脚趾甲快三倍，夏天的生长速度又比冬天更快。而且，你用来写字这只手的指甲生长速度很可能比另一只手快得多。

这是为什么？你一定很想知道。谁也不知道确切的答案，不过比较流行的猜想是这样的：指甲生长速度与血液供应有关。血液将营养送到身体各部分，如果身体某个部位正在工作，它得到的血液供应就更多。

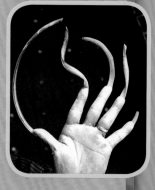

所以如果你是"右利手"，比较习惯于使用右手，那么你右手的指甲就会长得比较快。而你的脚趾头总是乖乖地待在袜子和鞋子里，运动的频率远小于手指，所以脚趾甲生长的速度要慢得多。寒冷的冬天，流向脚趾和手指的血液会减少，所以在这个季节里，指甲的生长速度会大大减缓。

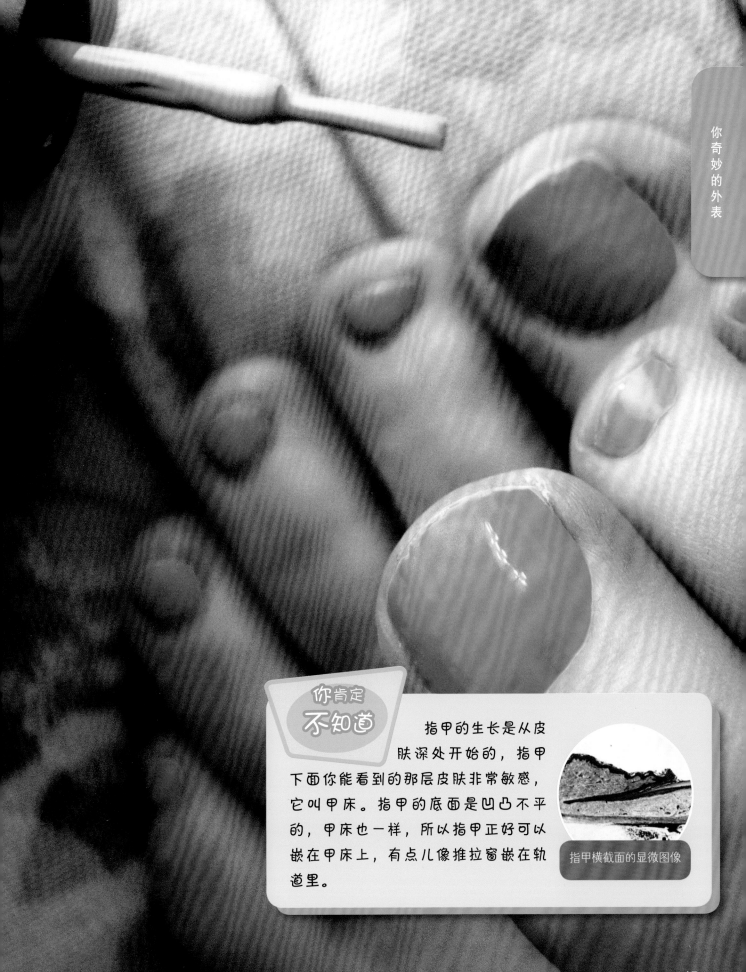

你肯定
不知道

　　指甲的生长是从皮肤深处开始的，指甲下面你能看到的那层皮肤非常敏感，它叫甲床。指甲的底面是凹凸不平的，甲床也一样，所以指甲正好可以嵌在甲床上，有点儿像推拉窗嵌在轨道里。

指甲横截面的显微图像

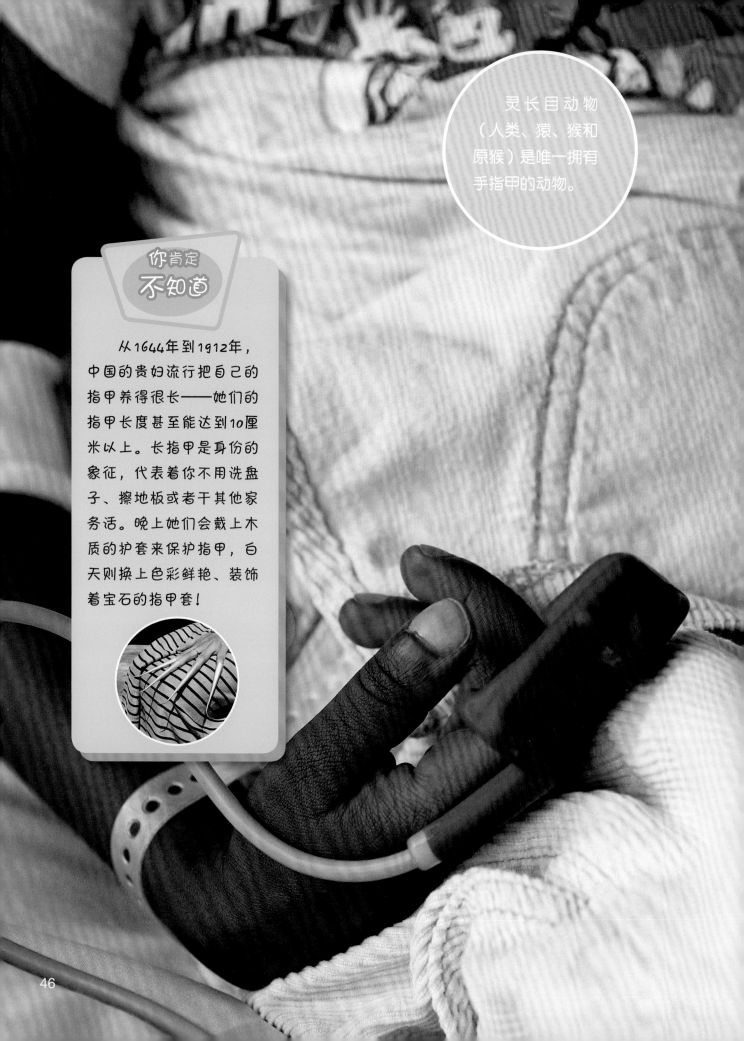

灵长目动物（人类、猿、猴和原猴）是唯一拥有手指甲的动物。

你肯定**不知道**

从1644年到1912年，中国的贵妇流行把自己的指甲养得很长——她们的指甲长度甚至能达到10厘米以上。长指甲是身份的象征，代表着你不用洗盘子、擦地板或者干其他家务活。晚上她们会戴上木质的护套来保护指甲，白天则换上色彩鲜艳、装饰着宝石的指甲套！

健康的指甲，健康的身体

医生可以通过指甲来了解病人的健康状况。健康的指甲通常是浅粉色的，这是血液流经甲床透出的颜色；健康人的指甲十分坚韧，不软也不脆，而且紧紧地贴合在甲床上。

如果指甲褪色、发脆、过厚，或是与甲床分离，这都是危险的信号。比如说，指甲变软，形成勺子一样的凹陷，这可能意味着身体缺铁；黄色的厚指甲则意味着病人的肺可能有问题。

在医院里，医生可以观察病人的指甲，判断他或她血液中的氧含量。有一种名叫脉搏血氧仪的设备，可以夹在病人的手指上。它会发射出一束光照射指甲，借此测量血液里的氧含量。脉搏血氧仪也可以夹在身体其他部位，例如耳垂或脚趾上。

就算没有脉搏血氧仪，我们也可以通过肉眼观察指甲来判断氧含量。如果血液里的氧含量过低，甲床会变成蓝色或紫色。做手术之前，医生会让病人洗掉手上的指甲油，以便观察甲床。

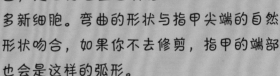 指甲的解剖结构

仔细观察一下你的拇指指甲，你是否发现，指甲根部有一个小小的灰白色月牙？它叫"半月痕"（LUNULA），在拉丁文里，这个词语的意思是"小月亮"。半月痕是指甲根的一部分，指甲根又称"甲母质"，新的甲细胞就在这里诞生。每个指甲都有半月痕，不过除了拇指以外，其他指头上的半月痕通常很难看见。

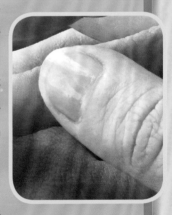

半月痕之所以呈白色，是因为它里面有很多新细胞。弯曲的形状与指甲尖端的自然形状吻合，如果你不去修剪，指甲的端部也会是这样的弧形。

你的指甲中间有白色的斑点吗？如果有的话，那你的甲床很可能在几周前受过伤。如果甲床遭到撞击或是戳刺，那么冲击点处的指甲生长就会受到影响。这种白斑是无害的，随着指甲继续生长，它会慢慢消失。

你身上的动物园！

如果只用肉眼去看，你的皮肤似乎很光滑；但如果在显微镜下观察，你会发现皮肤表面凹凸不平，毛发丛生，就像崎岖的平原上满布树木和坑洼，坑里有水也有油。这片平原上还生活着数以亿计的微生物。

这些微生物中，有一部分是单细胞的细菌，还有一部分是各种真菌和病毒。它们生活在毛囊、汗腺和油脂腺里，也有一些生活在皮肤表面。

科学家们把这些微生物称为"皮肤微生物群系"（skin microbiota）。"micro"的意思是"微小"，"biota"的意思是"生物"。不过大部分人将这些微生物称为"皮肤细菌"。

等等！细菌？细菌都是坏蛋，不是吗？并不是所有细菌都是坏蛋！你皮肤上生活的大部分微生物都是无害的，皮肤上的"好细菌"会把企图定居的"坏细菌"挤出去。科学家们还发现，某些皮肤细菌实际上能帮助你击退有害菌。这些有益菌会刺激皮肤产生一些化学物质来对抗感染。

蛛形纲入侵

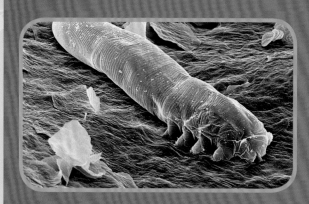

大部分人的皮肤上生活着微小的蛛形纲生物，它们被称为肤螨。蛛形纲是一系列八足动物的统称，其中包括蜘蛛、蝎子、蜱和螨虫。肤螨生活在毛囊和与毛囊相连的皮脂腺里，以皮肤细胞和油脂为食。肤螨最常见于脸部，尤其是睫毛、眉毛、前额和鼻子附近。

肤螨非常小，100只肤螨加起来的长度也只有2.5厘米。它们会爬行，但移动速度很慢，距离也很短。哪怕是速度最快的肤螨，要从脸的一侧爬到另一侧，也要花一整天时间。

对大部分人来说，肤螨是无害的。

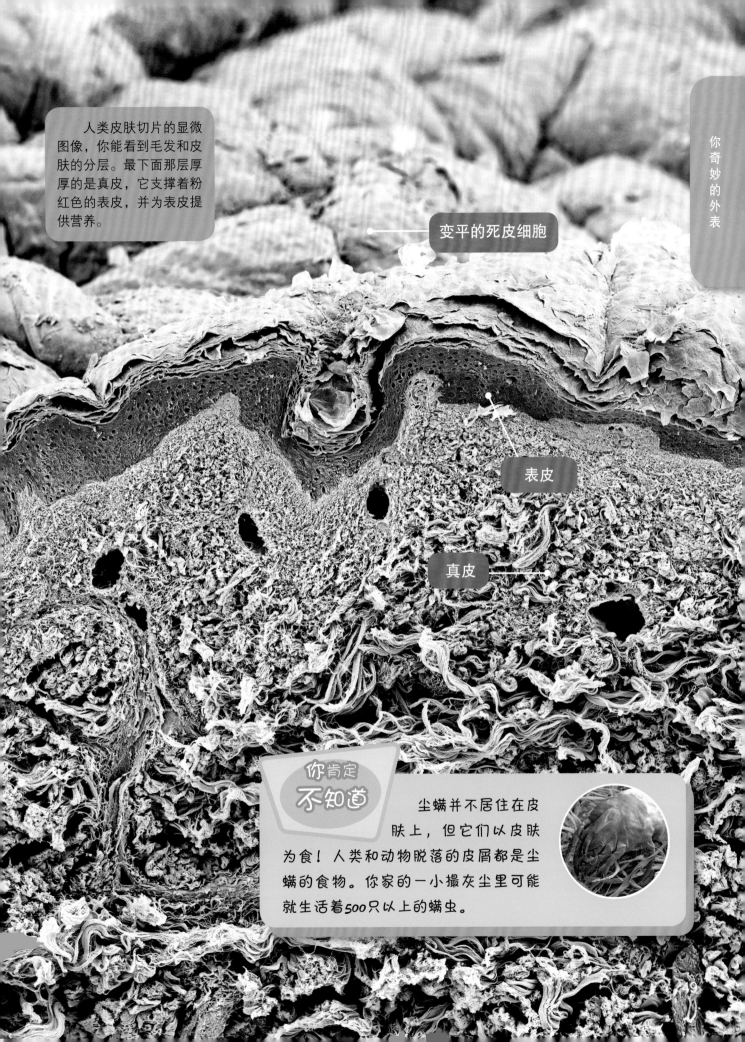

人类皮肤切片的显微图像，你能看到毛发和皮肤的分层。最下面那层厚厚的是真皮，它支撑着粉红色的表皮，并为表皮提供营养。

变平的死皮细胞

表皮

真皮

你肯定
不知道
尘螨并不居住在皮肤上，但它们以皮肤为食！人类和动物脱落的皮屑都是尘螨的食物。你家的一小撮灰尘里可能就生活着500只以上的螨虫。

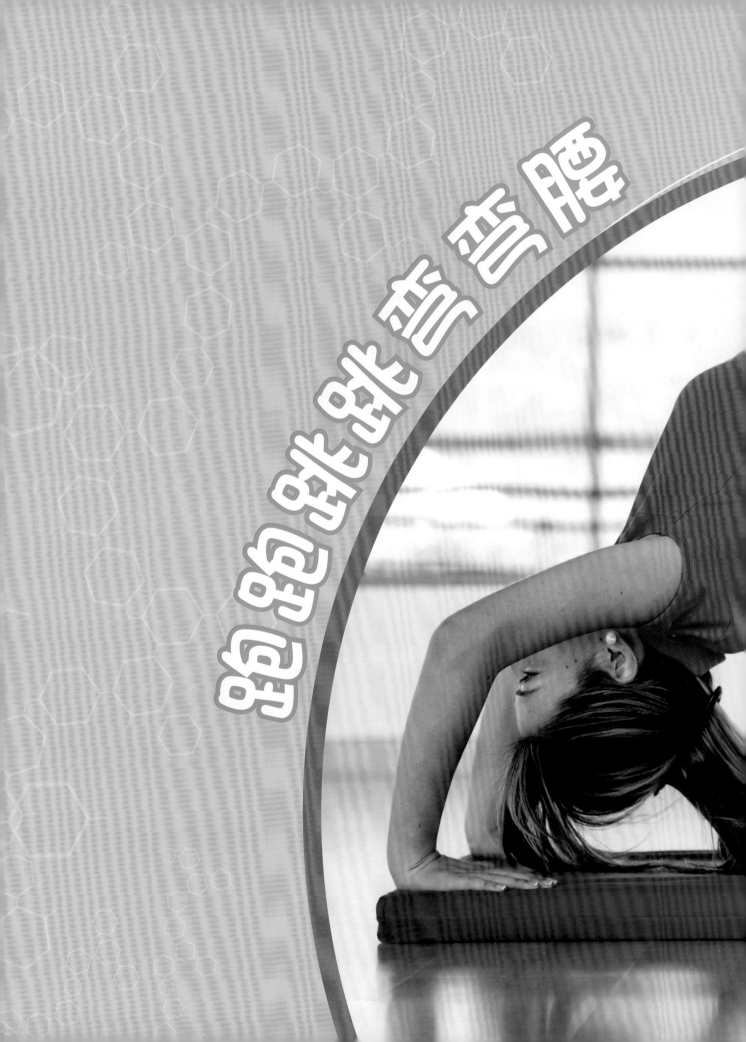

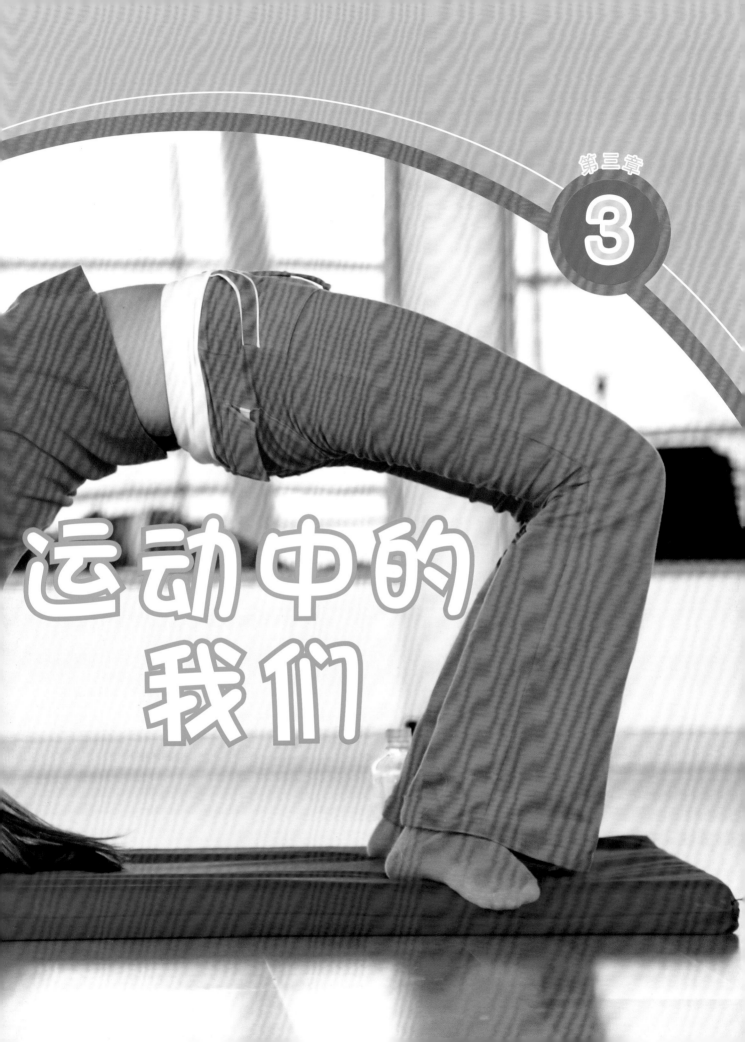

运动中的
我们

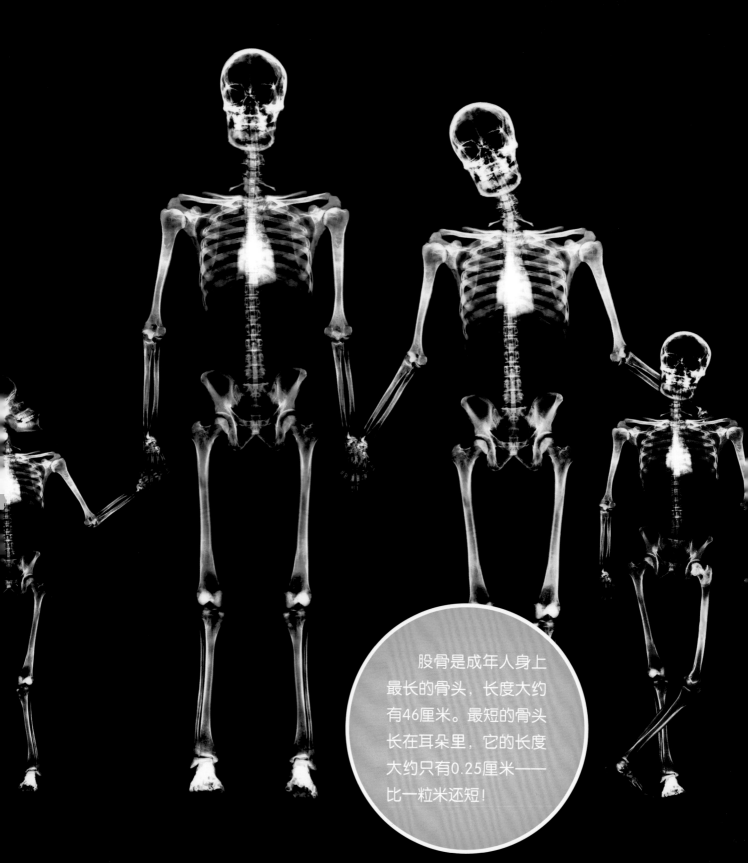

股骨是成年人身上最长的骨头，长度大约有46厘米。最短的骨头长在耳朵里，它的长度大约只有0.25厘米——比一粒米还短！

你体内的骨骼

听着，你的身体里有一具骨骼！ 不过，这具骨骼可没空嘎吱嘎吱地去吓唬别人，就像恐怖电影里那样。你体内的骨骼实际上就是你全身的骨骼，它支撑着你的身体，赋予你的身体固定的形状。如果没有骨骼，你就会变成水母似的软绵绵的一团。骨骼还保护着你体内的器官。比如说，肋骨形成坚固的笼子，里面装着你的肺；颅骨保护的是你的大脑。

骨骼还让你能够跑跑跳跳、爬来爬去、玩球以及完成其他运动。骨头之所以能动，是因为骨头上连着肌肉。比如说，试着收缩你的上臂肌肉，它们就会把你的前臂"拉"起来，就像杠杆一样。你抬起一只脚，是腿部肌肉收缩的功劳，也是基于同样的原理。

不过骨头可不光是一根根僵硬的棍子，只会随着肌肉运动。和你身体的其他部分一样，骨头也是能够生长发育的活生生的组织，里面有神经和血管。受到损伤的时候，骨头甚至还能自我修复。

⤴ 婴儿的骨头

婴儿的骨骼大约由300块骨头组成。有的骨头非常坚硬，而有的骨头富有弹性，它们被称为"软骨"。孩子慢慢长大，很多软骨渐渐变成坚硬的骨头，和其他骨块融合到一起，形成更大的骨头。如果你能看到婴儿手部的X光片，你会发现，他们的指骨之间有巨大的缝隙。

随着骨头硬化、融合，这些缝隙会逐渐变小。到25岁左右，这个过程基本圆满完成，所以成年人全身共有206块骨头。（极少数的人拥有208块骨头，因为他们有一对额外的肋骨！）

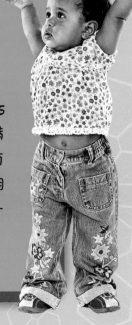

53

骨头的结构

按一按你的小腿骨，是不是觉得它硬得像石头一样？但骨头可不是石头，它由活体组织和矿物质构成，最终组成你体内坚韧的骨架。

磷酸钙是骨头里的重要矿物质之一，身体从富含钙质的食物中吸收磷酸钙，例如牛奶、羽衣甘蓝和三文鱼。在你的骨头里面，这种矿物质与胶原蛋白柔韧的纤维紧紧贴在一起。胶原蛋白赋予骨头一定的韧性，让骨头不那么容易折断；而钙让骨头更加强壮、坚硬。

胶原蛋白是由一种特殊的骨头细胞——成骨细胞——生产出来的。坚硬的骨头成形后，成骨细胞仍然嵌在里面，最终转化为骨细胞，它是骨头工厂的"大老板"！骨细胞向新的成骨细胞发送化学信号，告诉这些"手下"什么时候应该制造新的骨头；它们还会向"破坏骨头"的破骨细胞发送信号，指挥破骨细胞分解骨骼材料、回收利用，这个过程让你的骨头不至于长得太粗。

骨头里最坚硬的部分叫作骨密质，它构成了骨头硬邦邦的表层。而骨头里面是一些比较松软的材料，叫作骨松质，它看起来有点儿像蜂巢，一道道坚固的栅栏构成一张大网，中间有孔洞。这些"栅栏"让骨头更加强壮，而孔洞减轻了骨头的重量，所以你的骨骼才能活动自如！

你的造血工厂

骨头外面有一层很薄的肤质膜，它叫骨膜。骨膜内有大量血管和神经，它为骨头细胞提供营养，保障骨头的健康。骨头细胞会制造出新的细胞来代替旧的，也会修复损伤，还会让小朋友长成大人。

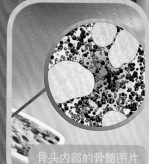

骨头内部的骨髓图片

有的骨头（例如髋骨和肋骨）里有一种果冻状的物质，叫作红骨髓，它是你身体内部的造血工厂。红骨髓每秒钟会制造出大约800万个新的血细胞，而与此同时，你的肝和脾会代谢掉血液中老旧的红细胞。

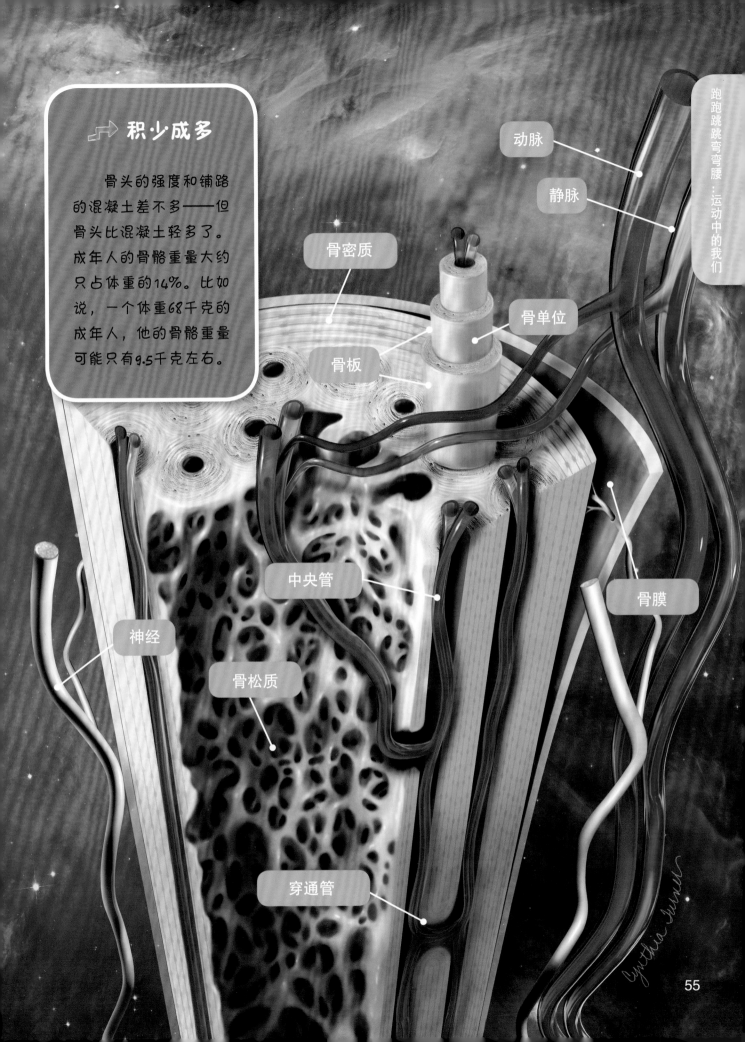

积少成多

骨头的强度和铺路的混凝土差不多——但骨头比混凝土轻多了。成年人的骨骼重量大约只占体重的14%。比如说，一个体重68千克的成年人，他的骨骼重量可能只有9.5千克左右。

动脉

静脉

骨密质

骨单位

骨板

中央管

神经

骨松质

骨膜

穿通管

外耳廓部位有软骨。

软骨组成了鼻子的结构。

你的舌头下面有一片软骨组成的结构，名叫会厌，它能够封闭喉咙的入口，避免食物和饮料进入气管和肺。

气管由软骨组成。

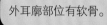

你肯定
不知道

　　大部分鱼都有硬质骨骼，不过鲨鱼的骨骼全部由软骨构成。这种高弹性的骨骼让鲨鱼的身体十分灵活，所以在追捕猎物时，它可以来个漂亮的急转弯。

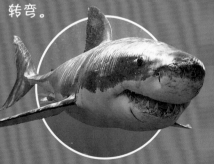

富有弹性的骨头：软骨

捏捏你的鼻子。你的鼻子能扭动吗？耳朵呢？这些身体部位可以保持形状，同时又能灵活扭动，因为它们是由一种名叫软骨的弹性材料构成的。

软骨不光存在于你的鼻子和耳朵里，身体其他很多部位也有软骨。比如说，肘关节和膝关节附近的骨头端部都覆盖着一层软骨，你动起来的时候，这些软骨让骨头能够自如地滑动。深深吸一口气，空气会通过一圈圈软骨构成的气管进入你的肺，你的声带也是由软骨组成的。

你的脊骨之间也有一块块厚厚的软骨垫，它叫椎间盘。软骨可以吸收冲击力，同时防止骨头相互摩擦。相对于其他软骨，椎间盘特别柔软，因为它的中心充满了液体，就像果冻馅的甜甜圈。

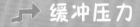

缓冲压力

软骨柔韧而坚固，但如果从高处坠落或者受到过大的冲击力，软骨也会损伤。运动也会为软骨带来极大的压力。比如说，网球和篮球运动员奔跑时有很多转弯或拧身的动作，这很容易磨损膝盖的软骨。随着年龄的增长，软骨也会因长期的日常使用而逐渐磨损，导致关节疼痛和僵硬。

手术能帮助很多人缓解关节疼痛和僵硬。外科医生取出受损的软骨，然后在坚硬的骨头上打几个孔；这样的手术会刺激骨头里的细胞制造出新的软骨，不过需要很长时间才能康复。

未来，新的3D打印技术或许能解决这个问题。科学家们已经在实验中打印出了富有弹性的薄垫子，里面混合着一些软骨细胞。这种材料可以放进受损的关节里，然后新的软骨会在此基础之上生长出来修复关节，让病人自如活动，远离疼痛。

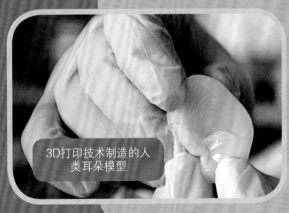

3D打印技术制造的人类耳朵模型

制造骨头，破坏骨头

孩子的臂骨或腿骨端部圆溜溜的部分与骨干之间有一块软骨区，我们称之为生长板。

生长板会制造出新的软骨，让骨头变长。随着时间流逝，制造出来的软骨会硬化，变成新的骨材料，等到你长成大人，生长板不再制造新的软骨，它自身也会变硬。

如果骨头被折断了，修复过程又和普通的生长过程不同。骨头的愈合有点儿类似皮肤。首先，受伤部位形成凝血块；然后伤口会被胶原蛋白填满，它是一种坚韧的材料。胶原蛋白形成一张网，把伤口两头连接在一起；新的骨松质在这张网上生长出来，形成骨痂。大约两个月后，骨密质取代骨痂，骨头就完全长好了。

既然骨头能够自我修复，那医生为什么还要给你打石膏？石膏可以固定折断的骨头，让它保持在正确的位置。不然的话，严重的骨折愈合时可能会长歪，以后这块骨头可能会痛，甚至可能导致残疾。打了石膏的骨头还会愈合得更快，康复过程中也不太容易再次受伤。

➡ 骨科大师

18世纪中期，英国威尔士附近的大洋里发生了一场海难，一位当地医生收养了海难中幸存的一个小男孩，并给他起名埃文·托马斯。

埃文慢慢长大，开始帮着医生干活。他特别擅长处理骨折，他能找到病人的骨头受伤的部位，将它完美复位，于是骨头就能愈合得更好；他还能用更好的方法将骨头拼回去，不让它长歪。

埃文的工作改变了医生处理骨折的方式，他的儿孙后辈也有很多人做了专业的骨头治疗师。其中有一些人成为了医生，包括他的曾曾孙休·欧文·托马斯医生，这位医生后来成了现代骨科手术之父。

这张X光片拍摄的是折断的上臂骨（肱骨）。从图片中我们可以看到，肱骨的"脖子"被折断了（蓝色部位），它的"头"（左上部位）和"身体"（右下部位）因此被分开。

锁骨

肩胛骨

骨折

肋骨

肱骨

你肯定不知道

你的骨头里储存着额外的钙，供体内的其他化学反应使用，例如让肌肉动起来、让血液流动、让神经传递信息。

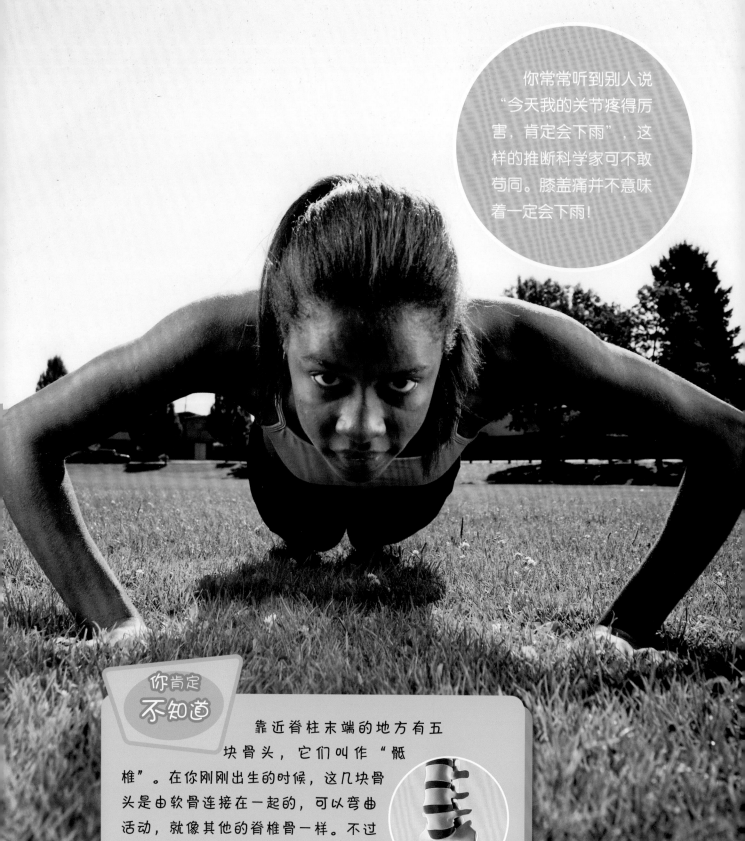

你常常听到别人说"今天我的关节疼得厉害，肯定会下雨"，这样的推断科学家可不敢苟同。膝盖痛并不意味着一定会下雨！

你肯定**不知道**

靠近脊柱末端的地方有五块骨头，它们叫作"骶椎"。在你刚刚出生的时候，这几块骨头是由软骨连接在一起的，可以弯曲活动，就像其他的脊椎骨一样。不过等你到了30岁，这五块骨头就会融合成一整个大块的骨头，叫作骶骨。

关节连接

不许弯曲膝盖，不许挪动屁股，你能这样走两步吗？不许弯曲手臂，你能喝掉一碗麦片吗？不妨试试看——可以告诉你，这个游戏绝对不简单！

幸运的是，你的骨骼虽然强壮，但并不僵硬。不同的骨头连接的地方可以自如地活动，这样的部位叫作关节。你全身共有四百多个关节，其中很多关节可以上下左右自由活动，还能转圈。

自由活动的关节由两块骨头的端部组成，坚韧的韧带将它们连接在一起。韧带就像一根结实的绳子，把骨头固定在某处，不过这根绳子富有弹性，所以骨头还能活动。

骨头的端部覆盖着一层光滑的软骨，让它能够自如地滑动；关节还会分泌一种特殊的液体，填满两块骨头的连接处，让运动变得更加顺滑。

脊椎里的关节灵活性就要差一些，因为它们都紧紧地贴在厚厚的软骨垫上。这些关节让你能够弯腰、扭动，但不会损伤脊椎内部的神经。不过，颅骨上的关节就完全不会动，它们像缝针一样把你的颅骨组合成整体。

➷ RICE急救法

你在公园里奔跑，突然间脚踝扭了一下，摔倒了。啊，好痛！你的踝关节扭伤了，虽然还能站起来，甚至能够活动脚踝，但确实疼得厉害。

关节扭伤意味着韧带过度拉伸甚至撕裂，必须等到韧带愈合，你才能重新正常活动。有什么东西能帮助韧带愈合吗？答案是RICE！

这里的RICE指的可不是英文里的大米，而是指休息（REST）、冰敷（ICE）、加压包扎（COMPRESS）、抬高（ELEVATE）。

1.REST。让关节休息。

2.ICE。冰敷能尽量减轻肿胀。你可以直接用冰袋，也可以用薄薄的毛巾裹上一包冷冻的豌豆。关节扭伤后的48小时内，你需要每天冰敷好几次，不过千万别让冰直接接触皮肤。

3.COMPRESS。有条件的话，尽快用有弹力的绷带加压包扎扭伤的关节。别绑得太紧！请寻求大人的帮助。

4.ELEVATE。尽可能地把脚抬高，这样可以减轻肿胀。

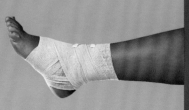

伟大的 双手

人类的双手是神奇的造物。 手能够扔球、拉绳子、挤柠檬、握住锤头往木头上钉钉子，还能轻抚小猫的脑袋，捡起一颗小珠子，或是画一幅漂亮的画。

你的双手既强壮又敏感，既灵活又坚定，手上的骨头数量在全身骨头中的占比超过四分之一——你的每只手由27块骨头组成，其中指骨有14块，其他的是手掌和手腕的骨头。

手指上的关节让它能够灵活弯曲，每根手指根部和手腕处的关节则更加灵活，你能转动手腕、摆动手指，都是这些关节的功劳！

在五根手指中，拇指根部的关节最为灵活，所以拇指的活动范围比其他手指都大。我们的拇指能够摸到其他每一根手指的指尖，这样的拇指叫作"对生拇指"，因为它能够"翻过来"，与其他指头"面对面"地接触，其他四根指头可做不到。

➜ 竖起大拇指！

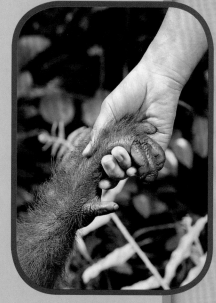

人类并不是唯一拥有对生拇指的生物。猿、狐猴和其他很多猴子也拥有对生拇指，拇指可以帮助这些动物在树枝上攀爬、采摘水果，甚至还能帮助某些猿类使用棍子之类的工具。

人类拇指的特别之处在于它比其他动物的拇指长得多，拇指上的肌肉也更大。有了这样一根灵活强壮的长拇指，你就能做出更加精细的抓握动作，而且抓得更牢。黑猩猩和其他动物的拇指比我们短，但手掌却比我们的长。

远节指骨

远节指骨

中节指骨

中节指骨

近节指骨

近节指骨

掌骨

掌骨

这张手部X光片显示出手指、拇指、手掌和手腕的许多骨头。

腕骨

腕骨

你肯定
不知道

手指、脖颈、背部和其他部位的关节掰动时发出的噼啪声，实际上是关节液里的气泡冒出来的声音。这种声音有害吗？其实没什么坏处。但要是过于频繁地掰关节，也可能损伤关节周围的韧带。

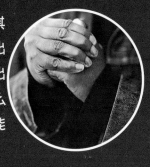

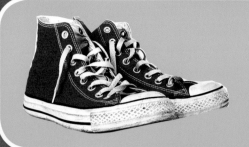

🎵➡ **积少成多**

每个人一生平均行走
160934千米左右，大约相当于
绕赤道四圈！

熊、浣熊和
老鼠的脚都是扁平
的，和人类一样。

精密的杰作：脚上的骨头

和手一样，你的脚也由很多骨头组成。每只脚各有26块骨头，其中脚趾占了14块，和手指一样，剩下的则是脚底和脚踝的骨头。

脚上的骨头由强壮的肌肉和韧带支撑。韧带包围着脚踝和部分脚骨，把它们固定在正确的位置。韧带的作用类似运动员缠在脚踝或其他关节处的绷带。

看看你的脚底，你会发现从脚后跟到脚趾根部有一条弧线，这是你的足弓。足弓的韧带富有弹性，非常坚硬，它是你自带的缓冲器。

脚为什么需要缓冲器？想想看：在你行走、跺脚、跳跃、跳舞、奔跑的时候，你的体重压力会沿着腿骨传递到脚上，足弓就像一个厚厚的橡胶垫子，帮助你吸收体重带来的冲击力。

♫➔ 留下完美的足迹

你的脚是什么样的？是扁平足还是高足弓？我们有个简单的方法可以搞清楚！只需要一点点水、一块户外的平地、一个纸质购物袋或者一张硬纸板，还有就是——你的脚。

首先，在户外的平地上倒一点水，比如说门外的人行道上。然后赤脚踩一下水，再踩到纸上。这时候你抬起脚，就会发现纸上留下了你的脚印。把它和下面的几张图比较一下，看看你的足弓是高是低。

如果脚上的足弓很低，我们称之为"扁平足"。足弓太低的人在长时间站立或行走后总会感觉双脚疲累疼痛；而从另一个方面来说，高足弓会给脚趾和脚踝之间的骨头造成太大的压力。专门的脚部锻炼或者在鞋子里放支撑垫可以改善这一情况。

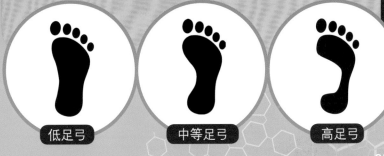

低足弓　　　　中等足弓　　　　高足弓

装大脑的盒子：你的颅骨

你戴过头盔吗？它是一种设计用于保护头部的帽子。有一些头盔专门用于橄榄球之类的运动，还有的头盔专门用来保护建筑工人的头部。这些头盔都能保护颅骨，让它完成自己的本职工作——保护你的大脑！

颅骨可以吸收头部受到的撞击，它由22块骨头组成，其中只有一块能动：它就是你的下巴，又叫下颌骨。其他颅骨都紧密地融合在一起，形成了你自带的坚硬头盔。

颅骨虽然坚固，但重量却很轻，因为你的鼻子和眼睛周围都有孔洞，这些空腔被称为"窦"。你感冒的时候，窦里可能会充满液体，所以你感觉"鼻子塞住"了。

仔细观察颅骨，你会发现类似锯齿的线条，实际上这些线条是一种关节，叫作"骨缝"。婴儿刚出生时的颅骨并不是坚硬的一整块，在你小时候，你的颅骨是可以活动的；母亲分娩时，婴儿受到挤压，颅骨甚至可能重叠起来。婴儿的颅骨由灵活的纤维连接，随着宝宝的成长，这些骨头会渐渐融合，直到你两岁的时候，颅骨就变成了坚硬的盒子。

撞头

为运动员和建筑工人设计头盔的工程师总想让头盔变得更加坚固，所以他们开始研究一种经常用头撞击树干的动物：啄木鸟。

啄木鸟每天要高速啄击12000次，但它却从来不会因此受伤，因为它的喙和颅骨之间有一层海绵似的软骨，可以吸收冲击力。

这个发现激发了工程师的灵感，他们发明了一种超轻、超坚固的自行车头盔，这种头盔内部有一层类似蜂窝纸板的壳。就像啄木鸟的软骨一样，这种纸板内部有充满空气的小孔，可以吸收撞击造成的冲击力。与此同时，人们也在研究可用于其他运动的头盔。

在这张"下巴掉下来"的侧向人类颅骨（头盖骨）X光片中，我们还能看到面骨、下颌骨（下巴）和颈部的几节椎骨。

头盖骨

下颌骨

颈骨

你肯定不知道

18世纪中期，很多人相信可以通过颅骨的形状和尺寸判断这个人的性格。他们认为，颅骨上特定部位的凸起暗示着大脑内部"器官"的尺寸，这些"器官"又与善良、卑鄙等品格有关。

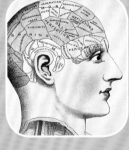

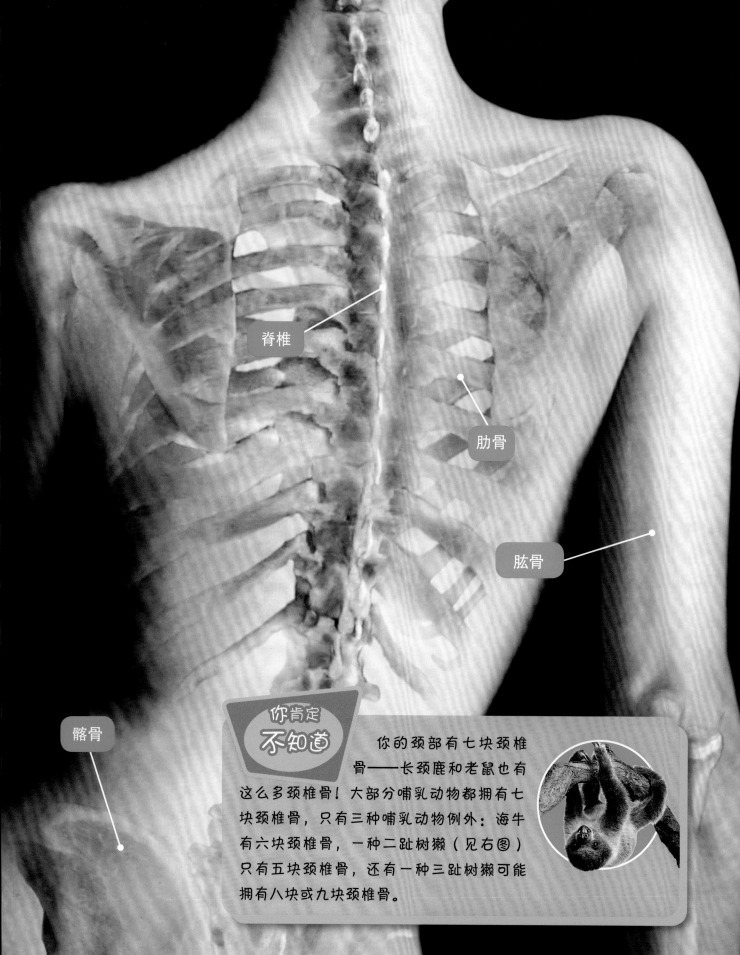

脊椎

肋骨

肱骨

髂骨

你肯定不知道 你的颈部有七块颈椎骨——长颈鹿和老鼠也有这么多颈椎骨！大部分哺乳动物都拥有七块颈椎骨，只有三种哺乳动物例外：海牛有六块颈椎骨，一种二趾树懒（见右图）只有五块颈椎骨，还有一种三趾树懒可能拥有八块或九块颈椎骨。

超级脊椎

你的背上有一根26块椎骨组成的柱子，它就是你的脊椎。脊椎像柱子一样为你提供支撑，让你能够直立；你的脊椎不像柱子的地方在于，它还能活动！

每两节椎骨之间都有软骨构成的关节，每个关节都能移动一点点。不过，所有关节的可动性累积起来，就能让你的脊椎做出大幅度的运动，所以你可以弯下腰摸到自己的脚趾头，或是左扭扭右扭扭。与此同时，脊椎还能保护你的脊髓，脊髓是一束神经，从大脑一直通往背部最下方。

不同部位的脊椎还有一些其他的功能。比如说，颈椎支撑着你的头部，让你的头能够上下左右运动；胸椎连接着肋骨；背部下半部分的脊椎大而强壮，帮助你支撑身体。

脊椎靠近末端还有五块椎骨，随着你的成长，它们会融合成一块骨头，叫作骶骨；最下面则是由2～4块小骨头组成的尾椎，又叫"尾巴骨"。

↪ 蜿蜒的脊椎

请背靠墙站立，保证肩膀和背紧贴着墙；然后，请你把一只手伸进腰和墙之间，再把另一只手伸进脖子和墙之间。

你的手伸进去的地方就是脊椎的生理弯曲——就算你站直了，脊椎的这两个地方依然有弧度。脊椎会自然弯曲成S形，所以它拥有一定的弹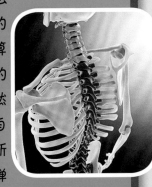性，就像一根超大号的弹簧。这样的形状让脊椎能够吸收一些冲击力，这样你走路的时候，颅骨和大脑就不会受到太大的震动。

肌肉的力量

强壮的骨头和灵活的关节组成了完整的骨骼，但是如果没有肌肉，你的骨骼压根就不能动！肌肉的力量让你能够行走、奔跑、跳跃、揉自己的鼻子，要是没有肌肉，你甚至没法坐起来。

帮助你完成这些动作的肌肉叫作骨骼肌，你身上大约有650块骨骼肌，你能够控制这些肌肉的运动。有时候，要做出一个哪怕很简单的动作，也需要调动很多块肌肉。你的舌头上就有八块肌肉！

身体里还有一些不需要你去指挥的肌肉。这类肌肉大部分属于平滑肌。血管、喉咙、胃、肠、肺和其他器官的内壁都有平滑肌，在你忙着干其他事情的时候，这些平滑肌一直在努力工作，帮助你维持血液循环、消化食物。默默工作的还有你跳动的心脏，它由强壮的心肌组成，心肌只存在于心脏中（见P119）。

冬眠的秘密

康复期的重病患者常常需要在床上躺很久，缺乏锻炼会让肌肉变得虚弱——这个过程叫作"肌肉萎缩"。未来某一天，研究冬眠动物的科学家或许会让病人免遭肌肉萎缩之苦。

比如说，熊在冬天会进入冬眠，但它们的肌肉却不会萎缩。春天醒来后，它们依然强壮得——跟熊一样！科学家们正在研究熊、地松鼠和其他冬眠动物的肌肉和血液，试图弄清它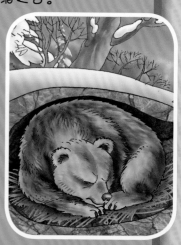们如何在睡眠期间保持身体机能。也许有一天，这些动物能帮助长期卧床的病人摆脱肌肉萎缩的烦恼。

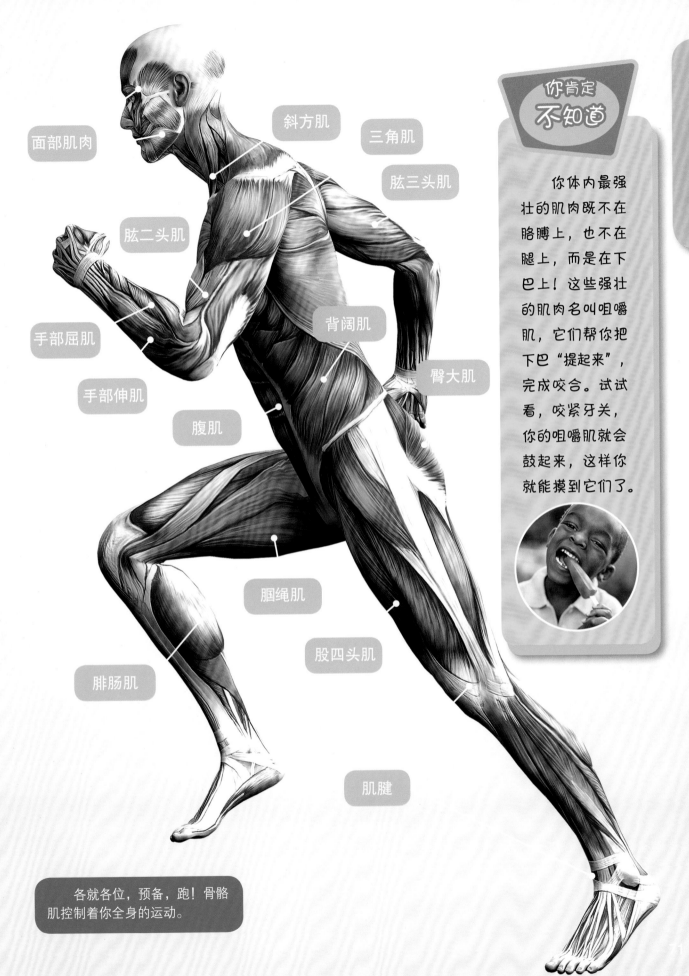

面部肌肉

斜方肌

三角肌

肱三头肌

肱二头肌

手部屈肌

手部伸肌

背阔肌

臀大肌

腹肌

腘绳肌

股四头肌

腓肠肌

肌腱

你肯定不知道

你体内最强壮的肌肉既不在胳膊上，也不在腿上，而是在下巴上！这些强壮的肌肉名叫咀嚼肌，它们帮你把下巴"提起来"，完成咬合。试试看，咬紧牙关，你的咀嚼肌就会鼓起来，这样你就能摸到它们了。

各就各位，预备，跑！骨骼肌控制着你全身的运动。

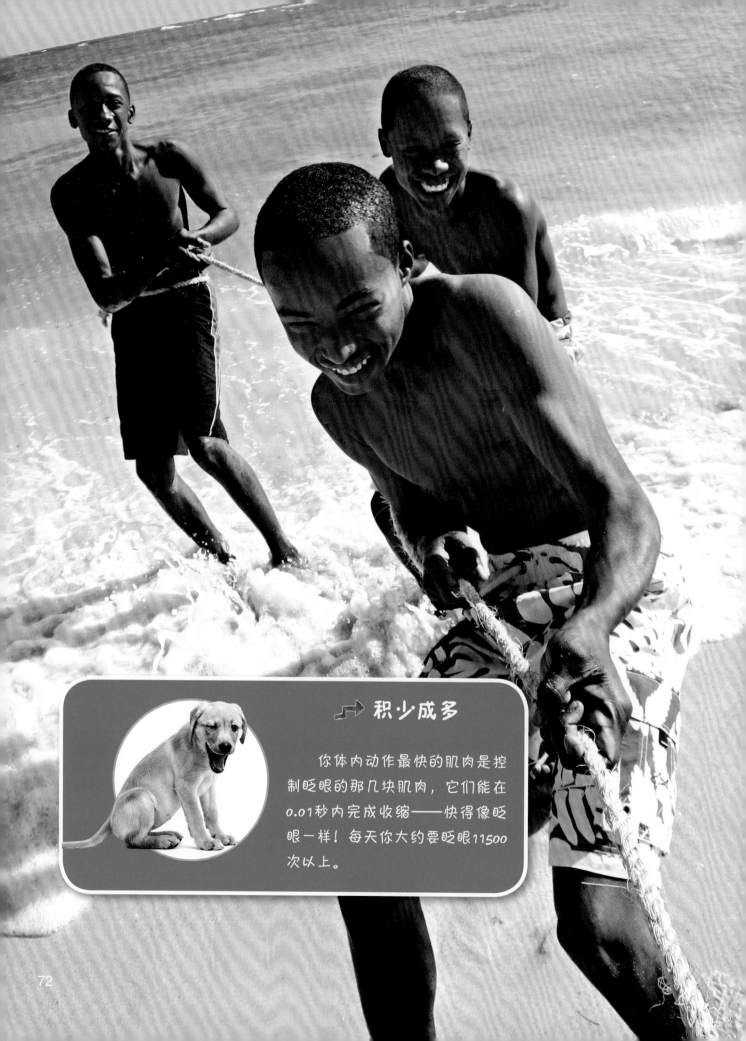

♪↱ 积少成多

你体内动作最快的肌肉是控制眨眼的那几块肌肉，它们能在0.01秒内完成收缩——快得像眨眼一样！每天你大约要眨眼11500次以上。

让肌肉动起来

弯曲胳膊，上臂用力，你有没有看见胳膊上的肌肉鼓了起来？这就是你的肱二头肌，你弯曲肘部时，这块肌肉会把你的前臂提起来。

和其他骨骼肌一样，肱二头肌由很多长条状的细胞组成，每个细胞都连接着一根神经和一些血管。你想弯曲手臂的时候，大脑会向这块肌肉里的神经发送信号，然后神经刺激肌肉细胞，让它变得更粗更短，这叫收缩。

肌肉收缩时会拉动贴在肌肉上的东西，比如说，肱二头肌收缩，拉动骨头，抬起前臂；脸上的肌肉收缩，拉动皮肤，你露出笑容。肌肉不收缩时就处于休息状态，它只能拉，不能推。

毛毛虫看起来虽小，但它体内的肌肉比人类要多3200块左右。

肌肉魔术

试试这个小魔术，看看肌肉是怎么"记住"命令的！

1.站在门框里，向左右两侧抬起双手，直到手背碰上两边的门框内侧。

2.用手背使劲抵住门框，保持大约半分钟。

3.迅速走出门框，放松双臂。

4.注意！在你离开门框的瞬间，虽然你没有下达任何命令，但你的双臂是不是还在往上抬？

这是怎么回事？神经向肌肉传达收缩的命令，肌肉里的钙会被释放出来，从而激发反应，导致肌肉收缩。抵住门框半分钟后，你的肌肉里堆积了很多钙，所以就算你的大脑已经停止下达"收缩"的指令，但多余的化学物质仍然会刺激肌肉做出动作，然后才会把剩余的能量存起来留着以后再用。

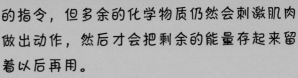

73

肌腱：
长在肌肉上的"绳子"

弯曲手指，让你的手形成爪子的形状， 你有没有看到，手背上冒出来了几根又直又硬的"绳子"？这些"绳子"就是你的肌腱。坚韧的肌腱连接着肌肉和骨头。

肌腱一头和肌肉长在一起，另一头则穿透骨头的外层，伸进骨头内部的硬质材料里。

肌腱看起来像是绳子或者扁平的板子，具体取决于肌肉的宽度。肌腱也可能很长，比如说，你手背上的肌腱从前臂的肌肉一直延伸到手指。

有的肌腱外面包裹着一层保护性的管子，或者说腱鞘。腱鞘能分泌油脂，帮助肌腱更加顺滑地运动，以免它因为摩擦骨头而发炎。

➪ 阿喀琉斯的脚后跟！

摸一摸你脚踝上方的骨头，就在这些骨头的后面，你能摸到一根很粗的坚韧肌腱，它叫跟腱，又叫阿喀琉斯之腱。跟腱连接着小腿和脚后跟的肌肉。

这条肌腱的名字来自一个古老的希腊神话，那时候有一位英雄名叫阿喀琉斯。在他出生的时候，他的母亲将他浸泡在一条名叫斯堤克斯的河里。斯堤克斯河的水拥有神奇的力量，经过河水的浸泡，阿喀琉斯获得了永生，他永远不会受伤，也不会死去！

但是……母亲是拎着阿喀琉斯的脚后跟把他泡在水里的，所以他的脚后跟并没有经过河水的浸泡。可怜的阿喀琉斯！故事的结尾，一支箭从空中飞来，射中了——你应该已经猜到了——阿克琉斯的脚后跟。

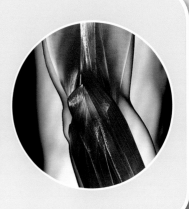

走路的时候身体会用到12块腿部肌肉。

这张电脑合成图画出了人类手背上的肌肉（红色部分）和伸指肌腱（白色）。肌肉的收缩和舒张拉动连接在骨头上的肌腱，你的手腕和手指就会动起来。

➡ 好痛!

如果肌腱发炎，就会肿起来，你会感觉到疼痛，这种疾病叫作肌腱炎。很多肌腱炎都以经常引发它的运动为名，比如说，肩膀旋转肌腱炎又叫"投手肩"，但会得这种病的可不光是棒球投手！与此类似，"网球肘"是指肘部肌腱发炎。

75

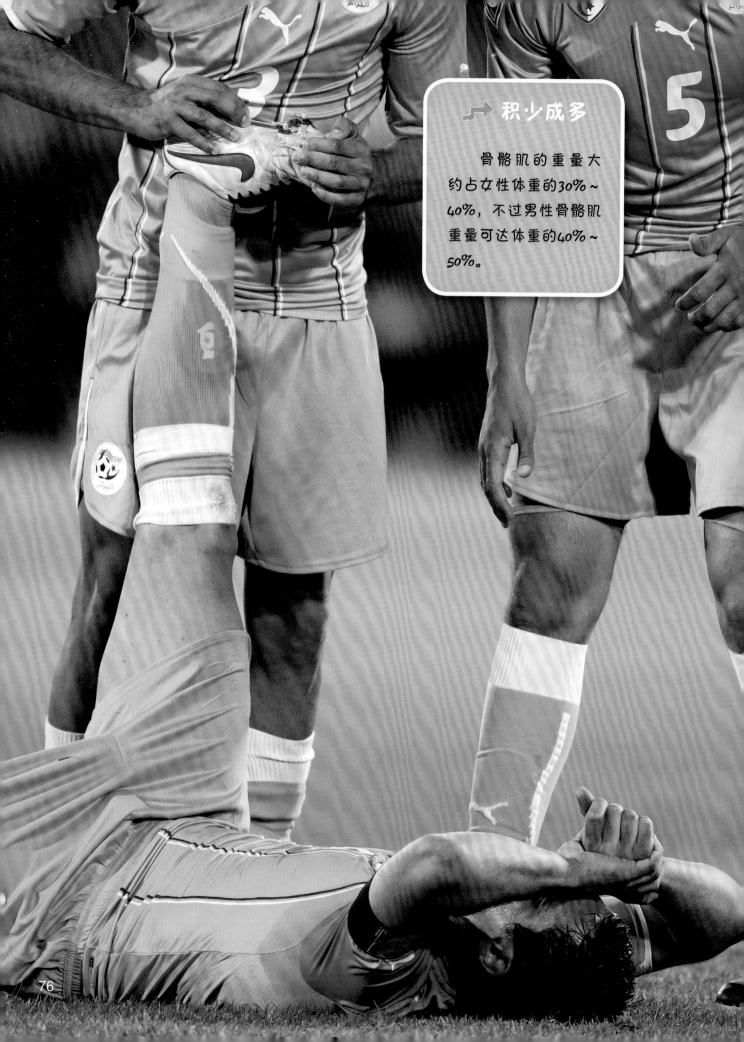

积少成多

骨骼肌的重量大约占女性体重的30%~40%，不过男性骨骼肌重量可达体重的40%~50%。

疼痛的肌肉

剧烈运动后，你是否觉得浑身疼痛？ 也许是刚刚尝试了某种以前从来没玩过的户外运动，也许是打扫自家和邻居院子里的落叶，总之你筋疲力尽，浑身都在痛。

剧烈运动或劳动会给肌肉增加许多负担。科学家认为，这会导致肌肉纤维出现非常非常小的撕裂伤，造成疼痛。不过等到肌肉恢复以后，它们会变得比以前更强壮。

这种疼痛和受伤带来的疼痛不一样。肌肉受伤会导致突然的剧痛，这可能来自拉伸过度，我们称之为"肌肉拉伤"。这意味着肌肉被拉得太长，超出了它的限度，所以撕裂伤会更大一些。最糟糕的情况是肌肉彻底撕裂，如果出现这种情况，需要请专业的医生来处理。

肌肉的英文词语来自拉丁文中的"musculus"，意思是……"小老鼠"。罗马人觉得鼓起的肌肉就像是有老鼠在皮肤下面奔跑。

♫ 调皮的岔气

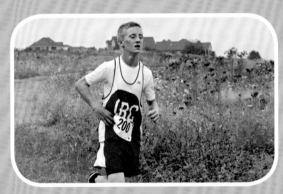

你和朋友们在操场上跑步，突然，你觉得肋部一阵剧痛。啊！疼得太厉害，你不得不停下来，这种情况很可能是岔气。

专家们并不清楚岔气的确切原因，可能是因为你的胸部和腹部之间的大肌肉发生了痉挛。这块肌肉叫横膈膜，它是辅助呼吸的肌肉之一。不过岔气也可能是因为神经发炎。无论如何，一旦出现岔气，最好的处理办法是停止奔跑，揉一揉肋部，调整呼吸。

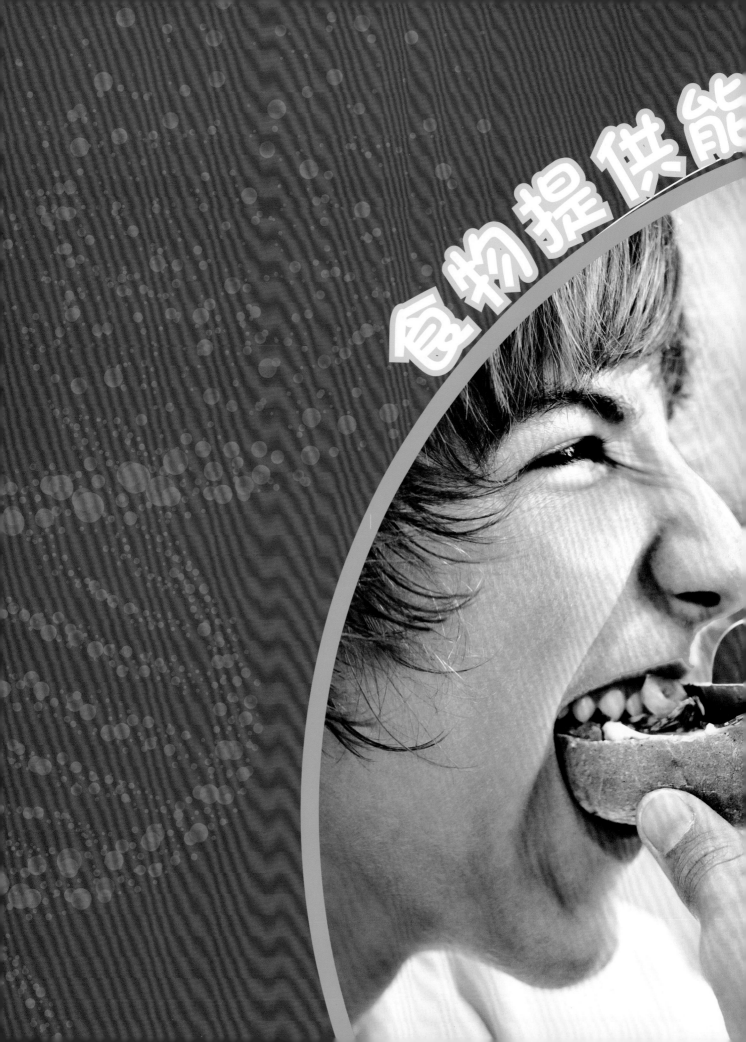

食物提供能

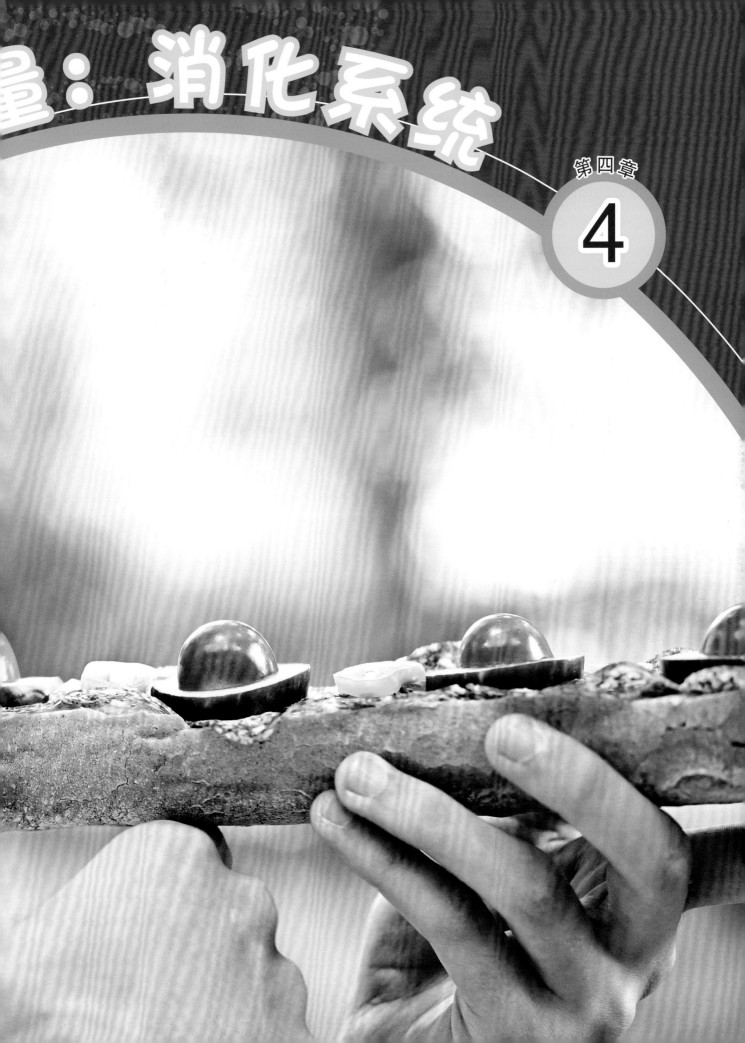

奶酪意面，请吃吧！

行走、说话、思考、眨眼、奔跑、蹦跳、阅读、购物，这一切活动都需要能量。哪怕坐在椅子上不动也会燃烧能量！这些能量都来自食物——食物就是身体的燃料。

你的身体还需要建筑材料，它同样来自食物。身体会利用食物帮助你成长，修复身上的伤口，制造新的细胞和组织来取代旧的那些。

不过香蕉玛芬可没法直接装进小小的细胞里，你的身体需要把玛芬分解成可利用的简单原料。啊，我们这里说的不是制作玛芬的原材料，不是面粉、糖和鸡蛋，而是可以直接让细胞利用的化学物质，我们称之为营养。

消化系统的工作就是把食物变成基本的建筑材料，好制造出更多的你……并保证你的身体正常运行。

大部分人一生中要花五年的时间来进食。

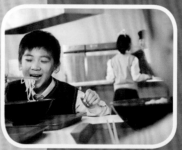

⮕ 午餐时间

这周学校里的午餐菜单是什么样的？答案取决于你住在什么地方！如果你住在美国，你的午餐可能是奶酪披萨配西兰花，或者鸡肉三明治。如果你住在韩国，你可能更喜欢吃泡菜（发酵的蔬菜）或者土豆煎饼。而要是你在丹麦，午餐或许是烤鸭和土豆。那么瑞典呢？熏三文鱼。斯洛伐克？大概是熏鲭鱼吧。巴西，米饭和豆子。日本，牛蒡根、沙拉、米饭、鱼或者乌冬面。无论你在世界哪一个地方，健康的午餐都是保证身体正常运作的燃料！

积少成多

地球上大约有37%的陆地面积被用来种植食物。这些土地中大约有三分之二用于"放牧"，奶牛、肉牛和绵羊之类的动物在牧场上游荡吃草。剩下的土地则用来种植各种农作物，从麦地到苹果园，应有尽有。

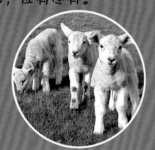

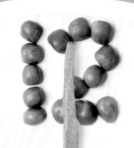

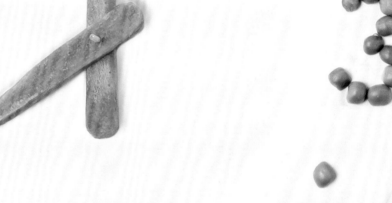

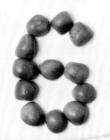

人们相信，英语里的"早餐"（breakfast）这个词始于中世纪，意思是"结束不吃东西的夜晚"。

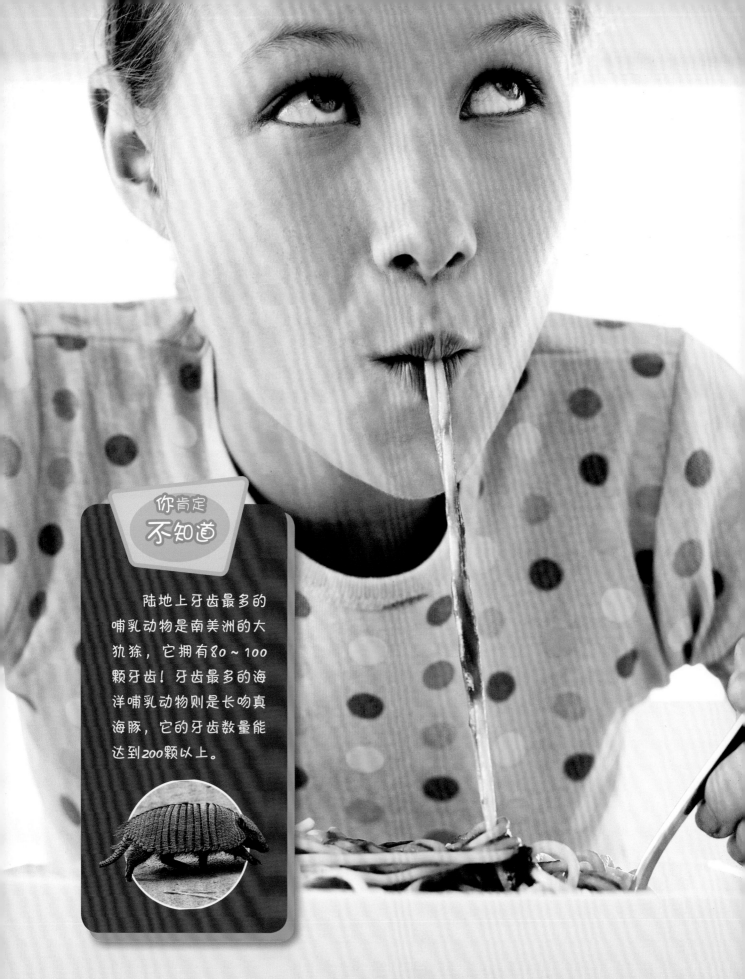

陆地上牙齿最多的哺乳动物是南美洲的大犰狳，它拥有80~100颗牙齿！牙齿最多的海洋哺乳动物则是长吻真海豚，它的牙齿数量能达到200颗以上。

第一步：嘴巴

啊呜！你咬了一大口爽脆的苹果。嘎吱。你的牙齿把它嚼成了苹果酱。咕噜！它被你吞进了喉咙，你已经准备好咬第二口了。

牙齿是你身体里最坚硬的东西，牙齿嚼碎食物，身体就更容易把它们消化掉。为了完成这个任务，你拥有不同种类的牙齿：前面的门牙和犬齿比较锋利，可以切割食物，而后面的小臼齿和大臼齿崎岖不平，可以把食物进一步磨碎。

虽然牙齿很硬，但它里面也有活的组织。每颗牙齿内部都有一块柔软的核心，充满了神经和血管。

肌肉发达的舌头不光可以品尝美味，还能搅拌食物，探测食物的温度和质地。（关于味觉的更多信息请见P172-173。）奇妙的是，舌头总能避开牙齿，不会被咬到。（大部分时候不会！）你的嘴里还有一些唾液腺，可以分泌唾液（口水）。

喝冷饮的速度太快，冻得脑袋都疼了？你可以用舌头紧紧顶在自己的口腔上面，赶走冰冷的感觉。

♪ 袭击牙齿！

你的嘴里有数十亿个细菌！人类的口腔里通常有75～100种细菌，有的细菌是无害的，但有的却会腐蚀牙齿。

这些细菌以你口腔里的糖为食，然后，像所有生物一样，它们会排出废料。这些细菌的废料是酸性的，会腐蚀你的牙齿表面。牙齿表面堆积的废物越来越多，形成一层黄色膜（牙菌斑），它是细菌、食物、黏液和酸的混合物，非常讨厌。

想要控制口腔里的细菌，预防蛀牙，最好的办法是每天至少刷两次牙，使用一次牙线。

神奇的口水

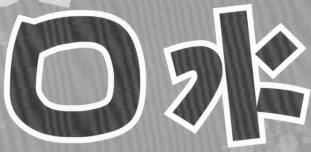

闻到食物香味的时候，是不是感觉口水流了出来？ 你的唾液腺已经准备好了，很快它们就会帮你消化吃下去的大餐。

嘴里滑溜溜的唾液是由三对唾液腺分泌出来的。其中一对唾液腺位于舌头下面，第二对在口腔后部靠近喉咙的地方，第三对在耳朵前面。

唾液腺分泌出来的口水通过细小的管子进入嘴里，这些唾液的任务是浸湿食物，让它们变得更容易吞下去。唾液中还有一些名叫酶的化学物，不同的酶会加快体内各种反应的速度。

在你不吃东西的时候，嘴里也会分泌少量唾液，帮助你保持口腔湿润。唾液中还有一些物质可以削弱细菌带来的酸，从而预防蛀牙。

你的嘴巴之所以会分泌唾液，原因之一是：食物必须溶解在水里才能让你尝到味道。

→ 口水的奇妙力量

唾液中有一种名叫唾液淀粉酶的物质，可以分解含淀粉的食物，例如面包、饼干和米饭。食物在你的嘴巴里就已经开始消化啦！下面这个简单的实验可以帮助你观察唾液的消化作用，只需要两个小杯子、一块饼干和你的口水。

首先，在嘴里积一些口水，然后吐到一个小杯子里；接下来在另一个小杯子里放一些水，水的量和唾液量相同。

现在，往水杯和唾液杯里各放一块饼干。两块饼干都会变软，但是你会发现，只有唾液杯里的饼干开始分解，它正在被消化！

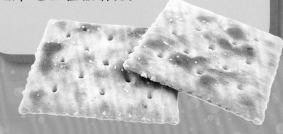

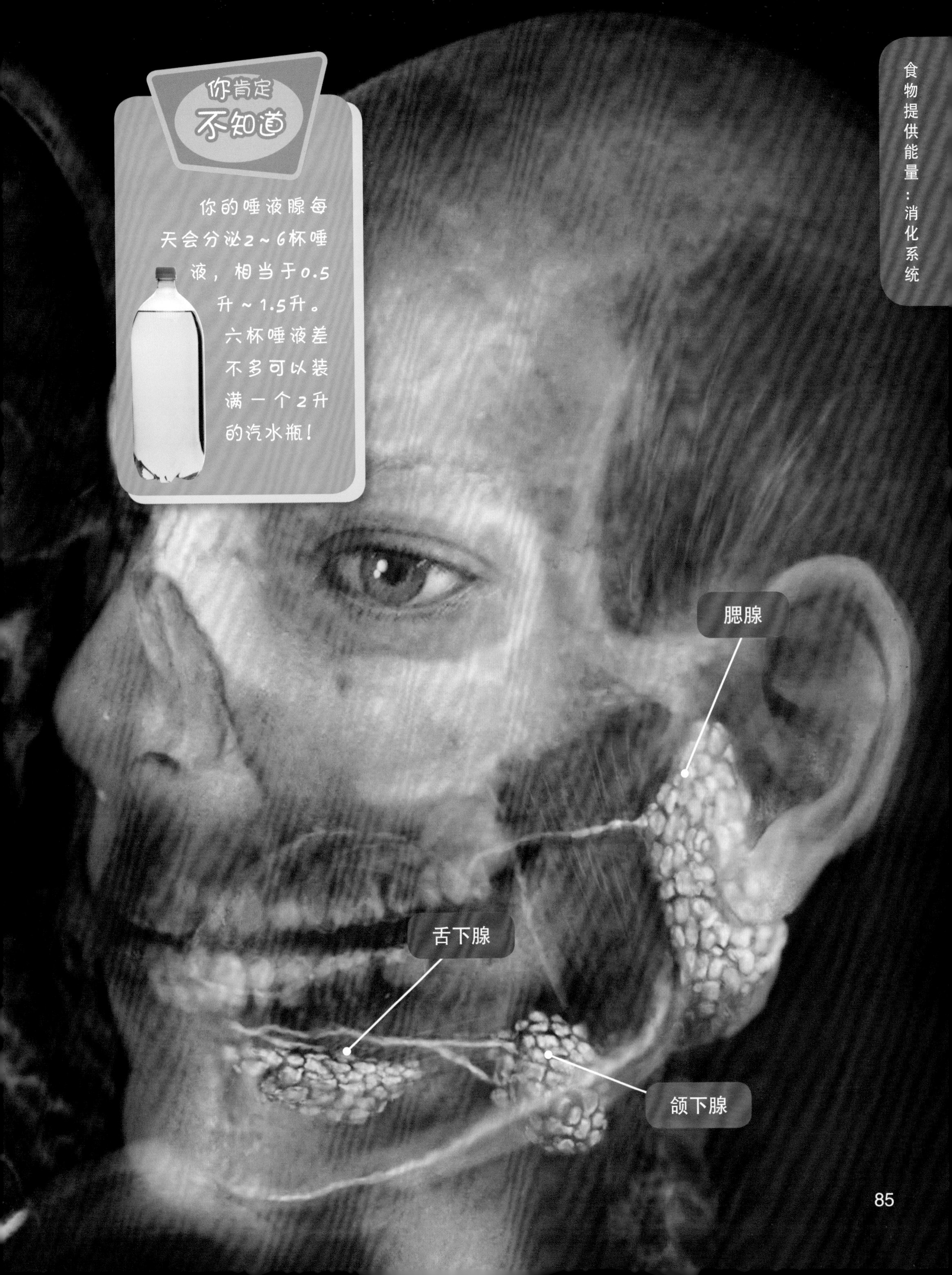

你肯定
不知道

你的唾液腺每天会分泌2~6杯唾液，相当于0.5升~1.5升。六杯唾液差不多可以装满一个2升的汽水瓶！

腮腺

舌下腺

颌下腺

你肯定不知道

一团食物通过食管进入胃大约需要4～8秒时间。

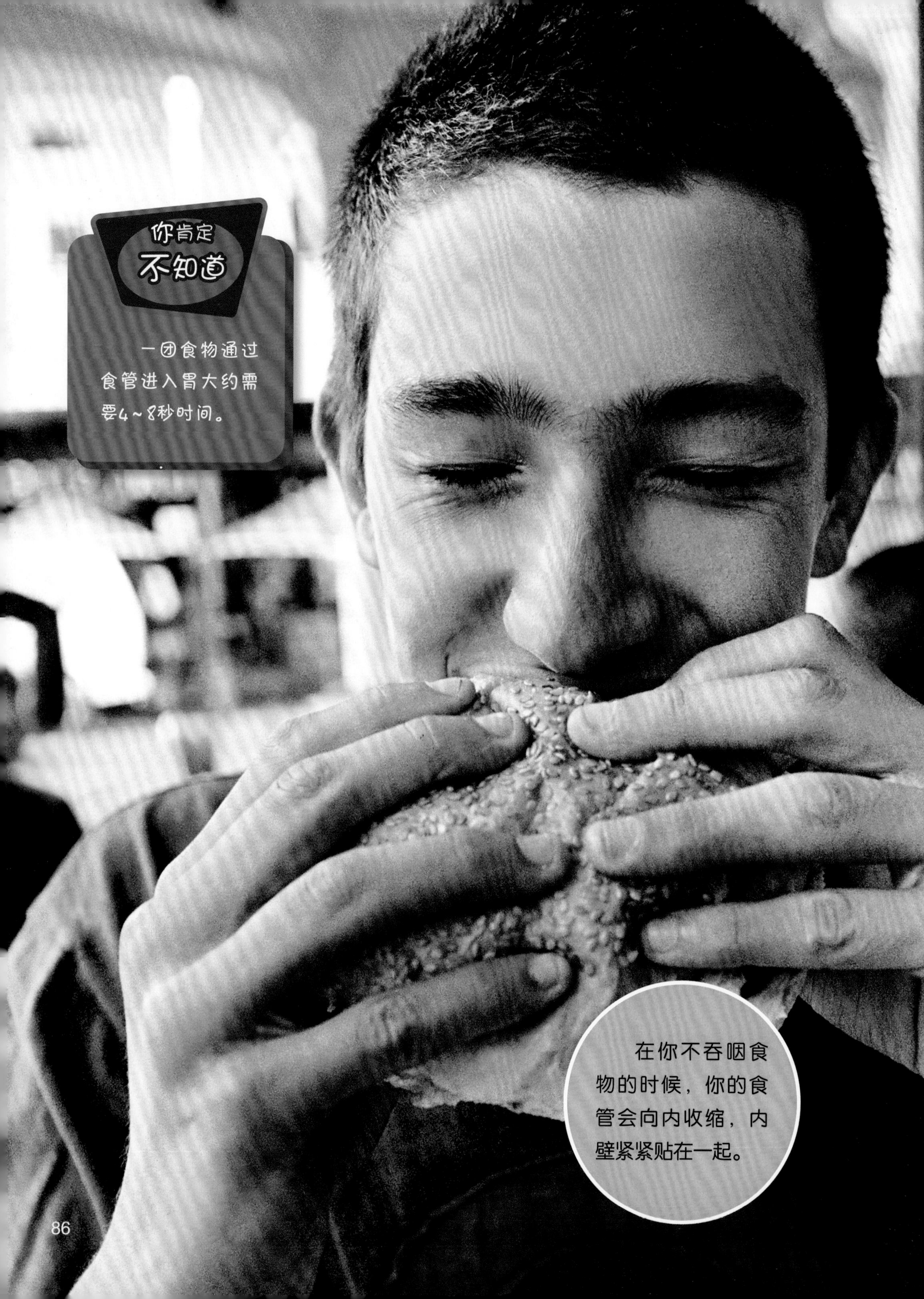

在你不吞咽食物的时候，你的食管会向内收缩，内壁紧紧贴在一起。

食物向下的通道：你的喉咙

你正在咀嚼食物，现在该把它吞下去了。这时候你需要用到舌头，舌头把食物运送到喉咙上端，然后，咕噜！食物被吞了下去，你可以继续吃东西了。不过在你咬第二口的时候，你的喉咙还在忙着处理之前的那团食物呢。

你咕噜吞了一下以后，剩下的吞咽过程是自动完成的。你既不需要想着这事儿，也不需要做任何动作。只要食物进入了你的喉咙，就会有一片名叫会厌的组织盖住鼻子和肺那边的通道。肌肉把食物送进食管，这根管子一直通到你的胃里。

食管大约有25厘米长，食管内壁的细胞会分泌滑溜溜的黏液，帮助食物向下滑动。食管内壁的平滑肌会挤压食物，把它送进胃里，这个挤压的过程叫作蠕动。食物在你消化道里的整个旅程都是由蠕动来完成的。

♪→ 当个小英雄

有时候食物会跑错地方，钻进气管和肺里。气管被食物堵了，你就会被噎住，甚至可能送命。每年被噎死的人有好几千个。

1974年，一位名叫亨利·海姆利希的医生发明了一种方法来拯救被噎住的人。他教人们从后面抱住被噎的人，然后快速用力按压肚脐上方的一个点。这种方法被称为海姆利希急救法，它挽救了无数人的生命（见下方示意图）。

就连孩子也能用海姆利希法救命。请查找本地的儿童急救训练班，试试看，你也能学会！

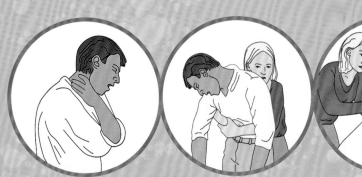

你好，胃先生

你吃下去的食物会骨碌碌地滚进胃里，这个肌肉组成的袋子就在你的肋骨下面。 如果胃是空的，它会缩成棒球大小，不过它的弹性很强，有食物进来的时候，胃就会扩张变大。如果你吃了很多东西，胃可以变成棒球的好几倍大。

然后，胃壁上的平滑肌就会忙碌起来，搅拌食物；胃壁上的腺体也会开始分泌消化液。食物在你的胃里慢慢被搅成一锅"粥"，这个过程最长可达4小时。

现在，胃里的东西已经变成了你完全认不出来的样子，就像一锅大杂烩，我们称之为"食糜"。胃会慢慢地把食糜挤进消化系统的下一站，也就是营养被身体吸收的地方。

某些南美部落的土著认为蛇会导致胃痛。为了治疗病人，部落里的"医生"会做一些外型像蛇的祷具。

⤴ 难受的呕吐

有时候你的胃不能很好地容纳食物，于是它就会把食物通过食管送回你的嘴里，这个恶心的过程就是呕吐。

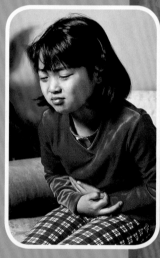

呕吐真的很难受，不过这是身体自我保护的方式之一。你的胃不肯好好消化吃下去的东西，或许是因为里面有变质的食物。通过呕吐，胃摆脱了导致食物变质的细菌。还有一些微生物不会让食物变质，却会刺激肠胃内壁，呕吐也可以赶走这些微生物。

如果你吃得太多，胃受到刺激，也会造成呕吐。有时候身体的晃动也会带来胃部不适和呕吐，所以有的人会晕船或者晕车。

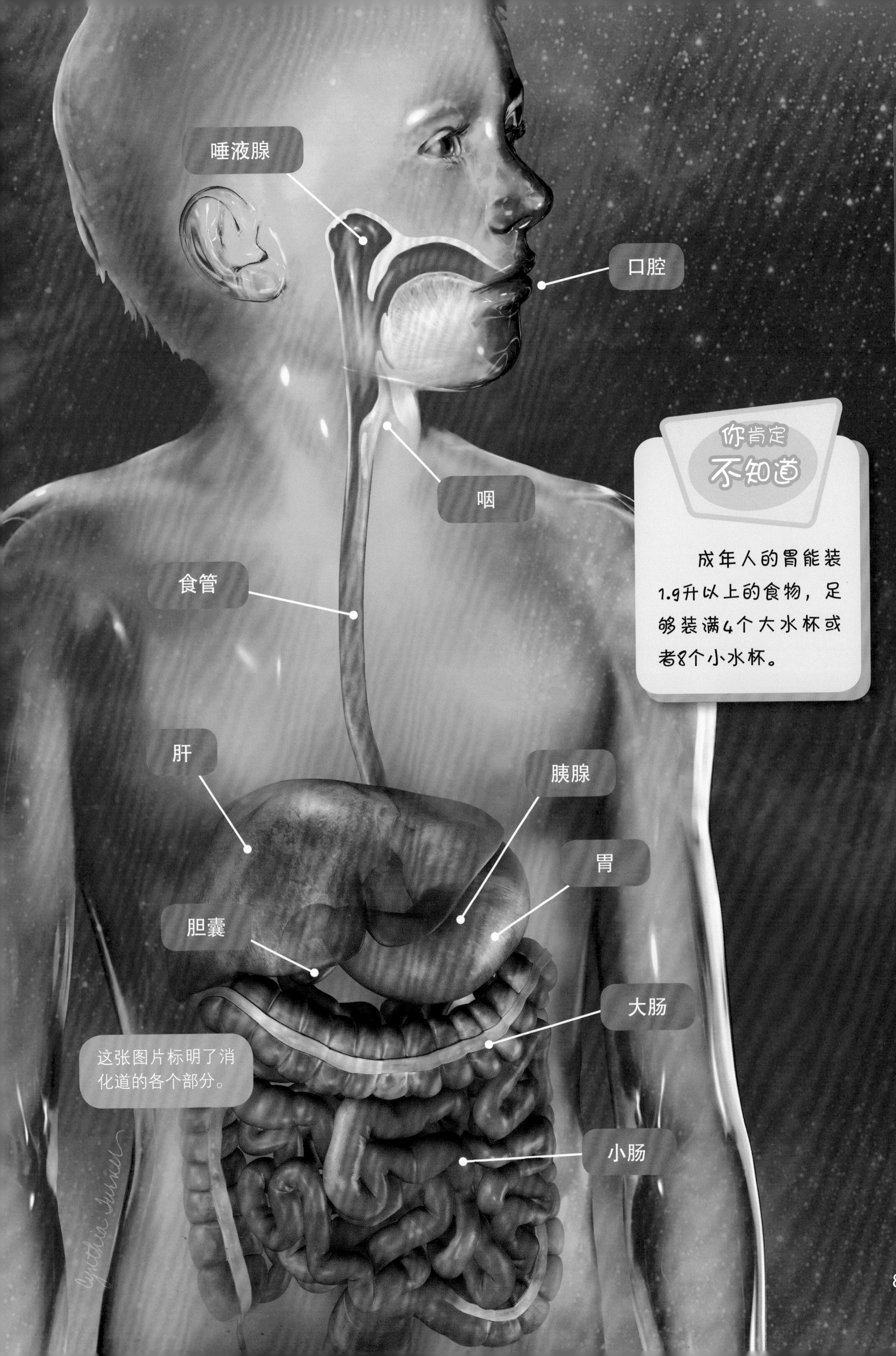

唾液腺

口腔

咽

食管

你肯定
不知道

成年人的胃能装
1.9升以上的食物，足
够装满4个大水杯或
者8个小水杯。

肝

胰腺

胃

胆囊

大肠

这张图片标明了消
化道的各个部分。

小肠

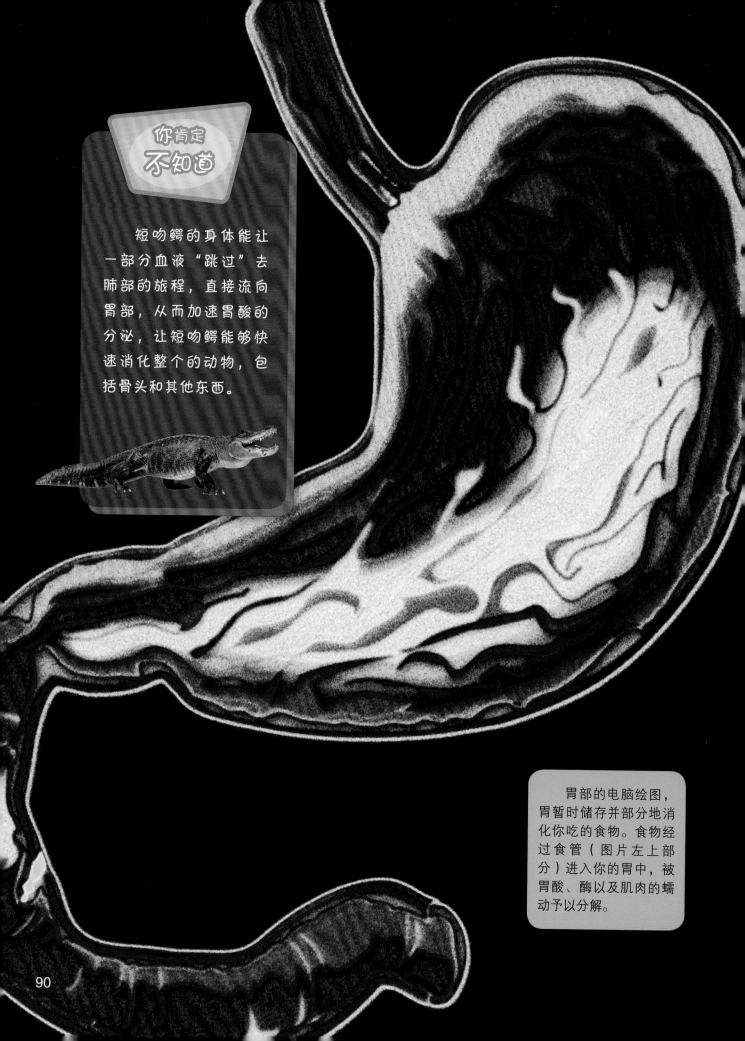

短吻鳄的身体能让一部分血液"跳过"去肺部的旅程，直接流向胃部，从而加速胃酸的分泌，让短吻鳄能够快速消化整个的动物，包括骨头和其他东西。

胃部的电脑绘图，胃暂时储存并部分地消化你吃的食物。食物经过食管（图片左上部分）进入你的胃中，被胃酸、酶以及肌肉的蠕动予以分解。

洗个酸酸的澡

你的胃拥有神奇的力量！胃会分泌一种强效的化学物质：盐酸。这种化学物的酸性很强，甚至能融化铁钉！

不过，在你的胃里，盐酸会和其他化学物乖乖合作，消化食物中的蛋白质；它还能帮助你的身体吸收维生素B12，这种维生素有助于保持神经和血细胞健康。如果这还不够的话，胃酸甚至还能杀死很多跑进你肚子里的微生物！

既然胃酸这么强大，胃难道不会把自己消化掉吗？对你来说幸运的是，胃里不光有分泌胃酸的腺体，还有一些腺体会制造保护性的黏液，保护你的胃壁，防止它被胃酸侵蚀。胃内壁自我更新的速度也很快，胃壁表层的细胞只能存活3~5天，它们会不断地被新细胞取代，所以就算有细胞被酸腐蚀了，它也很快就会被新细胞替换。

蛇的胃长而富有弹性，可以帮助它们消化整个的猎物。

胃上有个洞

1822年，威廉·博蒙特医生接待了一位胃部中弹的病人。他全力以赴地照顾这位病人，希望拯救伤者的生命。不过尽管枪伤逐渐愈合，但病人肚子上留下的洞却没有完全封上，他的腹部左侧留下了一个小孔。取得病人的许可后，博蒙特医生借此机会观察了消化过程。他把不同的食物扎成一束束的"绳子"，然后通过肚子上的洞探进病人的胃里，片刻之后再抽出来，观察食物的性状。这个实验持续了十年时间。

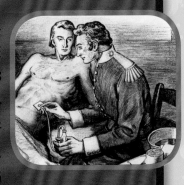

听起来有点儿恶心（的确很恶心！），但博蒙特的研究帮助我们弄清了消化的机制。在那以前，人们相信消化的过程就是食物在胃里慢慢腐烂，就像铲成一堆的垃圾一样。

91

爱护你的肝

肝脏是你体内最大的内脏器官，跟它打个招呼吧！ 等你长大成人，你的肝会长到足足1.4千克。

红褐色的肝体积很大，富有弹性，它承担着500多项不同的任务，其中最重要的一项是处理食物中的营养。你的血液会通过小肠吸收营养，送到肝部，然后再由肝来决定如何处理这些东西。

有的营养物质会被分解成更小的化学物，或者组合成新的化学物；而另一些营养则会被储存起来以备将来使用，例如多余的糖。铁和铜之类的矿物质以及很多维生素也会被储存起来。

与此同时，忙碌的肝脏还能分解一些有害的物质（例如酒精），把它们转化成毒性较小的化学物。肝脏还能摧毁老旧的血细胞，过滤细菌，分泌一种名叫胆汁的消化液。哎哟，胆汁的味道可不怎么好！

日照疗法

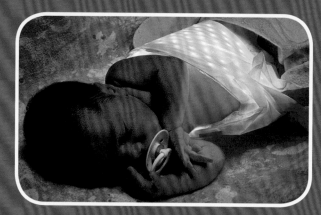

旧的红细胞被肝脏分解后会留下一些垃圾：一种名叫胆红素的黄色物质。肝脏会把大部分胆红素融入胆汁，借此将它清除出去。

不过，婴儿刚刚出生的时候，他的肝脏可能还没有开始全力工作，所以胆红素会在血液中堆积，让宝宝的皮肤和眼睛变成黄色，这种情况叫作黄疸。

1956年，一位护士发现，出现黄疸的宝宝在晒太阳之后会变得没那么黄，于是科学家们开始研究如何利用光来治疗黄疸。直到今天，医生依然会用光照疗法来治疗婴儿黄疸，上图中的光纤垫就是应用方案之一。

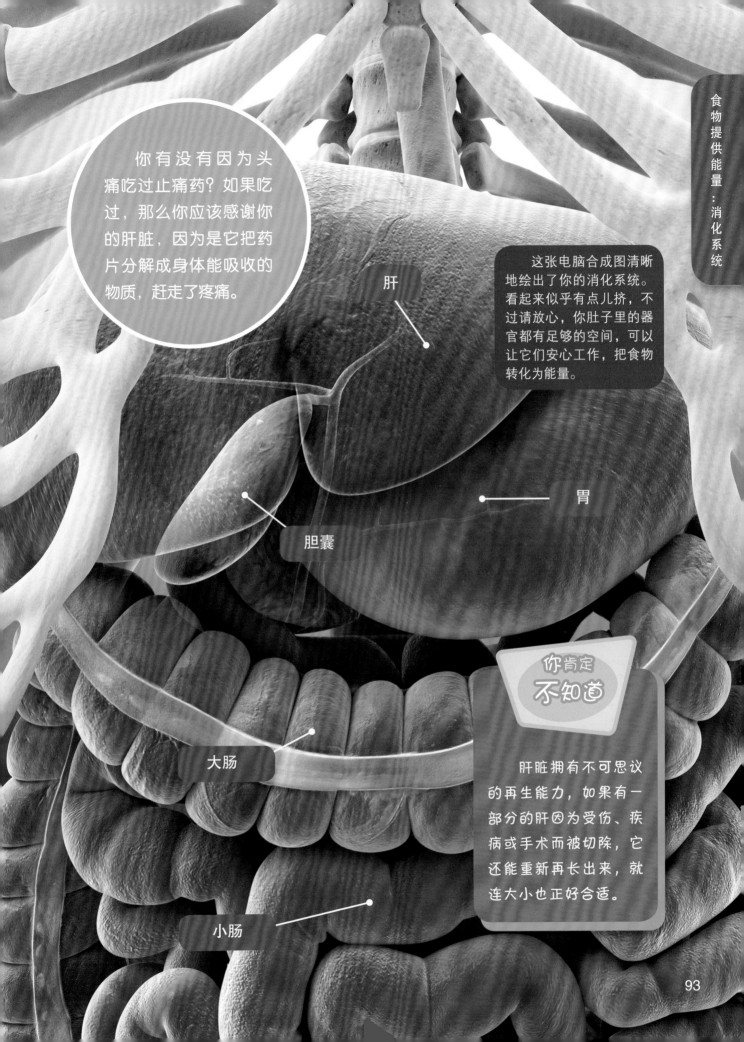

你有没有因为头痛吃过止痛药？如果吃过，那么你应该感谢你的肝脏，因为是它把药片分解成身体能吸收的物质，赶走了疼痛。

这张电脑合成图清晰地绘出了你的消化系统。看起来似乎有点儿挤，不过请放心，你肚子里的器官都有足够的空间，可以让它们安心工作，把食物转化为能量。

肝

胃

胆囊

你肯定
不知道

大肠

肝脏拥有不可思议的再生能力，如果有一部分的肝因为受伤、疾病或手术而被切除，它还能重新再长出来，就连大小也正好合适。

小肠

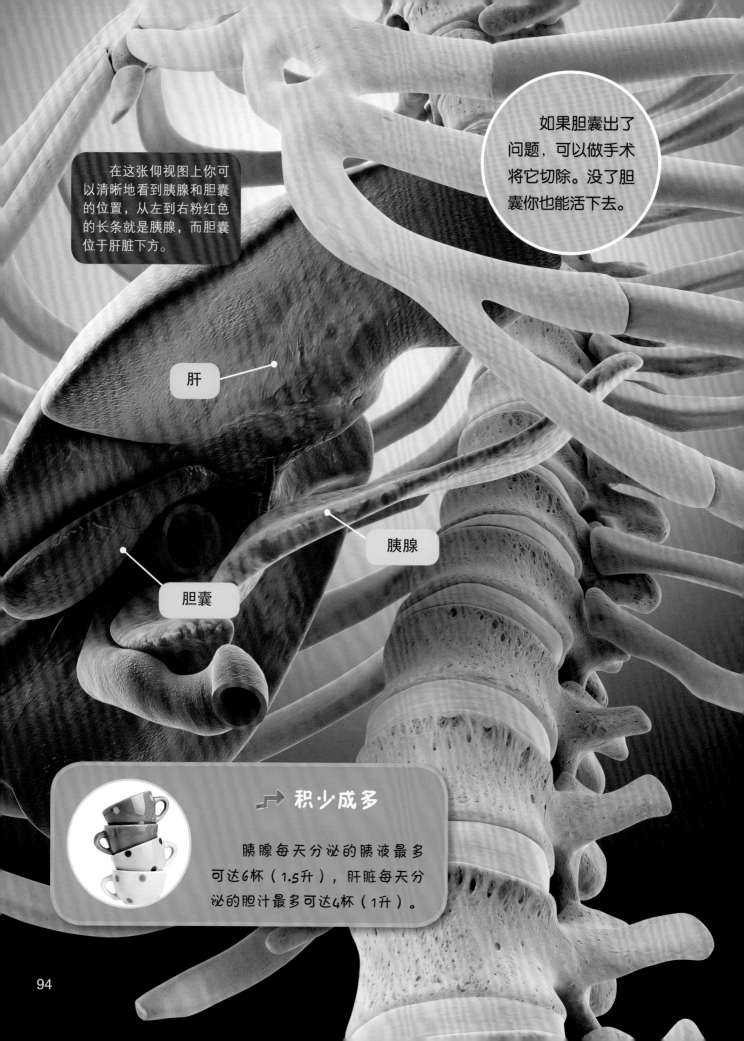

在这张仰视图上你可以清晰地看到胰腺和胆囊的位置，从左到右粉红色的长条就是胰腺，而胆囊位于肝脏下方。

如果胆囊出了问题，可以做手术将它切除。没了胆囊你也能活下去。

肝

胰腺

胆囊

积少成多

胰腺每天分泌的胰液最多可达6杯（1.5升），肝脏每天分泌的胆汁最多可达4杯（1升）。

消化液的源泉：胆囊和胰腺

在日常的交谈中，你或许根本就不会提到胆囊和胰腺， 但它们是消化系统的重要组成部分。

胆囊是个绿色的袋子似的器官，位于肝脏下方，大小和鸡蛋差不多。肝脏制造的胆汁通过一根管子流到胆囊里储存起来，胆囊会吸收一部分水，让胆汁变得更加黏稠、强效。

然后，胆囊把胆汁挤到小肠里，这是消化过程的下一站，在这里，胆汁会辅助消化一些肥腻的食物。

胆囊和它的邻居胰腺共用一根通往小肠的管子。胰腺并不是储存罐——而是最主要的制造消化酶的器官。这些酶能够分解食物中最主要的三种营养物质：脂肪、蛋白质和碳水化合物。胰腺还能分泌一些控制血糖水平的物质。

➡ 幽默感

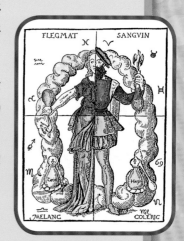

大约2000年前，古罗马和古希腊的人们认为，人的性格与体内的液体平衡有关，所以拉丁语里的"体液"和英语里的"幽默"是同一个词语。那时候的人们认为体液一共有四种，其中两种是胆汁——一种是黄的，一种是黑的；另外两种是血液和痰（鼻涕！）。

比如说，如果你的黄胆汁过多，那么你一定骄傲自大、暴躁易怒。要是黑胆汁过多呢？那你就会执拗而悲观。过多的痰意味着你反应迟钝，但过多的血液会让你十分勇敢。

这套"四体液学说"一直流行到19世纪中期。

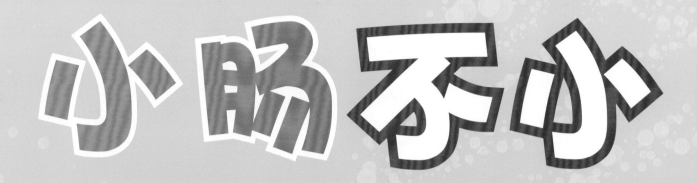

小肠不小

胃把食物搅成一摊黏糊糊的食糜，不过食糜还需要进一步的消化。 于是你的胃就把它挤到消化系统的下一站：小肠。小肠承担着一项重任：吸收食物里的所有营养。

小肠会分泌一些消化液来处理食糜，胆汁和胰液也会流进小肠。与此同时，小肠壁上的肌肉会反复来回挤压食糜，让它"顺着管子往下移动"。这个过程叫作分节运动。

小肠内壁看起来毛茸茸的，因为这根"管子"上有数百万根手指一样的绒毛。小肠绒毛进一步扩大了肠壁吸收营养的面积，如果能把小肠壁上的所有皱褶和绒毛都熨平，它的面积差不多能覆盖一整个网球场！

食糜完全通过弯弯曲曲的小肠大约要花3～5个小时。

肚子咕噜叫

你的胃有没有咕噜噜地叫过？这种来自体内的低沉声音叫作腹鸣。千万别以为腹鸣是胃在叫唤：实际上，大部分的咕噜声来自小肠！

食糜在体内移动时会有一些气泡混在里面，肠道挤压食糜时，这些气泡就会发出咕噜噜的声音。消化道里的食物较少的时候，这种声音会更加明显；而如果肠道内有较多的食物，这些声音会被"闷"在里面，你就不太会注意到它了。

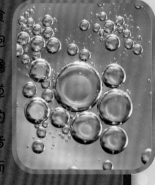

⇱ 积少成多

　　成年人的小肠大约宽2.5厘米、长3米。如果能把小肠完全拉直展开，它的长度差不多有6米！所以，小肠可不"小"哦。

从这张正面的胃肠高光图上，我们可以清晰地看到肠道是多么曲折。

海参是一种鼻涕虫似的海洋生物，它和海星有亲缘关系。某些种类的海参在遭到鱼类袭击时会把自己的肠子和其他内脏喷出去！这些弹性十足的器官黏糊糊的，而且有毒，可以有效阻止掠食者的追捕。失去内脏的海参依然能继续活下去，几周后新的内脏就会生长出来。

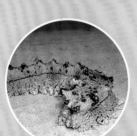

大肠

小肠

如果身体的废料在大肠内移动的速度太慢，人就会便秘。

大肠包括三个部分：盲肠、结肠和直肠。

下一站：大肠

曲折回环的小肠蜿蜒通往大肠——大肠比小肠短！成年人的大肠大约只有1.5米长，它之所以比小肠短，是因为它没有那么多弯曲回环。

大肠之所以得名，是因为它的宽度是小肠的2倍以上，大约有6.5厘米宽。大肠还有一些地方和小肠不尽相同。比如说，大肠不会制造任何消化酶，它的内壁也没有绒毛，所以大肠内壁看起来很光滑，和毛茸茸的小肠完全不同。

大肠承担的主要工作也和小肠不一样，它的首要任务是吸收食糜中剩余的水。大肠每天要吸收大约1升水，这有效预防了身体脱水。

大肠还承担着另外一项重要的工作：处理身体无法消化的废料。这些废物会变成粪便——也就是你每天拉出来的臭臭。

⇒ 神秘的阑尾

大肠最前面的一段是一个大袋子，叫作盲肠，它负责接收来自小肠的废料。盲肠下面有一根虫子似的小管子，它就是神秘的阑尾。

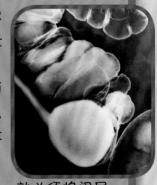

阑尾的长度只有8～10厘米。大部分人只有在阑尾感染肿胀疼痛的时候才会想到它，如果发生了这样的情况，就必须将阑尾切除。就算没有阑尾，人们也能健康快乐地继续生活。

在过去，科学家们认为阑尾只是一小块无用的组织。但新研究表明，阑尾中或许储存着一些帮助消化系统工作的"好"细菌。

拉呀拉便便

什么是粪便，为什么我们每天都得拉便便？ 粪便是食物经过消化系统以后剩下的残渣。食物在消化系统内运动，你体内的器官会努力吸收里面的营养。

不过，有一部分食物无法被消化，人类的身体就是不能制造消化这些东西的酶，所以我们也无法从这部分食物中获取任何能量和营养。这些无法消化的材料叫作纤维，或者说食物粗纤维。

但纤维也不是完全没有用处，它对你的健康至关重要，因为它能促进肠道正常工作。比如说，在大肠里，纤维能促进粪便的运动，这样你就不会"拉不出便便"（便秘）。

粪便里还有一些水、死去的白细胞和肠道细胞以及胆汁，这些东西让它变成了你看到的颜色。最后还有一点，大约三分之一的粪便是由——哎呀真恶心！——细菌组成的！

➯ "快餐"食品

食物从进入口腔到离开消化道排出体外，大约需要24小时时间。不过每个人的消化速度都不尽相同。有的人从进食到排便或许只需要16个小时，而有的人可能需要一天半。不同的食物消化的速度也不一样。丰盛的感恩节晚餐可能需要三天时间才能彻底消化，但水果可能只需要几个小时。

总的来说，食物会在你的胃里停留2~3小时，然后再在小肠里待上几个小时。然后，它会慢慢通过你的大肠，在大肠里花费20个小时以上。

和蜂鸟相比，人类的消化速度真是太慢了！蜂鸟喝下去的花蜜可能只要一个小时就能消化完毕，变成粪便排出体外。不过奶牛消化食物可能要花70~100个小时，因为青草和干草都很难消化。食物在体内长时间停留，奶牛就能尽可能地吸收更多的营养成分。

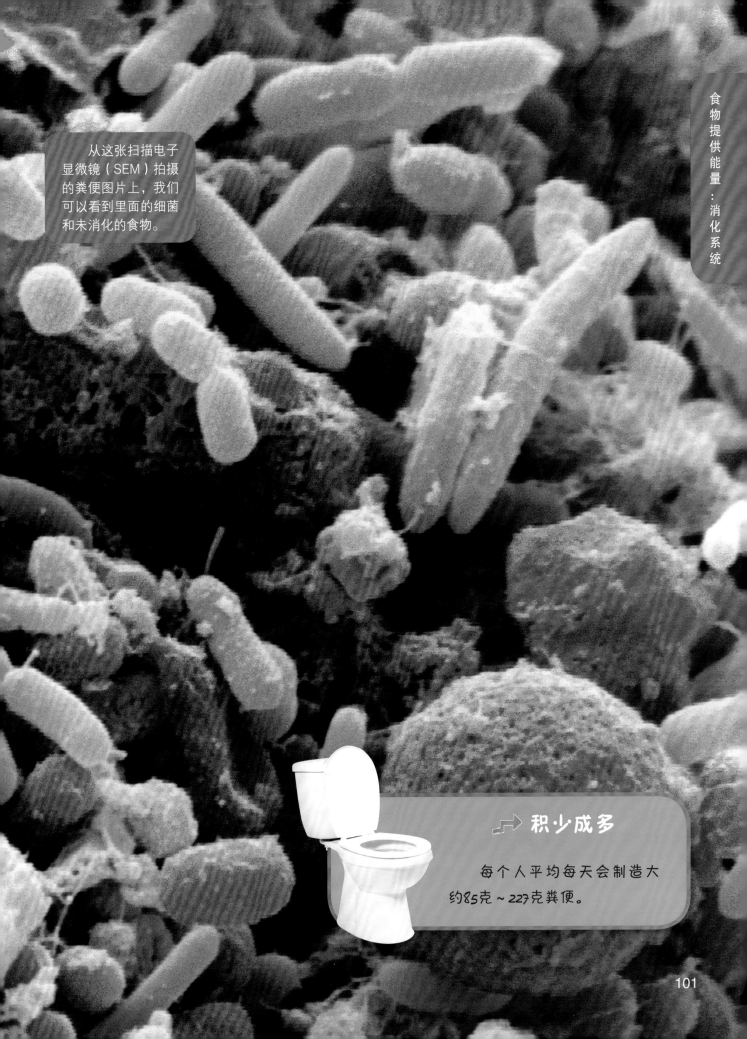

从这张扫描电子显微镜（SEM）拍摄的粪便图片上，我们可以看到里面的细菌和未消化的食物。

♪ **积少成多**

每个人平均每天会制造大约85克～227克粪便。

从这张扫描电子显微镜拍摄的图片上，我们可以看到人类肠道细胞上的细菌。

细菌

你肯定
不知道

每个人的消化系统里平均有2千克左右的细菌。

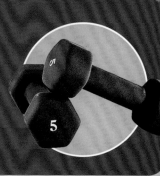

你体内的动物园！

既然三分之一的粪便都是死掉的细菌——那么活的细菌在哪里？它们居住在你的肠道里，总数超过100万亿个！

细菌为什么想住在你的肠子里？从它们的角度来看，肠子是个很适合安家的地方：温暖、湿润，还有充足的食物。很多细菌也会为你做一些有用的工作，作为给你的"回报"。比如说，有的肠道细菌能制造重要的营养物质，例如维生素K。你从食物中吸收一部分维生素K，不过这种维生素主要来自你体内的细菌。

肠道细菌还能消化一些你无法消化的纤维，这些细菌能从食物中再挤出一点点营养。

"肠道菌群"里还有一些有害的致病菌。如果"好"细菌占满了所有空间，那么肠道里就没有地方给"坏"细菌住了。

大肠杆菌和其他细菌一起生活在你的肠道里。大部分大肠杆菌菌株是无害的，其中还有很多可以帮助你制造维生素。不过有一些大肠杆菌菌株毒性很强，可能让你生重病。

⇨ 放臭屁

你肠子里的细菌忙着消化食物，同时也会带来无法避免的副产品：臭烘烘的气体。

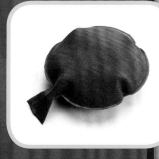

这些气体得有一个出口，所以它们就从你的屁股里冒了出来，这个过程叫作排气，也就是俗称的"放屁"。屁的臭味来自硫磺，它是细菌释放出来的一种物质。

成年人的身体每年制造的气足以装满一个182升的大罐子。除了放屁以外，人们还会打嗝。不过打嗝通常是因为进食时吞下了太多空气。

哎哟，我胃痛

胃里不舒服、烧心、呕吐、肚子痛、拉肚子……人们有很多词语来形容胃痛、呕吐和腹泻的惨状。出现这些问题的原因很多，可能只是神经质，也可能是严重的疾病。

比如说，如果你的肚子隐隐发痛，或者一阵阵绞痛，可能只是肠道里积存的气体过多。肠子不喜欢自己被胀得像个气球，所以它就想了个办法来告诉你！排便后，这类腹痛通常就会消失。

不过，常见的"胃流感"一般是细菌引发的。这些坏"虫子"可能会让你请假在家休息一两天，你会出现腹部绞痛、呕吐、腹泻等症状。

为什么会腹泻？就像胃会通过呕吐来摆脱病菌，肠子也会赶紧把粪便排出去，好把细菌一起赶走。拉出来的便便都很稀，这是因为大肠没有足够的时间，不能像平常那样吸收掉多余的水分。

➦ 打败胃里的"虫子"

胃里的虫子让你感觉难受，这时候你完全不想吃喝任何东西。

但你必须喝足够的水，这一点很重要。呕吐和腹泻时，你的身体会损失大量水分，所以你必须补充足够的水分，防止脱水。脱水不光会让你难受，而且可能带来危险。

这时候最好喝一些"清澈"的东西：清水、姜汁饮料、肉汤或者用水稀释的果汁。不要一口气喝下一整杯，而应该小口小口地慢慢喝。等你胃里感觉好些了，就可以开始吃东西，不过一定要小心，吃得慢一点。适合在这个阶段吃的食物包括香蕉、白米饭、苹果酱、烤面包和原味饼干。

请务必告诉大人，你哪个地方痛，痛得多厉害。

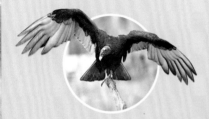

通往胃部的开口

诺如病毒

从这张电脑合成图上，我们可以看到诺如病毒造成的肠道感染。这种常见病通过被污染的食物或水传播，可能导致腹泻、呕吐和胃痛。

血液、呼吸和跳动的心脏

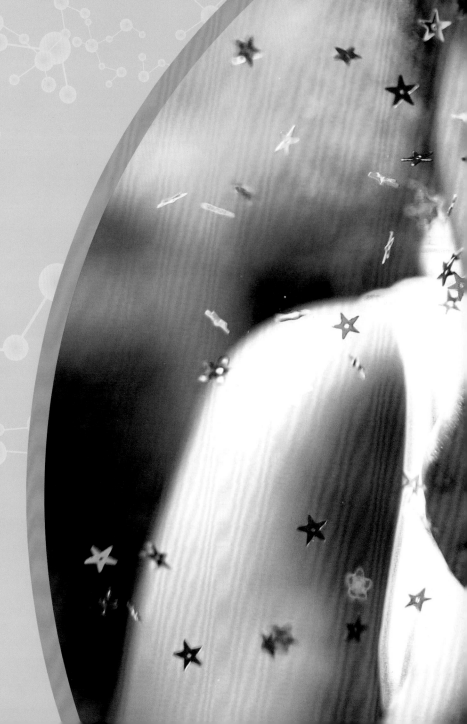

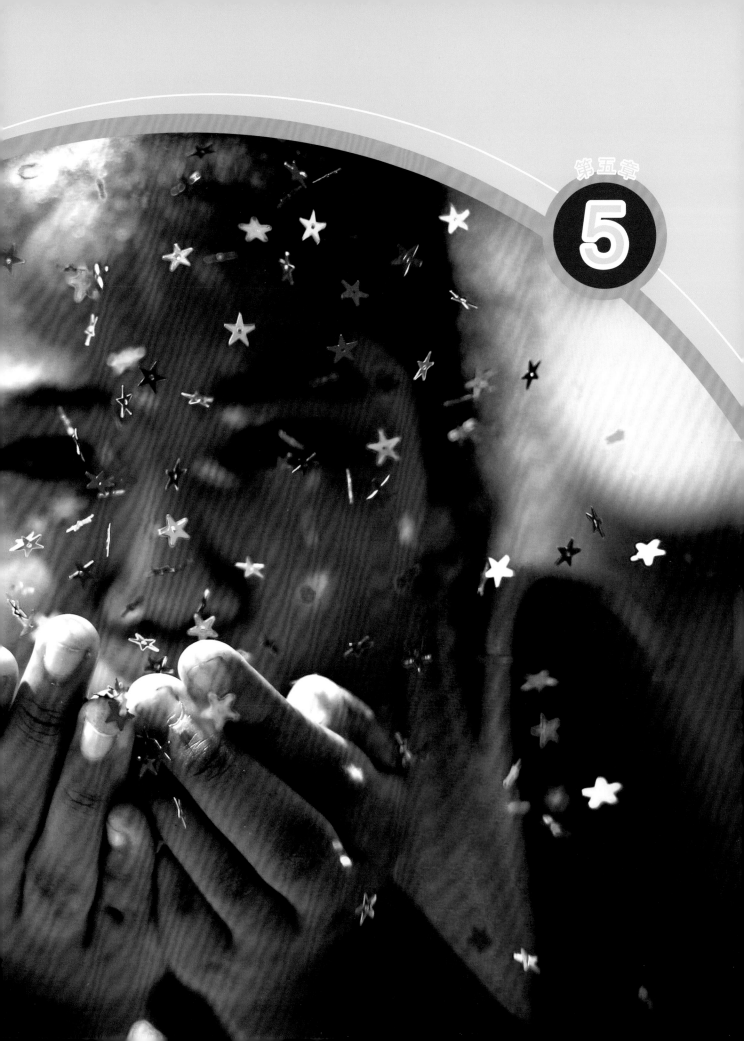

生命之河：你的血液

想一想，生存需要哪些基本的东西。空气算一个，对吧？还有水和食物。你需要这些东西，因为你的身体细胞需要它们。如果没有氧气、水和营养，你体内的细胞就无法工作，你也无法继续活下去。

你的身体必须以某种方式将外部的氧气、水和营养吸收到体内；然后，身体还得把这些东西送到每一个细胞里，无论这个细胞有多小、藏在体内多深的位置。这就是循环系统的工作，由你体内永不停歇的血流完成。

心脏是整个循环系统的能源，它一刻不停地跳动，让你体内的血液保持流动。循环系统还会和呼吸系统合作，呼吸系统又由鼻子、喉咙和肺组成。肺负责将空气吸入体内，然后血液吸收空气中的氧，维持你的生存。

心脏以1.6千米/小时左右的速度将血液泵入最大的血管。而在细小的血管里，血液流动的速度只有109厘米/小时。

血型

每个人的血液中都有一些相同的基本成分，不过也有一些化学物因人而异，这些化学物就是人们常说的A型抗原，B型抗原和RH因子。

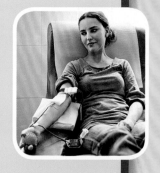

如果某个人的血液里有A型抗原，我们就说他是A型血；血液中有B型抗原则是B型血。要是两种都有呢？那就是AB血型。如果两种抗原都没有，这个人的血型就是O。与此同时，血液又分为RH阳性和RH阴性。大约85%的人是RH阳性血。

所有血型的血都能完成相同的工作。血型的重要程度主要体现在某个人需要输血的时候，也就是把别人捐献的血输入这个人的身体。因为意外或手术而失血过多的人可能需要输血。

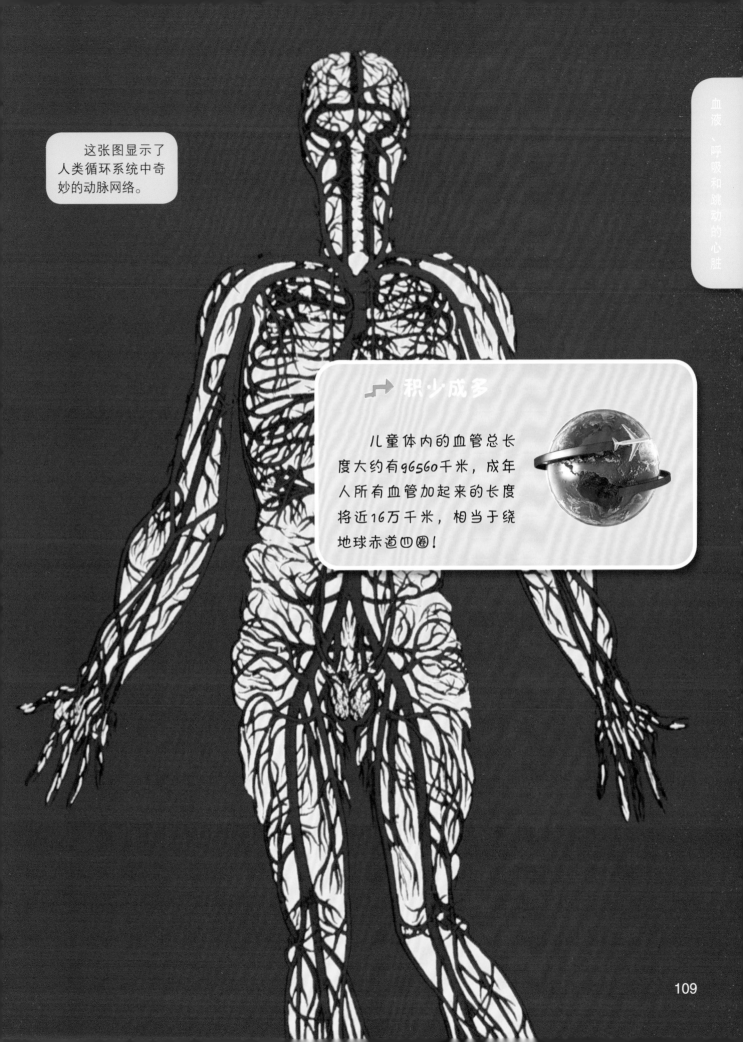

这张图显示了人类循环系统中奇妙的动脉网络。

积少成多

儿童体内的血管总长度大约有96560千米，成年人所有血管加起来的长度将近16万千米，相当于绕地球赤道四圈！

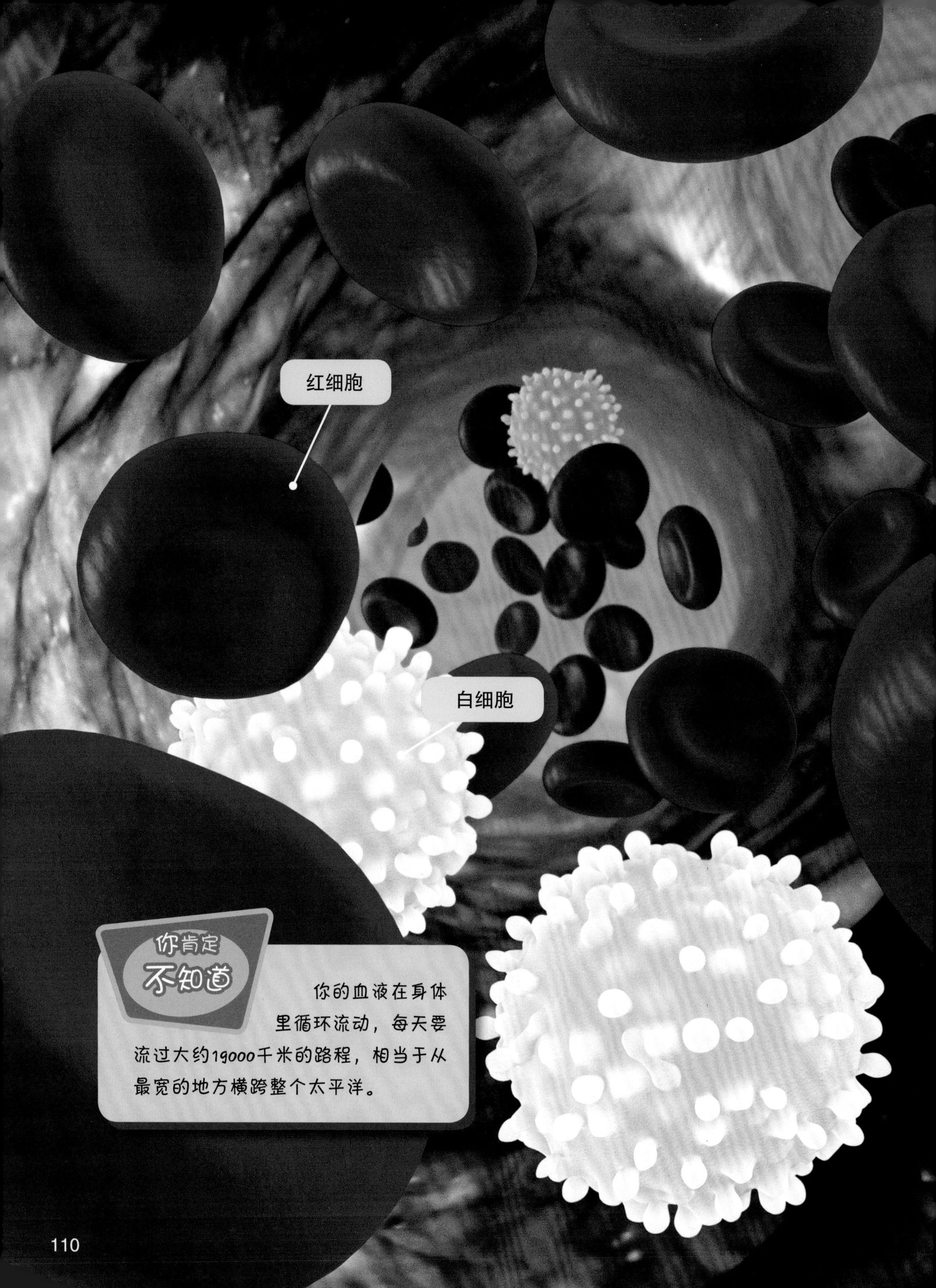

红细胞

白细胞

你肯定
不知道

你的血液在身体
里循环流动，每天要
流过大约19000千米的路程，相当于从
最宽的地方横跨整个太平洋。

什么是血液？

受伤的时候，伤口里会有血冒出来；除此以外，你可能不太会想到自己体内的血液。但实际上，血液每分每秒都在努力工作，维持你的生存。

我们称为血液的奇妙红色液体实际上由几种不同的物质组成。

血液中将近一半的成分是一种黄白色的液体，它名叫血清。血清由水、气体、矿物质、营养（例如维生素）和不同器官产生的化学物质组成。血清里漂浮着一些血细胞，就像橡皮小鸭子漂浮在水里。

你体内的所有血液大约占体重的8%。成年人体内的血液总量可达5.7升，足够装满1.5个3.8升的牛奶罐！

血液的主要工作是搬运氧气、水和营养并将它们输送给体内的细胞。血液不光会运送这些好东西，还会带走"垃圾"，将细胞内无用的废料清扫干净。

⇢ 医学界的错误

数千年的时间里，人们一直相信故意抽取部分血液是治病的良方，这种治疗方法被称为放血疗法。医生可能会在皮肤上切一个口子，让血流出来，甚至有时候会用一种名叫水蛭的虫子直接吸食你的血液！

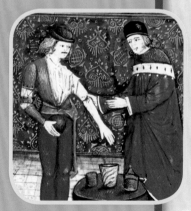

放血疗法的应用十分广泛，从感冒到骨折，都可以运用这种方法。"治疗"之后，病人常常会变得更加虚弱，有时候甚至会死去。不过在那时候，医生相信放血有助于保持体内的液体平衡，从而让病人恢复健康。直到19世纪末期，科学家们才证明了生病是因为微生物，而不是血液。

红细胞

血液之所以看起来是红的，是因为里面有红细胞，这种细胞的红色来自一种富含铁的蛋白质——血红蛋白。铁很容易与氧气发生化合反应，所以铁会生锈，你看到的铁锈就是红的。

铁特别偏爱氧气，所以血红蛋白是输送氧气的理想载体。在你的肺里，红细胞会满载氧气，然后，它们就像一辆辆小货车一样呼啸着在你的血液里穿行，把氧气交给沿途的身体细胞。

所有氧气分发完以后，红细胞会回到肺里，重新装满氧气。

要完成这些工作，你体内的红细胞数量绰绰有余。成年人拥有大约25万亿个红细胞，一滴血里就有差不多500万个！所以人们可以把血捐献出来，给医院里的病人使用。献血的人抽出来的血只有一小部分，身体很快就会制造出新的血液来弥补这部分损失。

血液总是红色的，不过身体不同部位的血液亮度会有所变化。

➜ 循环运动

古希腊人相信，被消化的食物会在肝脏里转化成血，然后血液从肝脏出发，把营养输送给身体其他器官。他们认为心脏是身体里的火炉，可以让你保持温暖。数百年里，就连医生也是这么以为的。

然后，1628年，英国医生威廉·哈维写了一本书，介绍动物体内的血液如何流动。这些成果都来自他本人的科研经历。哈维阐述了心脏如何泵出血液，推动血液流经全身的静脉和动脉；他还描述了血液如何在体内一圈圈循环。哈维发现的血液循环系统永远地改变了医学界。

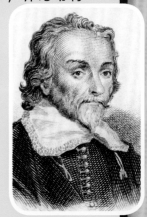

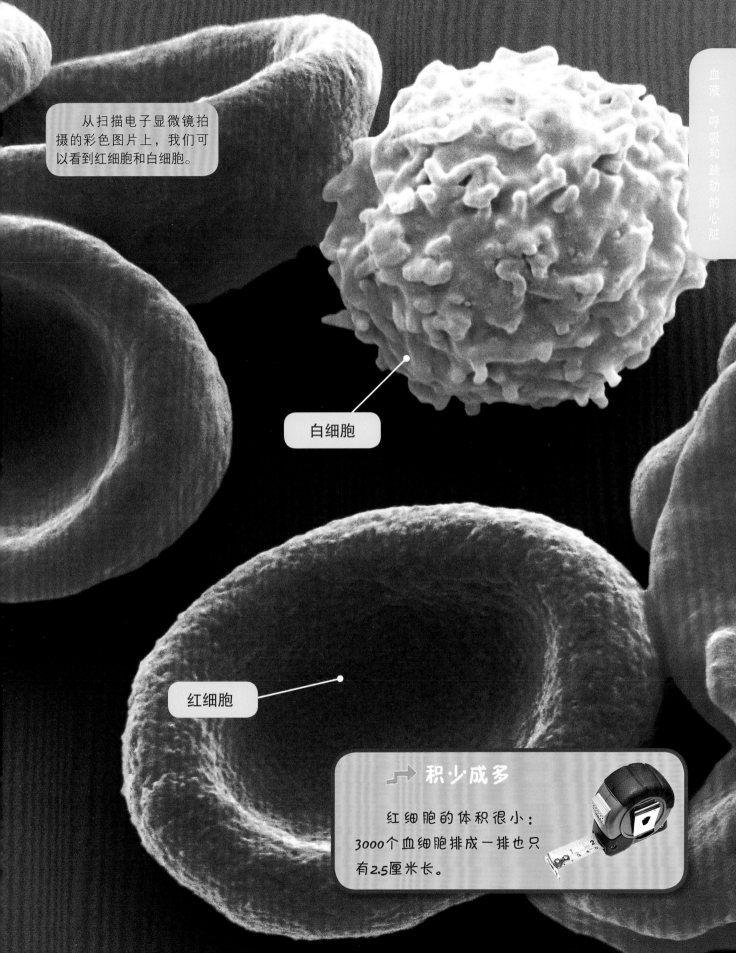

从扫描电子显微镜拍摄的彩色图片上，我们可以看到红细胞和白细胞。

白细胞

红细胞

⤷ 积少成多

红细胞的体积很小：3000个血细胞排成一排也只有2.5厘米长。

113

一滴血里就有大约
1万个白细胞和25万个
血小板。

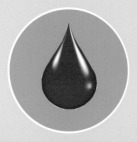

血小板

白细胞（白血球）

大部分白
细胞都诞生于
骨头内部的软
组织骨髓里。

在扫描电子显微镜拍
摄的彩色图片上，我们能
看到人类血液中的一组白
细胞和激活的血小板。

急救小分队：其他血细胞

红细胞是血液里最多的细胞，不过血液中还有白细胞。 成年人体内大约漂浮着350亿个白细胞，它们的工作不是运送氧气，而是对抗疾病和感染。

有的白细胞能吞噬细菌，还有一些白细胞能辨认出你以前感染过的致病病毒，例如特定的流感病毒。它们会立即制造化学物，杀死病毒，以免你再次生病。面对疾病，白细胞帮助你构建起反应迅速、力量强大的防御体系。

最后我们要说的是血小板。血小板并不是完整的细胞，它们更类似细胞的碎片。血小板的任务是辅助生成凝血块。如果你割伤了皮肤，血小板会立即赶到现场，它们会粘在血管壁上，像钉子一样牢牢钉在上面，还会释放出化学物质，吸引更多的血小板堆积起来。血小板还能与血液中的一些物质反应，形成一张"网"，截留其他血细胞，形成凝血块。

➡ 神奇的过滤器

身体里还有一套你没怎么听说过的第二循环系统——淋巴系统。淋巴系统由许多管子组成，里面充满了富含水分的淋巴液。

淋巴管有两项任务，其中一项是吸收身体组织中的水送回血液里，另一项则是对抗疾病。和血液一样，淋巴液里也有对抗微生物的白细胞。淋巴管上还有一些凸起，叫作淋巴结，它能过滤淋巴液中的微生物，然后淋巴结里的白细胞会把这些微生物杀死。

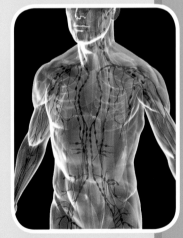

扁桃体是淋巴系统的一部分，有的微生物想要偷偷溜进你的喉咙，扁桃体就会把它们抓住。脾也是淋巴系统的器官之一，它的形状有点像土豆，位于胃部附近。脾会过滤血液中的微生物和老旧的红细胞。

勤奋的心脏

请把你的手握成拳头，放在胸口中间偏左一点的位置。你的心脏大小和这个拳头差不多，位置也就在这里。

在你出生之前，你的心脏已经开始跳动，在你的一生中，它会一直辛勤工作，每天跳动10万次。心脏的每次跳动都会推动血液在你的体内循环，维持你的生命。

实际上，由肌肉组成的心脏里共有两个"泵"。它的左半部分负责将血液泵入身体，这些富含氧气的血液在体内转完一圈以后又会回来，进入心脏的右半部分；右半侧的心脏会将这些血液送入肺部，好让它们重新装满新鲜的氧气。

心脏的每一边有两个腔室，上面的腔室相对较小，它被称为心房，下面较大的腔室则是心室。血液通过心房进入心脏，然后再从心室流出。

➡ 心跳的秘密

戴上听诊器，你会听到心脏跳动的声音，"扑通、扑通"，循环往复，永不停歇。这些声音来自心脏内部的片状组织——瓣膜。

瓣膜的工作是阻止血液在心脏中"倒流"，它们保证了血液顺着正确的方向流向身体各个部位，包括肺部。

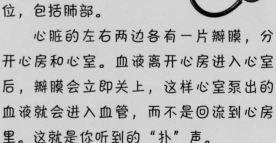

心脏的左右两边各有一片瓣膜，分开心房和心室。血液离开心房进入心室后，瓣膜会立即关上，这样心室泵出的血液就会进入血管，而不是回流到心房里。这就是你听到的"扑"声。

心室把血液泵出心脏以后，血管上的瓣膜也会立即关闭，防止血液回流到心脏里，这就是你听到的"通"声。

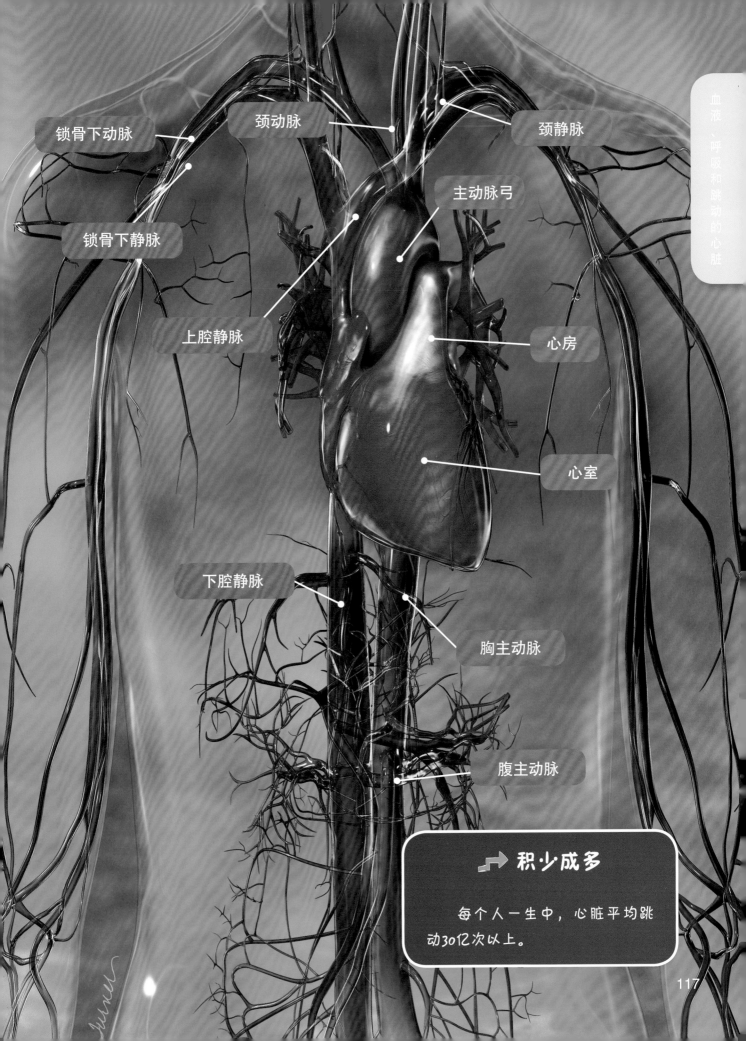

锁骨下动脉

颈动脉

颈静脉

主动脉弓

锁骨下静脉

上腔静脉

心房

心室

下腔静脉

胸主动脉

腹主动脉

♫➡ 积少成多

每个人一生中，心脏平均跳动30亿次以上。

117

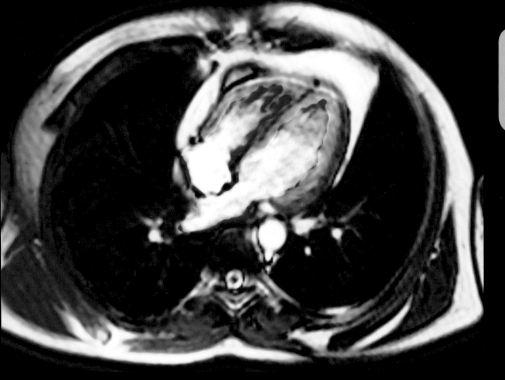

从这张彩色的磁共振成像扫描图中，我们可以看到人类胸腔里健康跳动的心脏。

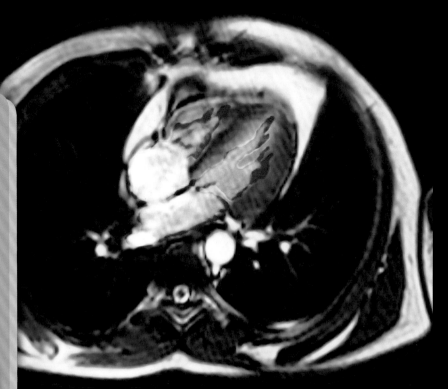

你肯定不知道

蓝鲸重达181公吨，相当于40头大象！这种生物的心脏大小相当于一辆小汽车，重量将近900千克。

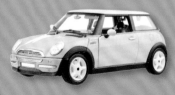

永不停歇的心跳

心肌是心脏力量的源泉，这种肌肉只存在于心脏之中。（"心肌"这个词的意思就是"心脏的肌肉"。）心肌看起来和骨骼肌有些相似，不过它们不接受你的指令，只管自顾自地干活——你不能"命令"自己的心肌。

和其他肌肉一样，心肌工作的方式是收缩。多亏了心脏内部自带的电系统，心肌能够有规律地自动收缩。这套系统的基础是右心房顶部的一小片组织，它会释放出电信号，让心肌细胞同时收缩；它还会通知心脏其他部位做好准备，抽空心室里的血液。

泵送血液是一件辛苦的工作，就连从不休息的心肌也会感到吃力！心脏的能量来自哪里？和身体其他部位一样，心脏也靠血液提供能量。心脏将血液泵出去的时候，有一部分血液会流进一根专门的血管里，再回流到心脏处，为心脏提供氧气和营养。

♫➔ 练习测量脉搏

你可以感觉到自己的心脏在胸膛里跳动。身体其他部位也可以感觉到心跳，例如手腕和颈侧。你在这些地方摸到的跳动叫作脉搏。脉搏就像心跳的回声，每一次心跳都会把血液挤入血管，因此血管也会随之跳动，这就是脉搏。

你可以通过测量脉搏来获知自己的心率。用两根手指轻轻按住手腕内侧，或者用指尖轻触喉咙旁边的地方，你就能摸到脉搏。人类休息时心

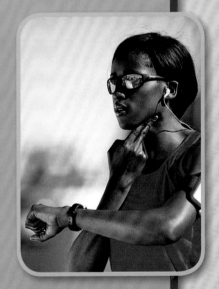

跳的频率通常是每分钟60次～100次。试试看，你的心率是多少？

119

血管 高速公路

你的身体里分布着密密麻麻的血管，它们是肌肉和其他材料构成的管子。血管主要分为三种：

动脉，负责输送离开心脏的血液。

静脉，负责输送回到心脏的血液。

毛细血管，连接动脉和静脉。

左心室把富含氧气的血液泵入主动脉——这是一根很粗的动脉。然后主动脉又分成较细的动脉，就像地图上的宽阔街道上伸出一条条的小巷。

血液从主动脉进入较细的动脉，再进入小动脉，最后流到毛细血管里。毛细血管比人类的头发还要细得多，所以红细胞只能排着队一个个通过！透过毛细血管薄薄的墙壁，血液里的氧气、水和营养渗入身体细胞。与此同时，细胞里的废料也会渗入毛细血管。

然后，毛细血管汇成小静脉，再汇成较粗的静脉，一步步汇合，最终回到心脏。接下来，心脏再把这些血液泵到肺里，好给它装上新鲜的氧气，再次进入循环。

把它灌满！

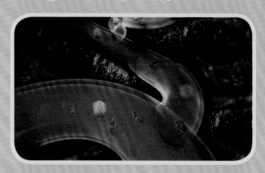

动脉比静脉粗，肌肉也更发达。最粗、最坚韧的是心脏附近的动脉，因为它们直接承受着心脏泵出的血液。动脉也能通过扩张和收缩调整血流，具体如何分配取决于当时身体哪个部位最需要血液。

静脉相对较细，也没有那么强韧。血液进入静脉时，流速已经大大减缓，你身体的动作和肌肉的收缩都会帮助静脉把血液送回心脏。

请把一只手放在身侧，让它自由下垂。你会发现，手上的静脉立即就被血液灌满了。然后，请把手抬到眼睛的位置，观察手背，你会看见随着血液的离开，鼓起的静脉又缩了回去。

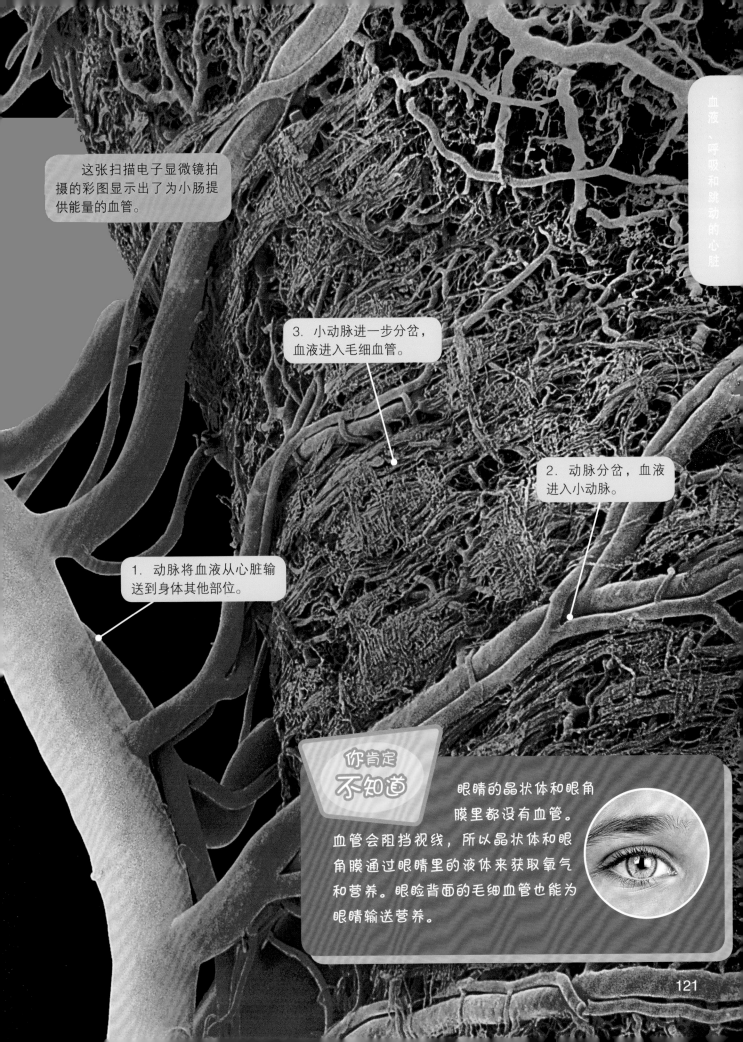

这张扫描电子显微镜拍摄的彩图显示出了为小肠提供能量的血管。

3. 小动脉进一步分岔，血液进入毛细血管。

2. 动脉分岔，血液进入小动脉。

1. 动脉将血液从心脏输送到身体其他部位。

你肯定

不知道

眼睛的晶状体和眼角膜里都没有血管。血管会阻挡视线，所以晶状体和眼角膜通过眼睛里的液体来获取氧气和营养。眼睑背面的毛细血管也能为眼睛输送营养。

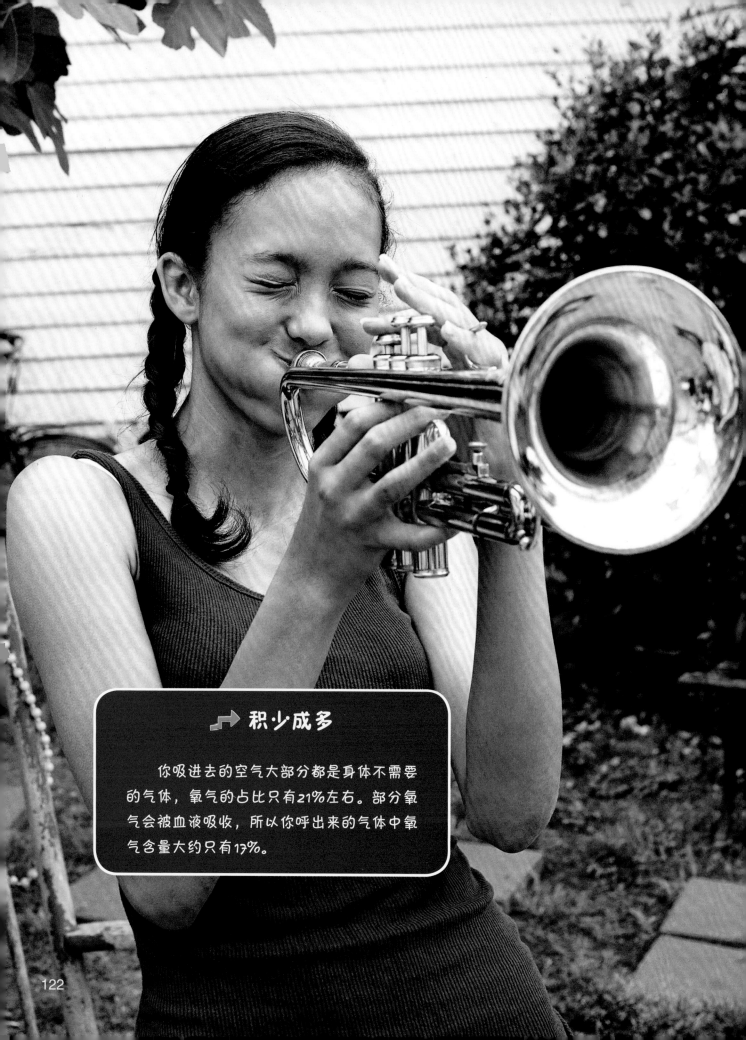

♪➡ 积少成多

　　你吸进去的空气大部分都是身体不需要的气体，氧气的占比只有21%左右。部分氧气会被血液吸收，所以你呼出来的气体中氧气含量大约只有17%。

来个深呼吸

每一天，你会呼吸大约23000次！每次呼吸，你的肺部都会吸入新鲜的空气，为身体提供必需的氧气。

在你的肺部下方，有一块很大的肌肉，叫作横膈膜。横膈膜与肋骨之间的肌肉共同收缩，让你吸入空气。你可以吸一口气，感觉一下胸膛的扩张。空气经过你的鼻子，通过气管进入你的肺。

呼气的时候，肋间肌和横膈膜舒张，肋骨向内运动，横膈膜向上凸起，肺部缩小，把空气挤出去。

不过，肺并不是一个空荡荡的气球，它就像一大块富有弹性的海绵，里面充满了细小的气道和气囊。你体内的气体交换就在这个温暖湿润的地方完成。

英语里的"肺"（lung）来自一个德语词，意思是"轻"；你的两个肺加起来一共只有1.1千克。

保持肺部清洁

进入你鼻孔的空气里有灰尘、花粉和微生物——你一定不希望这些东西进入你的肺里！幸运的是，鼻子里有毛发和黏液可以阻挡这些杂质，你的喉咙和肺里的气道也会分泌黏液。每天你的身体会制造大约4杯（1升）这样的黏液，真的不少哦。

就算有漏网之鱼越过了黏液的栅栏进入肺部，也会遭到巨噬细胞的攻击。巨噬细胞在肺里游荡，一旦发现侵入者，它们就会迅速地把敌人围起来吃掉。然后，气道内壁上的纤毛会把巨噬细胞和猎物一起清理出去，送进你的喉咙，然后你再通过咳嗽把它们吐出来。

显微镜拍摄的肺内壁彩图

肺的内部

你的鼻子只有两个鼻孔，但肺里的小"气泡"却超过3亿个！

当你吸气的时候，空气通过鼻子进入喉咙后部，再进入坚固的气管，最后进入肺里。

进入肺部以后，气管分成两根支气管，右边的支气管通往右肺，左边的则通往左肺。在左右两边的肺里，支气管进一步分成更小的细支气管。

最小的细支气管端部连接着一个个的小"气泡"，它们就是你的肺泡。肺泡被毛细血管包裹，肺泡壁只有一个细胞那么厚，毛细血管也一样。所以在这里，氧气可以进入血液，二氧化碳——身体产生的废气——则可以离开血液。

左肺比右肺小10%左右，因为左肺上有一个凹槽，那是心脏的位置。

屏住气！

你呼出的气里不光有二氧化碳、氧气和其他气体，还有一部分是水！你呼出来的气湿漉漉的，因为你的肺非常湿润。每一天，你都会呼出1～2杯水（0.25升～0.5升）。

天气寒冷的时候，你能看见自己呼出的白雾，因为水蒸气遇到寒冷的空气立刻就凝成了液态的水。等到天气暖和起来，你就看不到自己呼出的水蒸气了。

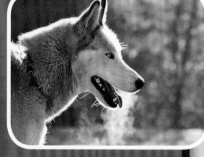

如果朝着某个冰凉的表面吹气，也会看到水蒸气凝结。你可以对着镜子吹气，看到镜子上留下的一团湿气了吗？

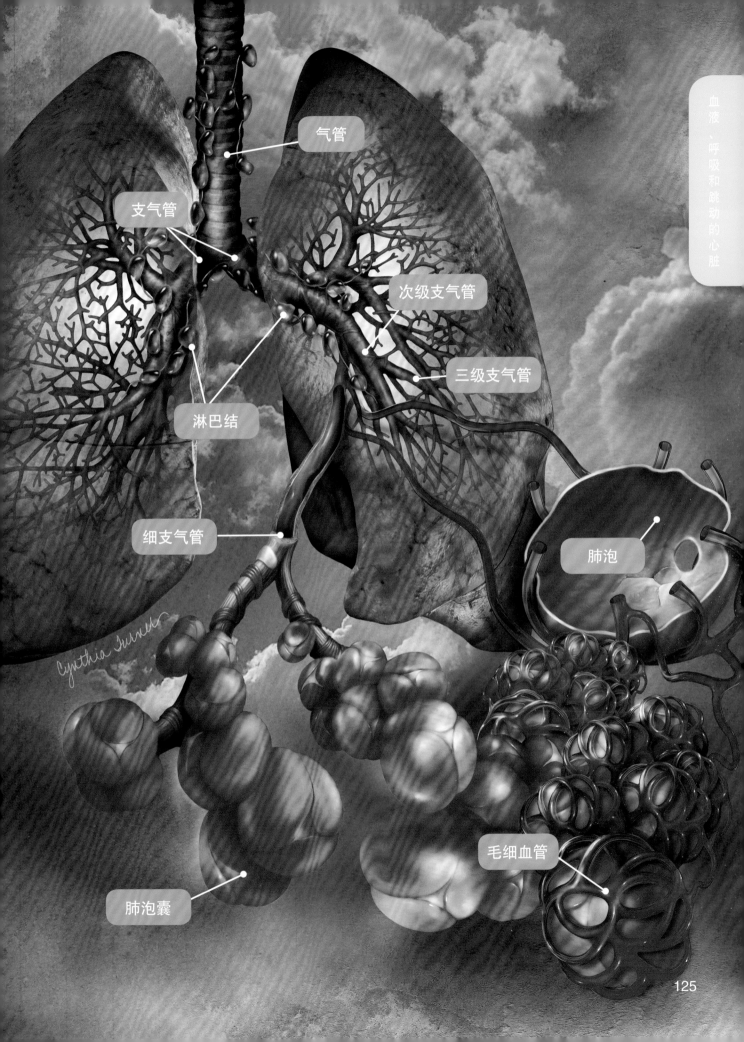

气管

支气管

次级支气管

三级支气管

淋巴结

细支气管

肺泡

肺泡囊

毛细血管

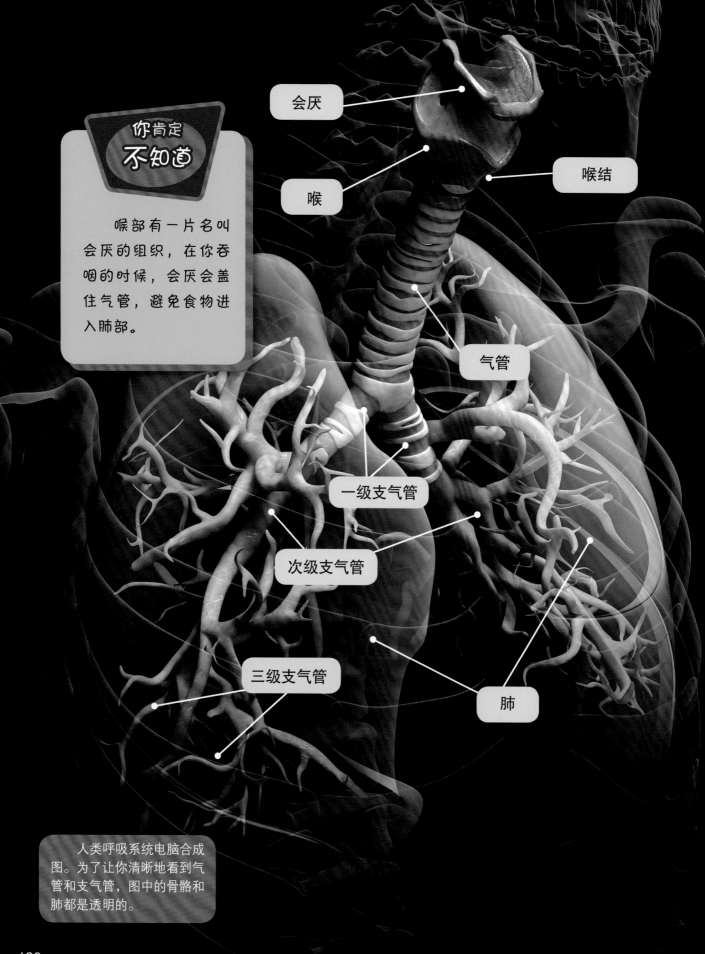

会厌

喉

喉结

气管

一级支气管

次级支气管

三级支气管

肺

人类呼吸系统电脑合成图。为了让你清晰地看到气管和支气管，图中的骨骼和肺都是透明的。

大声点！

你呼吸的空气不光能为身体提供能量，还能帮助你说话。

你说话发出的声音来自喉部，喉位于你的脖子前部，气管上方，你很容易就能找到它。用手指按住自己的脖子哼几声！你可以感觉到，在你吞咽的时候，喉部会上下活动。

喉部有两根韧带，它们就是你的声带。当你沉默的时候，声带处于放松状态，空气可以轻松通过；当你开口说话，声带就会拉紧，你呼吸的空气只能通过一条狭窄的通道挤过去。声带振动，发出声音。

通过肌肉的运动，你能发出不同的声音。再加上口腔、舌头、脸颊和嘴唇的运动，你就能说出不同的词语。

你说话时使用的空气大约只有吸入空气的2%。不过，鸟儿歌唱时吸入的空气几乎全部都会从喉部流过，用于发声。

♫ 声音有点沙哑？

声带振动得越快，发出的声音就越高亢。

孩子的声音通常声调比较高，他们的声带每秒钟能振动300次以上。很多女性的声调也很高，她们的声带大约每秒振动200次。不过，专业的女歌手也许能唱出更高的音调，她们的声带振动次数可达每秒2000次！

男孩和女孩进入青春期后，喉部会变宽，不过男孩的变化更加明显一些。男孩的声带会变长、变厚，声音听起来也更低沉。在适应变化的过程中，有的男孩就会变成人们常说的"公鸭嗓子"。成年男性的声带更加宽厚，振动频率也更慢，通常每秒钟只有115次。声带能发出非常低沉的声音，这时候它每秒钟的振动次数只有60次左右。

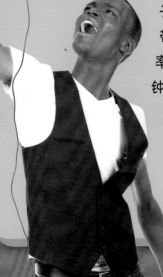

127

阿嚏!
感冒、咳嗽和鼻塞

有时候你会轻轻地呼气，比如吹泡泡；而有时候你会猛地吹出一大口气，比如说吹蒲公英。

在你打喷嚏或者咳嗽的时候，吹出来的气体速度可以达到161千米/小时！如果有灰尘或者其他刺激物进入你的鼻子，身体就会以打喷嚏的方式把它赶出来。你的肋骨收缩，迫使肺里的空气从鼻孔中喷出。

咳嗽与喷嚏类似，也是身体清理肺部异物的方式。你的肋骨和横膈膜收缩，同时喉部紧闭，就像在火山上加了个盖子！封闭的喉咙内部压力越来越大，所以一旦揭开盖子，空气就会猛地喷出来。

你打喷嚏是为了清理鼻孔，有时候狗狗也会打喷嚏，但它们可能只是为了表达自己心情激动，很想玩！

⇨ 感冒康复

你正在流鼻涕，头晕乎乎的，喉咙痛得厉害。你不停地咳嗽、打喷嚏，感觉十分疲惫。恭喜你！你感冒了。

你的身体会努力与微生物战斗。鼻子里黏稠的鼻涕会挡住很多微生物，肺里的细胞会摧毁漏网之鱼，不过，依然会有一些感冒病毒穿过这些屏障，让你生病。

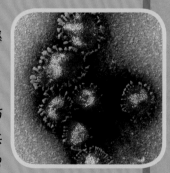

感冒没有什么预防针可打，因为世界上共有两百多种不同的感冒病毒！

要治疗感冒，最好的方法就是充分休息、多喝水。美味的热汤会舒缓你的喉咙，缓解鼻塞。有的药能够暂时性地止住鼻涕或者退烧，缓解感冒的症状，让你感觉舒服一点。

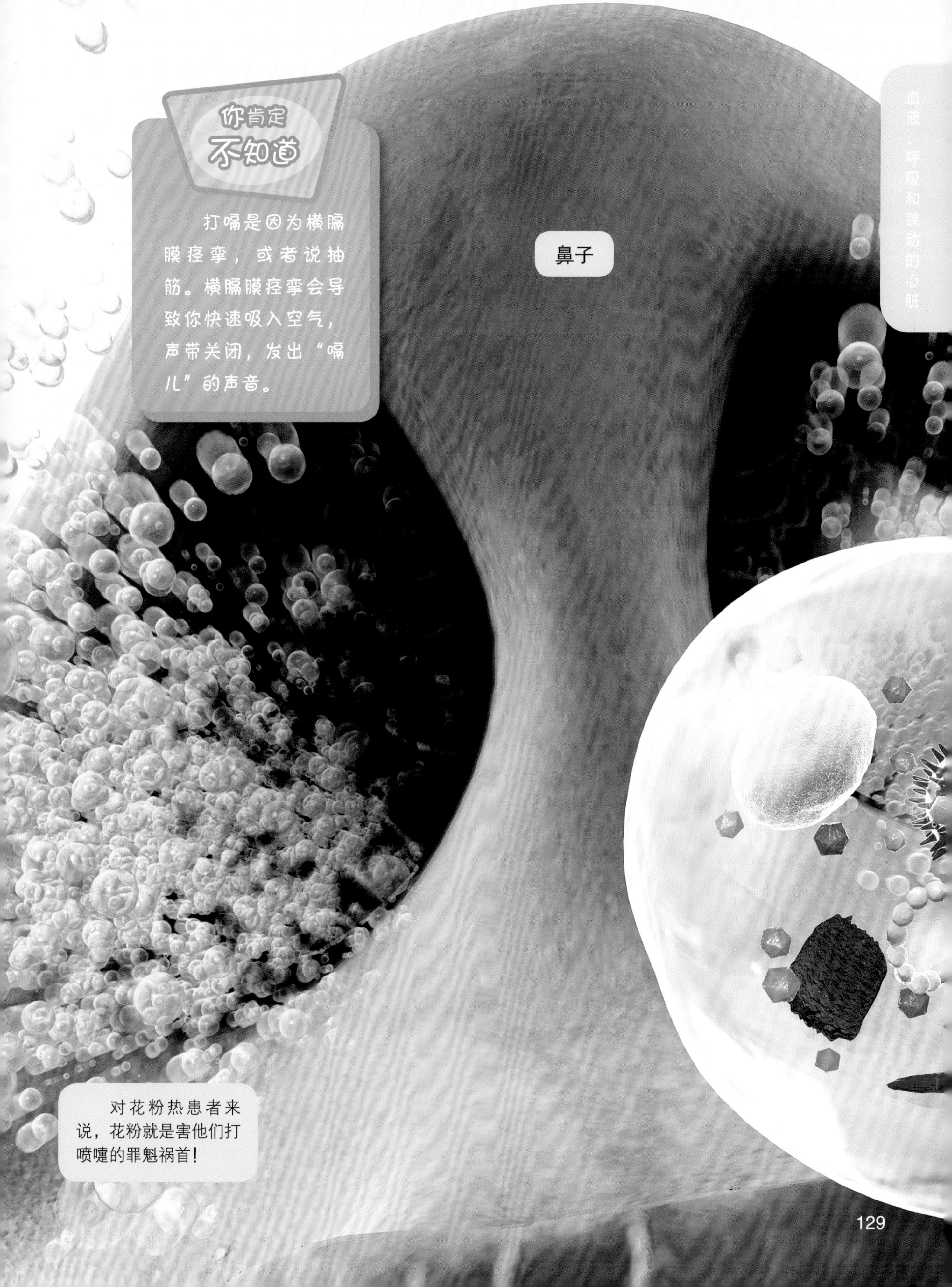

打嗝是因为横膈膜痉挛，或者说抽筋。横膈膜痉挛会导致你快速吸入空气，声带关闭，发出"嗝儿"的声音。

鼻子

血液、呼吸和跳动的心脏

对花粉热患者来说，花粉就是害他们打喷嚏的罪魁祸首！

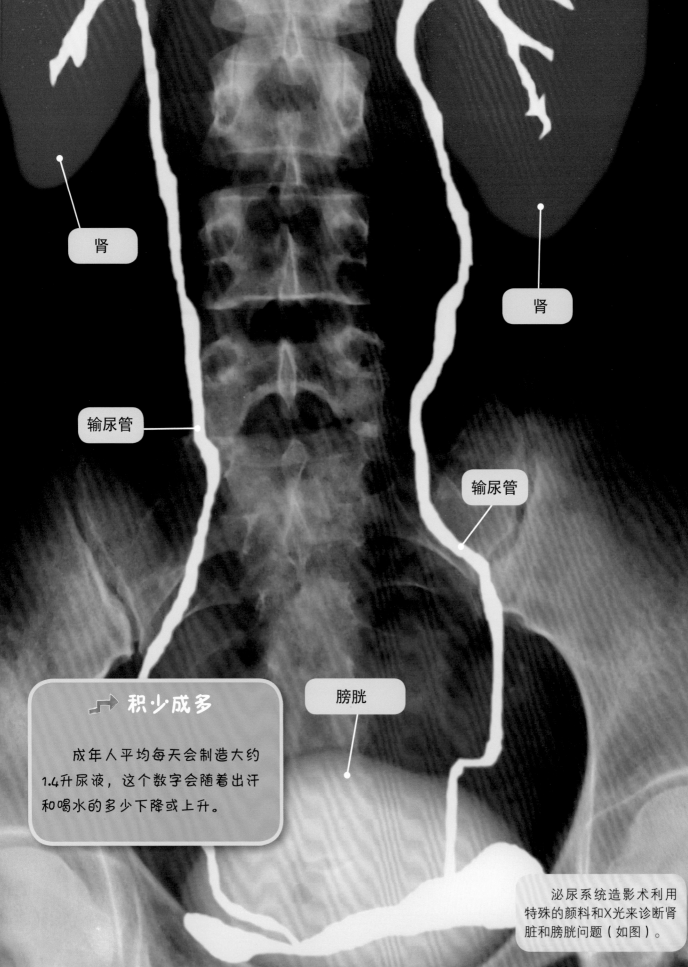

肾

肾

输尿管

输尿管

膀胱

积少成多

成年人平均每天会制造大约1.4升尿液,这个数字会随着出汗和喝水的多少下降或上升。

泌尿系统造影术利用特殊的颜料和X光来诊断肾脏和膀胱问题(如图)。

准备出发：泌尿系统

你也许觉得很奇怪，泌尿系统为什么会和血液、呼吸放在同一个章节里？其实一点都不奇怪，泌尿系统就应该放在这里！这个系统的主要任务是过滤、清洁血液。

你的两个肾脏就是过滤器，它们位于背部中央，脊柱两侧。肾的大小和你的拳头差不多，每个肾里都有数百万个"小型过滤器"，也就是肾单位。每个肾单位都是一个独立的小囊，里面装满了毛细血管和细小的管子。

在肾单位内部，血清中的废物会被过滤出来；血清中的大部分水、盐和营养则会被管子吸收，重新进入血液。没有被吸收的那部分东西顺着管子进入膀胱，形成尿液。尿的主要成分是水、盐和代谢废物。

肾脏还掌管着血液中的水含量，以确保身体正常工作。有时候肾脏会排出较多的水，所以尿液看起来是淡黄色的；而有时候肾脏会保存一部分水，尿液的颜色就会变深。

➡️ 尿有问题！

医生常常会检查尿液，借此判断病人的健康状况。他们会用一根满是色带的棍子来检测尿样，检测棒与尿液中的物质发生反应，颜色就会出现变化。比如说，某种颜色的变化可能意味着尿液里有过多的糖——这是糖尿病的征兆。尿液检查还可以发现其他一些疾病，例如肾脏感染和肌肉问题。

狗狗或许也会看病。科学家正在训练狗狗通过尿样的气味来检测疾病。在这个研究项目的启发下，有人发明了一种机器来完成同样的工作。将尿液加热，机器上的传感器就会"闻到"尿液散发出的气味，然后在电脑屏幕上显示出检测到的化学物。

131

神奇的大脑

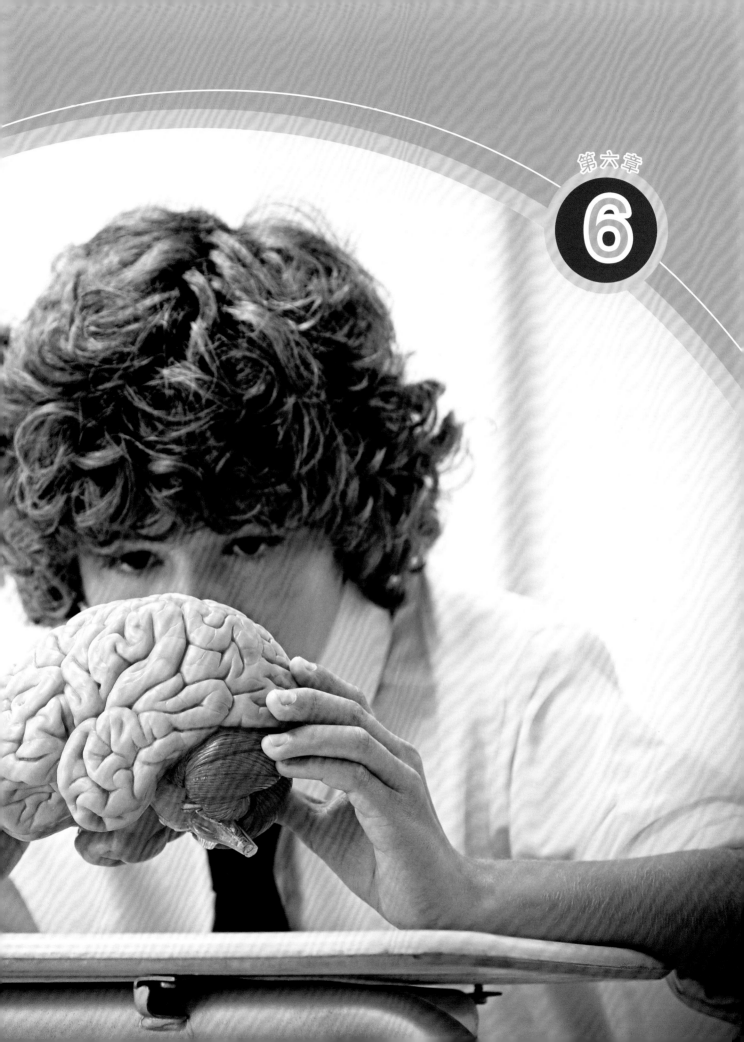

天才大脑！

是什么让你成为……你？ 如果必须挑选某个身体器官来代表你，那恐怕不应该选择心、肺或者肚脐眼。你最本质的东西或许都藏在神奇的大脑里，这个皱巴巴的器官缩在你的颅骨里，它是身体的控制中心，也是让你成为你自己的关键部位。

大脑每时每刻都很忙。它控制着一些你不会有意识地去做的事情，包括呼吸、消化食物和血液循环。大脑还会处理你看到的景色、听到的声音，让你和外界取得联系；它告诉你的胳膊和腿该往哪儿动，也储存着你的记忆，为你做出选择。大脑里满载着你的快乐、悲伤和恐惧。

大脑这么重要，所以它被安放在坚固的颅骨里，外面还包裹着一层膜。大脑内部和外部都有密密麻麻的血管，你的大脑如饥似渴！你身体里五分之一的血液都是为大脑供能的，换句话说，大脑的重量只占总体重的2%，却要消耗20%的能源。

公元前4世纪的哲学家亚里士多德相信，大脑是心脏的"散热器"。

脑地图

20世纪50年代，一位名叫怀尔德·潘菲尔德的神经学家（脑科医生）试图为病人治疗严重的癫痫。他用微弱的电流刺激病人脑部的不同区域（病人这时候还是醒着的！），试图找出是大脑的哪个部位引发了严重的抽搐。通过这种方法，潘菲尔德医生发现，刺激的部位不同，病人会做出不同的反应；因为病

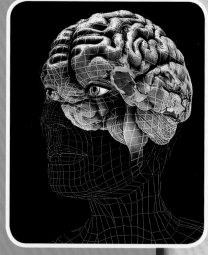

人是在清醒的状态下接受测试，所以他还可以向病人提问，病人也会回答！这项了不起的研究帮助潘菲尔德医生绘制出第一幅详细的人类大脑"地图"，标出了主要的运动控制区域和知觉控制区域。

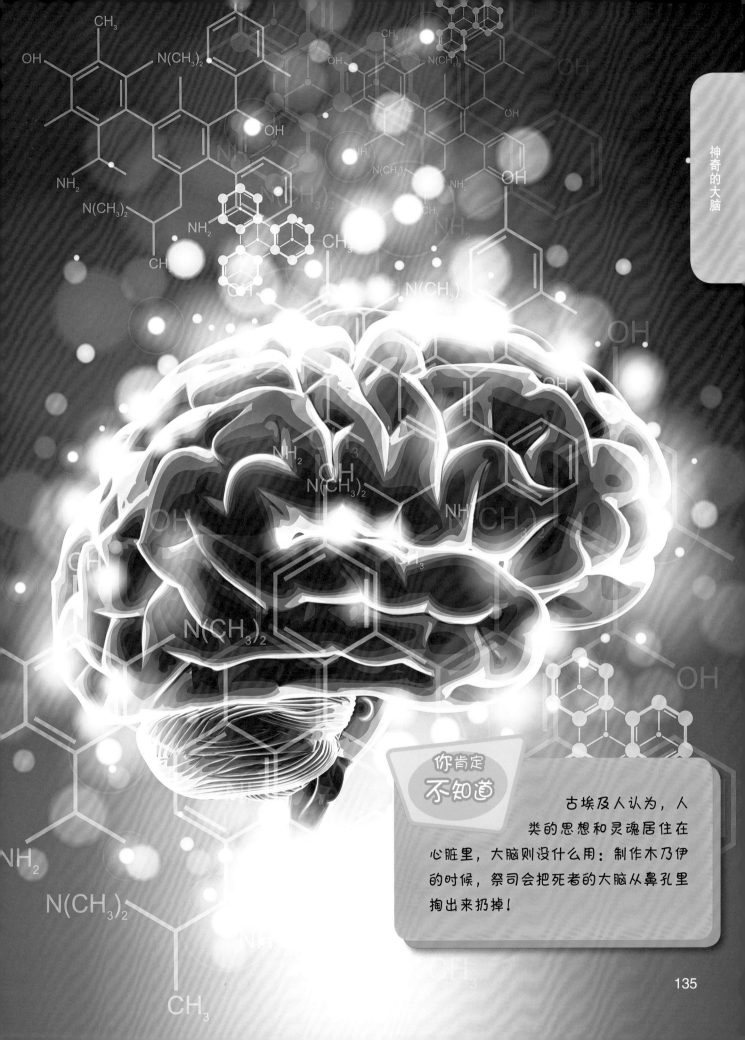

你肯定
不知道

古埃及人认为，人类的思想和灵魂居住在心脏里，大脑则没什么用：制作木乃伊的时候，祭司会把死者的大脑从鼻孔里掏出来扔掉！

135

你肯定**不知道**

世界上没有一模一样的大脑，哪怕是同卵双胞胎的大脑也不完全相同。

小脑

脑干

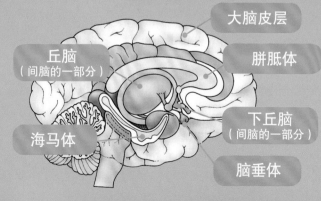

丘脑
（间脑的一部分）

大脑皮层

胼胝体

海马体

下丘脑
（间脑的一部分）

脑垂体

了不起的意识

脑看起来貌不惊人，但却是人类已知的最有趣、最复杂的东西之一。

脑的重量约为1.4千克，不同的脑区域控制着身体的不同部位和不同的思维能力。这些脑区域包括脑干、间脑、小脑和大脑。

脑干 脑干位于头部后方，颅骨与脊椎的结合部位。脑干看起来有点儿像是植物的茎秆，它控制着身体的基础功能，包括反射、心跳和呼吸。有人认为脊髓是脑干的延伸。

间脑 间脑位于脑干正上方，包括丘脑和下丘脑。下丘脑控制着身体的许多无意识基本反应，包括饥饿、干渴和体温，它会制造激素，释放影响行为的化学信号。比如说，激素控制着你体内的生物钟——晚上它告诉你累了该休息了，早上它又会唤醒你。激素还控制着你遇到危险时的反应，"要么打，要么跑"。丘脑则是感觉器官和大脑皮层之间的信使，负责接收和发送信号。

小脑 小脑位于脑干后上方，也就是你的后脑勺那里。小脑个头不大，它控制着你的运动和平衡。

↱ 试试看！

想感受一下小脑的作用吗？试试看吧！

手指快速运动测试：
请坐下。
用一只手的大拇指快速依次触碰其他每根手指的指尖。
请继续。你能达到多快的速度？
换一只手试试。

发生了什么？你有没有发现，你能以稳定的动作快速触碰每一根手指？这就是小脑的作用！

戴上你的思考帽：大脑

大脑是脑部最大的一块区域，它的重量占脑部总重量的80%以上。数十亿个神经细胞组成大脑皮层（大脑的外层，又叫"灰质"），这些神经细胞通过树突和轴突（见P142）彼此相连；轴突又组成大脑内层的白质，负责决策和储存记忆。眼睛、耳朵、皮肤、嘴巴、鼻子等感觉器官内的感觉神经细胞将信号发送给大脑，然后由大脑做出分析和解读。你的所有情感也是由大脑控制，无论是快乐、生气还是悲伤。

大脑可以从中间分成两个部分，叫作左右脑半球；每个脑半球【这里原文说的是"大脑"，但实际上每个脑半球各有四个脑叶，完整的大脑共有四对脑叶。——译者注】又进一步分成四个脑叶，分别控制不同的脑功能和身体功能。每个脑叶的作用如下：

顶叶控制身体对感觉的反应。它会告诉大脑，"唔，这只猫的毛摸起来真软，真舒服。"或者，"啊，那只猫的爪子真尖！"

额叶控制思想、推理、情绪、计划和解决问题的能力。

枕叶负责处理来自眼睛的信息。

颞叶控制耳朵听到的声音和一部分记忆。

⤷ 惊人的发现

1848年，一位名叫菲尼亚斯·盖奇的铁路工头不幸遭遇了事故：在一次爆炸中，一根铁棍直接击穿了他的颅骨。（照片里的盖奇握着那根铁棍。）让人惊讶的是，25岁的盖奇活了下来，他甚至还能和自己的主治医生约翰·哈洛说话。最后，盖奇失去了左眼，但故事还没有结束。

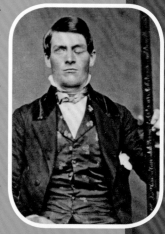

熟识盖奇的人发现，事故发生前，他是个和蔼可亲、讲道理的人；可是出事以后，他变得粗鲁无礼、十分讨厌。为什么会这样？

盖奇死后，哈洛医生检查了他的脑部，这位医生认为，事故损伤了盖奇的大脑里控制性格的区域。这一推测最终帮助科学家发现了人类的行为可能与大脑的特定区域有关。

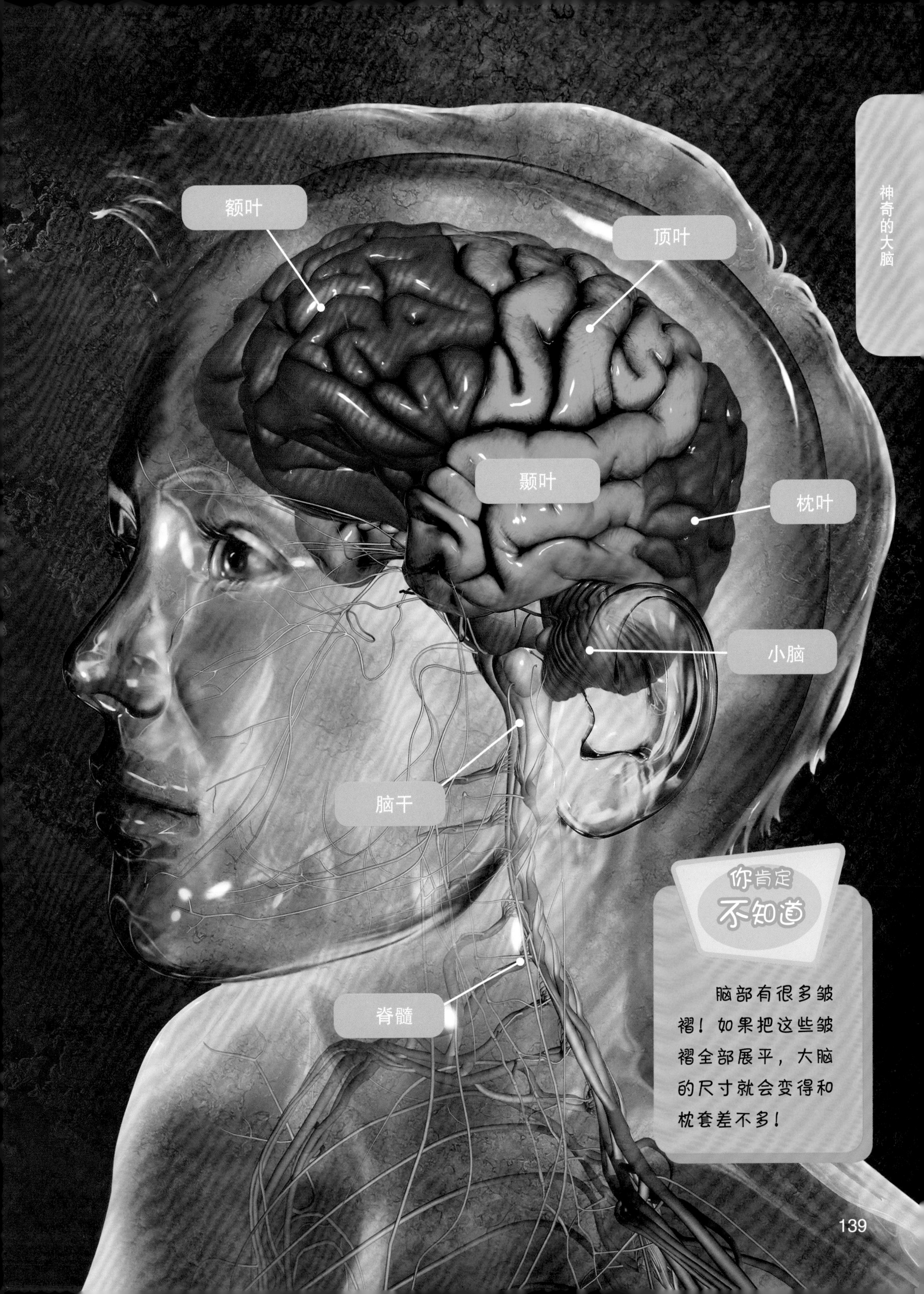

额叶

顶叶

颞叶

枕叶

小脑

脑干

脊髓

你肯定**不知道**

脑部有很多皱褶！如果把这些皱褶全部展平，大脑的尺寸就会变得和枕套差不多！

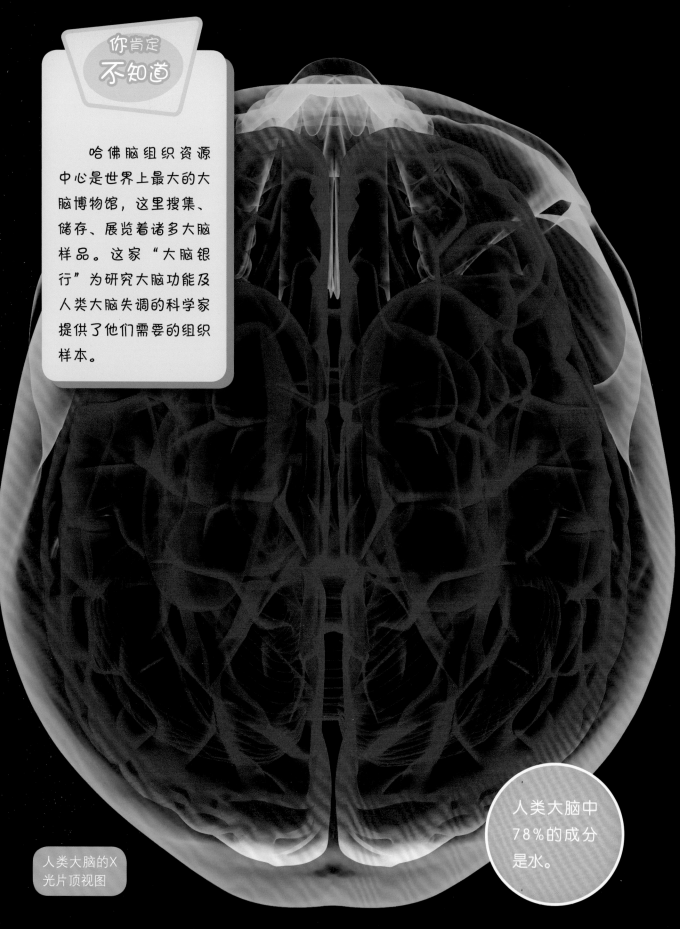

哈佛脑组织资源中心是世界上最大的大脑博物馆，这里搜集、储存、展览着诸多大脑样品。这家"大脑银行"为研究大脑功能及人类大脑失调的科学家提供了他们需要的组织样本。

人类大脑的X光片顶视图

人类大脑中78%的成分是水。

大脑的 两个半球

如果能从上方观察大脑，你会发现它从中间分成了两个部分，也就是两个大脑半球。大脑的左右半球可以通过胼胝体互相"说话"，胼胝体是数百万神经纤维组成的一条厚带子。大脑的右半球控制着身体左侧的肌肉，左半球则控制右侧肌肉。

总的来说，大脑右半球更侧重于空间感——比如说查看地图、方向感和识别形状。此外，大脑右半球还掌管着其他一些东西，例如识别人脸、完成与视觉有关的活动（例如画画）或是演奏乐器。

那么大脑左半球还有什么活儿可干呢？那就多啦！左半球更侧重于数学与逻辑推理能力，此外还掌管着说话、语言的学习和倾听。人们通常认为，你的语言能力主要由大脑左半球决定。

尽管大脑左右半球的功能有所区别，但神经学家（脑科医生）在2013年完成的一项研究表明：长期以来，人们习惯于说某人用"左脑"比较多，某人用"右脑"多，但这可能是一种错误的偏见。他们研究了上千位病人的脑部扫描数据，结果发现，没有任何证据表明我们更侧重于使用左脑或右脑——我们或许会对大脑某个区域有所偏爱，更多地使用这个地方，但不存在某个大脑半球主宰另一个半球的说法，两个大脑半球是协同工作的。

♪⇥ 脑部扫描

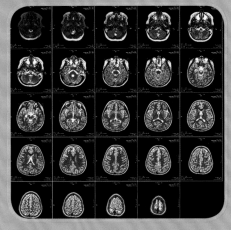

技术帮助神经学家更好地理解大脑工作的机制。下面我们列出了一些科学家常用的工具：

EEG（脑电图）：记录脑部发出的电信号。

CAT/CT（计算机断层扫描）：利用X射线从不同的角度扫描大脑，生成剖面图。

MRI（磁共振成像）：利用磁场绘制大脑形状。

FMRI（功能性磁共振成像）：探测血液和氧气的变化，摸清大脑各区域与特定活动的关系。

你的神经可不少！

大脑的不同区域控制着不同的活动，可是大脑怎么向身体传达命令？与此相对，你的眼睛、耳朵和鼻子如何向大脑报告自己看到、听到、闻到了什么？神经就是大脑与身体之间的信使！

神经是一种线状结构，它负责为大脑和身体各部位传递信息。神经顺着你的脊柱一路向下，分出无数细小的枝杈，一直通往你的手指和脚趾。这些神经控制着你的身体，告诉肌肉如何运动，同时让你体验到外面的精彩世界。神经、脑和脊髓共同组成了你的神经系统。

神经由神经细胞组成。神经细胞会发出变化的电信号和化学信号，在大脑与身体各部分之间传达信息。

在你的大脑和神经里，信息在一个个神经细胞之间飞速传递。比如说，眼睛向大脑报告："我看到了校车。"大脑分析理解这条信息的含义，然后向控制腿部肌肉的神经发出命令："快跑到车站去！"

神经细胞的构成

神经细胞分为四个部分：

细胞体 神经细胞核位于细胞体内，它控制着神经细胞的活动，也储存着神经细胞的DNA（脱氧核糖核酸）。

轴突 一种纤维，负责将细胞体脉冲传递给另一个神经细胞。

树突 树枝状纤维，负责接收其他神经细胞发来的信号。

髓鞘 轴突外包裹的脂质隔离层，大脑白质的颜色来自髓鞘。

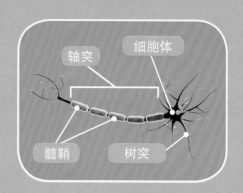

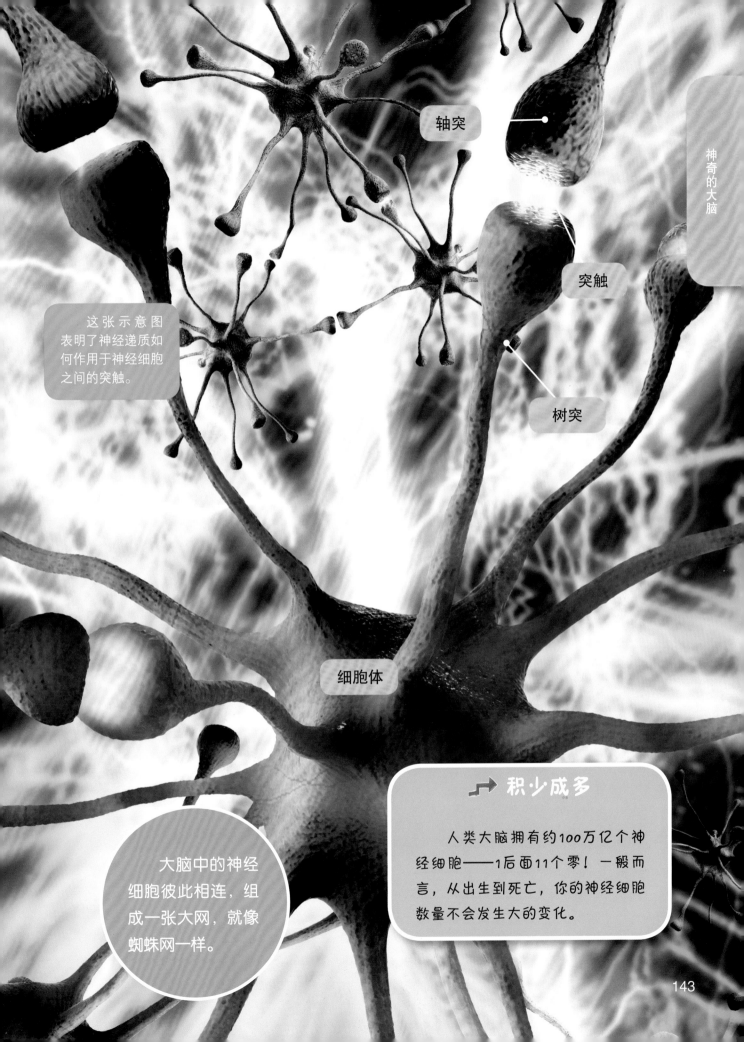

轴突

突触

树突

这张示意图表明了神经递质如何作用于神经细胞之间的突触。

细胞体

大脑中的神经细胞彼此相连，组成一张大网，就像蜘蛛网一样。

积少成多

人类大脑拥有约100万亿个神经细胞——1后面11个零！一般而言，从出生到死亡，你的神经细胞数量不会发生大的变化。

反射是一种无须通过大脑的神经信号。比如说，如果你碰到了很烫的炉子，感觉神经细胞会收到信号（"好烫！"），然后立即发送给脊髓里的运动神经细胞。运动神经细胞收到信号后马上告诉你的手："快挪开！"

脉冲从一个神经细胞传递给另一个神经细胞。

命令肌肉运动的神经信号跑得很快！它的传递速度约为402千米/小时，相当于跑得最快的赛车。

身体里的电

你的身体里充满了电，全身的神经细胞通过电信号彼此联系。电信号从一个神经细胞传往另一个神经细胞的路上会遇到一个小小的缺口，也就是突触（见右图）。它该怎么跳过这个缺口？

神经会制造出一种特殊的化学物，从缺口这头流向那头，从而将电信号传给下一个神经细胞。信息从电信号转为化学信号，然后又变成电信号，如此循环，跑过一个又一个神经细胞，直至到达目的地。

由于突触的存在，神经细胞之间并没有发生真正的接触，所以很容易就能让信息换一条路走。打破旧有的神经联系，建立新的联系，大脑通过这种方式学习和储存新的信息。

⇨ 一大束神经

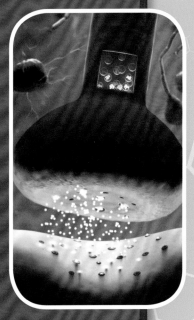

脑干中一块长约3厘米的区域（它的名字叫延髓）控制着身体某些最重要的功能，例如呼吸和心率。令人惊讶的是，延髓里还包含着身体的运动神经和感觉神经，身体左右两侧通往对应大脑半球的神经也在这里交会。你的眼睛、耳朵、皮肤、双手和身体其他部位都有许多神经末梢，感觉神经负责搜集来自这些神经末梢的信号，然后传递给大脑。而运动神经负责将大脑的命令发送给身体各部分的肌肉，让它们收缩、奔跑或是行走。

脑袋里的 化学物

神经细胞通过电脉冲传递信息， 而内分泌系统通过激素（一种化学物）向细胞传达命令。这类细胞叫作腺体，一部分腺体位于你的脑部。（内分泌系统的详细介绍见"人体地图"。）

还记得我们前面讲过的下丘脑（P137）吗？下丘脑不光会分泌影响行为的激素，还会告诉脑垂体该向血液中释放哪些激素。

脑垂体位于大脑下方，尺寸和豌豆差不多；它常常被称为"主腺"，因为它掌管的功能实在太多了。脑垂体不光控制着骨骼和组织的生长，还会分泌一些化学物，减轻你的疼痛或是让你感到快乐。

松果体位于脑部中央，它释放出的化学物让你在夜晚安睡、白天则保持清醒。在哲学家和古人眼里，松果体非常神秘。古希腊人相信，松果体是我们与"思想领域"之间的联系；哲学家曾把它描述为"灵魂之座"；某些宗教认为，松果体是我们的"第三只眼"或者"全知之眼"。

♫ 古代的脑科手术

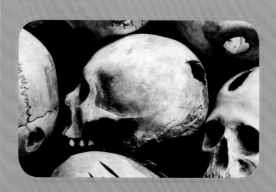

青铜年代（那是近5000年前）的土耳其就已经有人完成了脑科手术，近期的研究让我们看到了古代神经外科医生的精湛技艺与娴熟操作。

考古学家在一些颅骨上发现了整齐的矩形切割痕迹，这意味着颅骨的主人生前很可能动过脑部手术。研究者推测，手术用的工具应该是玻璃的碎片。对颅骨的进一步研究表明，这些人在手术后很可能活了下来。

下丘脑

♫ 积少成多

　　根据目前的研究，人体内不同的激素至少有50种以上。激素控制着许多与生长发育、新陈代谢有关的基本功能。

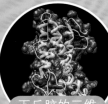

下丘脑的三维示意图。

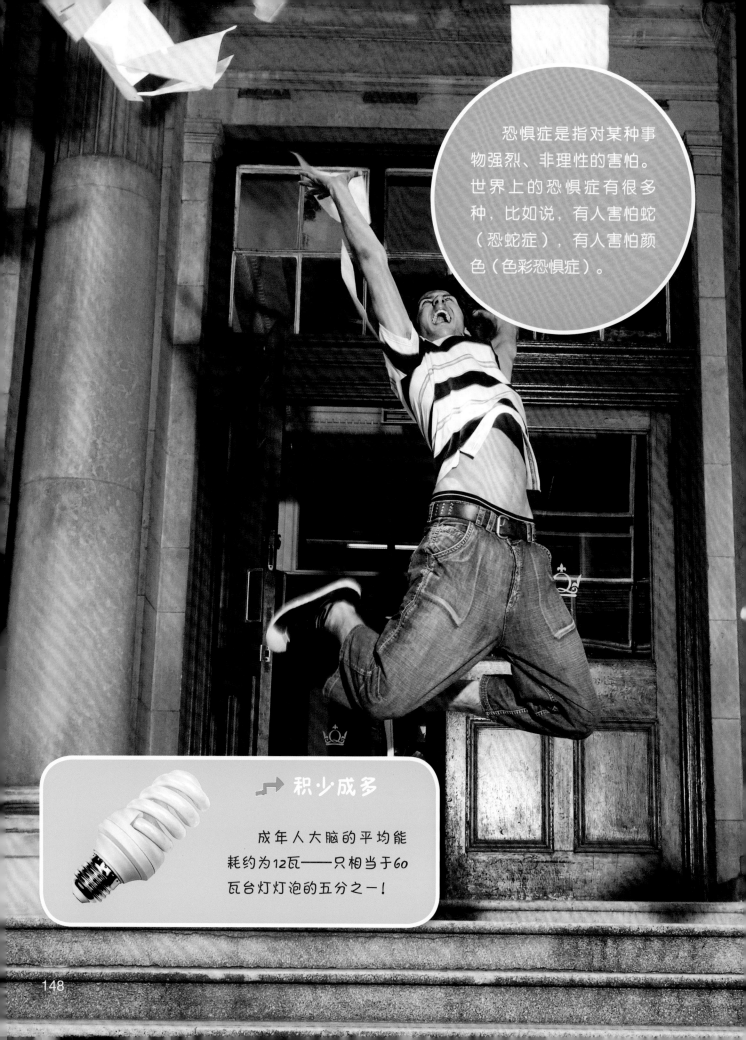

恐惧症是指对某种事物强烈、非理性的害怕。世界上的恐惧症有很多种，比如说，有人害怕蛇（恐蛇症），有人害怕颜色（色彩恐惧症）。

➡️ **积·少·成·多**

成年人大脑的平均能耗约为12瓦——只相当于60瓦台灯灯泡的五分之一！

变化的情绪

大脑控制着你的所有思想、行为和感受。想一想人们表达情绪的不同方式。十多岁的青少年"啪"一声摔门，创造新纪录的跑步者张开双臂翱翔，爷爷和奶奶欢庆结婚纪念日。无论是愤怒、快乐还是爱，情绪有时候十分强烈，甚至难以控制。

但大脑的确控制着你的情绪，完成这个任务的主要是颞叶中一个名叫杏仁体的区域。有事发生的时候，杏仁体决定了你会产生什么样的情绪。如果你在远足时遇到了一头美洲狮，杏仁体会决定你是否恐惧、退缩。大脑其他部分也对情绪反应有所影响。你有没有注意到，当你情绪激动的时候，你的心跳会加快，血压会上升？这是因为你的杏仁体向下丘脑发送紧急信号，而下丘脑控制着你的植物神经系统（控制呼吸、心跳之类的功能）。下丘脑向身体其他部位发送信号，确保你在遇到美洲狮时能快速做出反应。大脑还控制着你的记忆，如果下次你去了野生动物园，在安全距离外看到一头美洲狮，那时候你还会害怕吗？记忆会帮助你做出决定。

↳ 恐惧因素

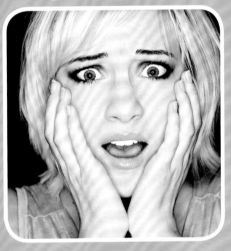

你有没有注意到，如果遇到了某些很可怕的事情，你会记得特别清楚？这是因为大脑中有两个区域控制着你的恐惧——杏仁体和海马体（见P245）。海马体是一个弯曲的小结构，它负责将你看到的东西转化为长期记忆，下次遇到类似情况的时候你就会回想起曾经发生的事情！

用心记住！

如果你不记得昨天发生的事情，也不记得自己的喜好和厌恶，那你还是独一无二的你自己吗？处理记忆是大脑最重要的功能之一，大部分记忆持续的时间很短。一些不重要的东西会成为短期记忆，很快就会被忘掉。比如说现在你坐在什么地方，正在听什么歌，这些记忆的持续时间只有一天左右。但是，这些记忆去了哪里呢？它们就这样突然消失了吗？其实并不是。这类记忆储存在大脑顶层里。

而更加重要的记忆——或者我们脑子里一直在想的东西——会在海马体的指引下进入长期记忆库。这类记忆大部分储存在大脑前部。

记忆储存的方式并不是整体的，不是把一本书放到书架上，而更像是把书页拆开放到不同的地方。大脑提取某段记忆时会从不同的地方取回零散的片段，比如说，暖乎乎的身体，棕褐的颜色，"马克斯"这个名字，吠叫的声音，快乐的感觉。所有这些片段组合成一个记忆概念："我的狗狗马克斯"。

你听说过"七法则"吗？根据这个法则，大部分人的短期记忆最多能储存七样东西，所以美国的电话号码不超过七位（不包括区号）。

现在试试看。下面这些数字，请从第一排开始，记住同一排的每个数字，然后用手捂住，大声复述出来。到哪一排的时候你开始有点儿记不住了？是不是从8个数字开始？或者你可以打败"七法则"？

3125
66578
332454
2109935
0498172
86663209
802541913
3892058218

明明知道心里的感受可以用某个词语来表达，却怎么都想不起来该如何说，这种"话到嘴边却说不出来"的感觉你也有过吧？

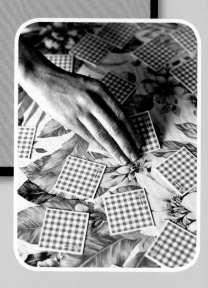

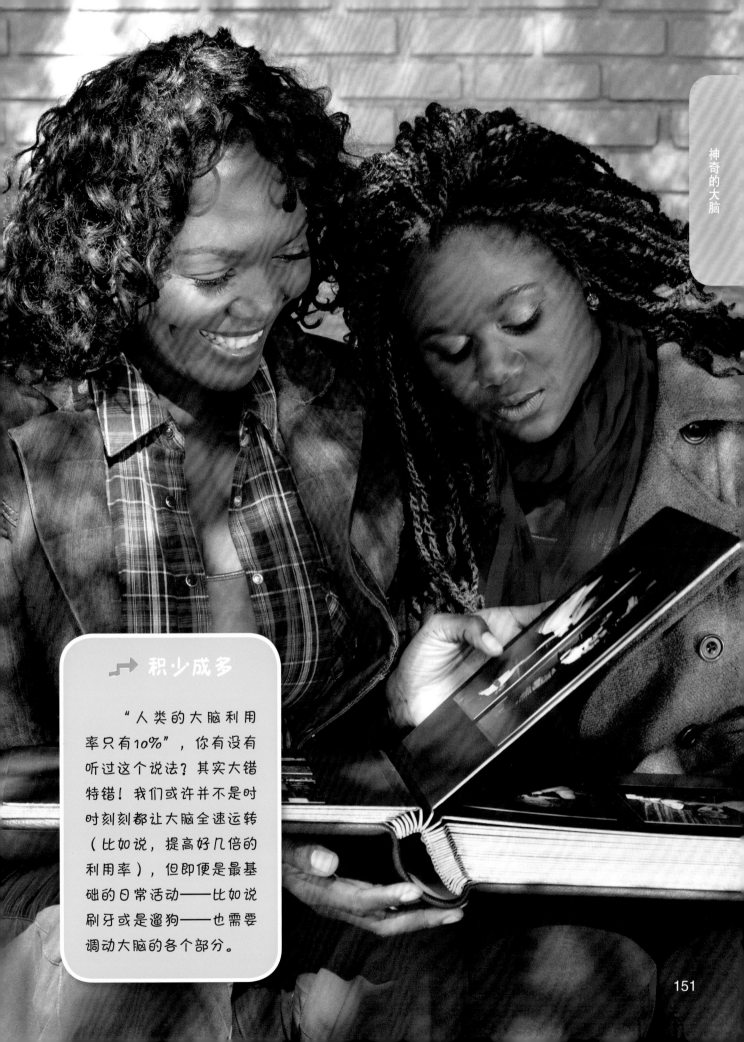

↱ 积少成多

"人类的大脑利用率只有10%",你有没有听过这个说法?其实大错特错!我们或许并不是时时刻刻都让大脑全速运转(比如说,提高好几倍的利用率),但即便是最基础的日常活动——比如说刷牙或是遛狗——也需要调动大脑的各个部分。

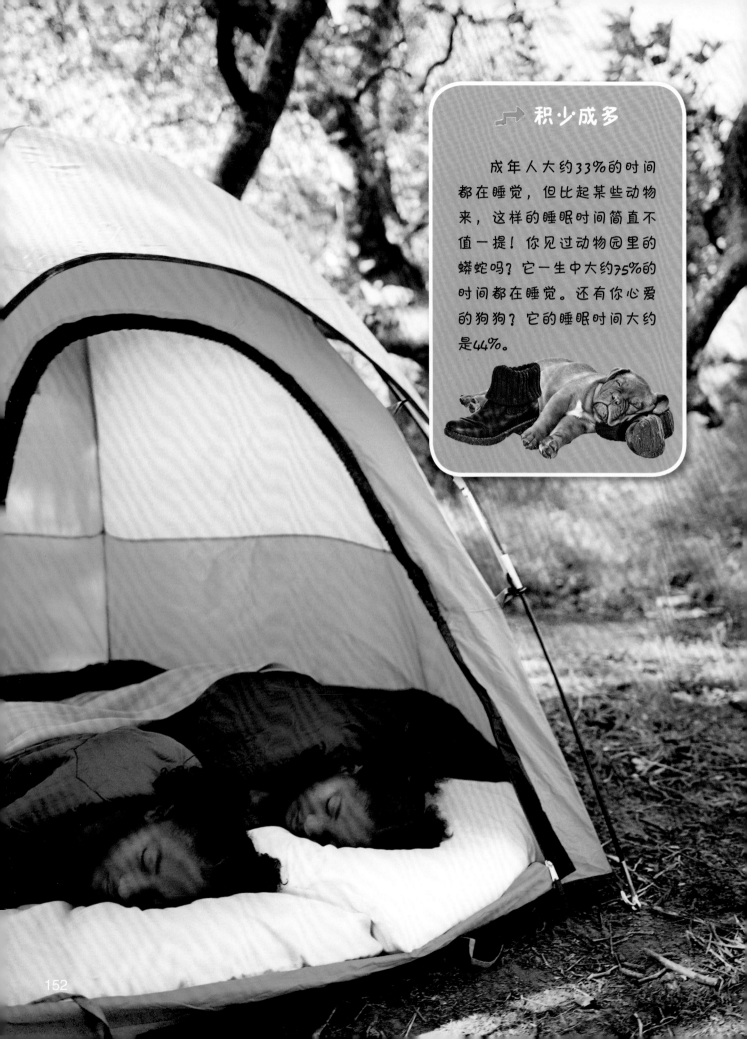

♪↗ **积少成多**

成年人大约33%的时间都在睡觉，但比起某些动物来，这样的睡眠时间简直不值一提！你见过动物园里的蟒蛇吗？它一生中大约75%的时间都在睡觉。还有你心爱的狗狗？它的睡眠时间大约是44%。

早上好！晚安！

每天晚上你都会闭上眼睛，收起对周围一切的警觉； 每天清晨，你睁开眼睛，重新看到外面的世界。这段时间里，你的身体在做什么？当你沉沉入睡的时候，你的身体正在完成"睡眠循环"：在睡眠最初的四个阶段，每前进一个阶段，大脑的电活动就减少一部分；然后大脑电活动开始增加，甚至进入REM（眼快动）睡眠，大部分的梦发生在这个阶段。睡眠由浅入深，再开始做梦，这个循环大约持续90分钟，然后周而复始，每个晚上循环好几次。（睡眠的阶段和REM睡眠详见P154。）

好吧，那么身体为什么需要睡觉？让人惊讶的是，我们还不太清楚睡眠的真正原因，但我们确切地知道，缺乏睡眠会影响身体协调、免疫系统和决策能力。睡眠让勤劳的身体得以休息，也让忙碌的大脑有时间整理当天学到的东西。睡眠期间，大脑会将记忆分门别类，再将其中一部分存入长期记忆库。缺乏睡眠的人很难学习和记忆新的信息，而且走路也会变得不太稳当——如果是你，你也一样。

半睡半醒

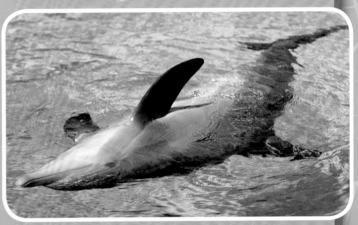

和我们一样，海豚也是必须呼吸空气才能生存的哺乳动物。那么它们睡觉时该怎么办呢？如果睡着了，它们怎么知道什么时候该浮上水面透气？这个问题很简单。首先，海豚睡觉时会浮到靠近水面的地方，进入一种类似"漂浮"的状态，看起来就像浮在水上的木头一样；其次，海豚睡觉时，只有一半的大脑会进入睡眠状态，另一半则在一定程度上保持清醒，足以保证每隔几分钟浮出水面透气、观察周围是否有危险。大部分海洋哺乳动物睡觉时都采用这种"半睡半醒"的方式。

充满梦境的夜晚

你有没有听到别人说过，"我从来都不做梦"？的确有一部分人不记得自己的梦境，但事实上，每个人都会做梦。身体需要睡眠，也需要做梦。

梦里的逻辑模式和清醒时并不相同，所以梦境有时候非常古怪。

每一个夜晚，大脑都会历经几次睡眠循环。睡眠循环主要分为两个部分：REM阶段和非REM阶段。梦主要发生在REM阶段，而非REM阶段又分为四个小阶段：

第一阶段：身体入睡。你可能会感觉自己正在坠落，这个阶段持续5~10分钟。

第二阶段：浅睡阶段。身体放松下来，持续10~25分钟。

第三阶段和第四阶段：这两个阶段你进入深度睡眠，大脑的运行节奏和清醒时完全不同。深度睡眠持续20~40分钟。

在你的睡眠循环中，大约每90分钟就会进入一次REM睡眠，在REM阶段中，大脑的运行模式与清醒时类似，梦境就发生在这段时间里。一整个夜晚，睡眠阶段不断循环，REM睡眠变得越来越长。到清晨快要醒来的时候，REM睡眠可能会持续一个小时。

惊人的发现

一群科学家正在研发一种装置，试图通过大脑的活动模式弄清人们正在做什么梦。科学家观察睡眠者的大脑活动图像和模式，然后打断受试者的睡眠，把他们叫醒，问他们梦到了什么东西。仪器会搜集这些信息，试图借此找到二者之间的联系。

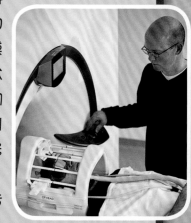

比如说，仪器可能会记录到受试者的大脑中出现某套模式，然后受试者报告说，他梦到了一座红色的谷仓。于是仪器记录下来：这套模式可能意味着"红色谷仓"。利用这些信息，仪器可以推测人们的梦境，准确率约为60%。随着受试者和信息的增加，仪器的准确度会越来越高。

你肯定
不知道

与早睡的人相比，晚睡的人更容易做噩梦。

大脑做梦的时候和清醒时一样活跃。

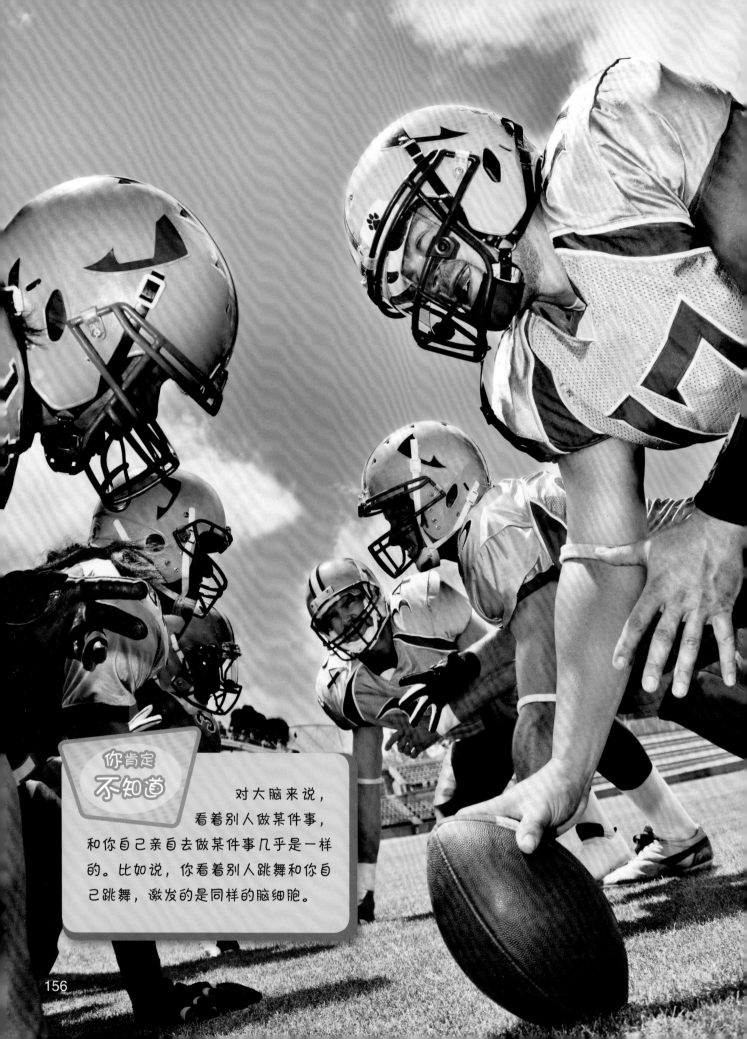

你肯定**不知道**

对大脑来说，看着别人做某件事，和你自己亲自去做某件事几乎是一样的。比如说，你看着别人跳舞和你自己跳舞，激发的是同样的脑细胞。

小心点儿

颅骨、脑膜和脑脊液保护着你的大脑组织，脑脊液的作用类似厚垫子。 不过有时候，如果头部遭到剧烈撞击——比如说遇到车祸或是玩橄榄球时被猛撞了一下——冲击力可能会让大脑在颅骨里"跳"一下，导致脑震荡，这种情况类似脑内的瘀青。

如果出现脑震荡，你可能会头痛、头晕或是恶心反胃，感觉昏昏沉沉的，或者直接"眼前一黑"。脑震荡可能会让你失去意识几秒钟甚至几分钟。如果出现脑震荡或其他严重的脑部损伤，你应该立即去看医生，确保一切正常。

怎样预防脑损伤？坐汽车时务必系好安全带，骑车、滑冰或进行其他激烈运动时戴好头盔，玩耍的时候一定要注意安全。（自行车头盔详见P66。）

⇨ 滋养你的大脑

大脑是身体的关键器官，保持大脑健康十分重要。这些食物可以帮助你维持大脑的巅峰状态：

1.浆果。蓝莓、草莓和树莓都有消炎的作用。研究表明，多吃浆果的老年人拥有更好的记忆力，大脑功能也更强。

2.富含脂肪的鱼。三文鱼和鳟鱼之类的鱼富含某种脂肪酸，有助于保持神经细胞的健康，让大脑和身体之间的信息传递更加流畅。

3.坚果。坚果富含维生素E，它能抵抗损害脑细胞的化学物。有的坚果还含有丰富的镁，有助于提高记忆力。

4.黑巧克力。黑巧克力让你更加专注，同时还能增加流向大脑的血液，促进思维，提高你的表现。

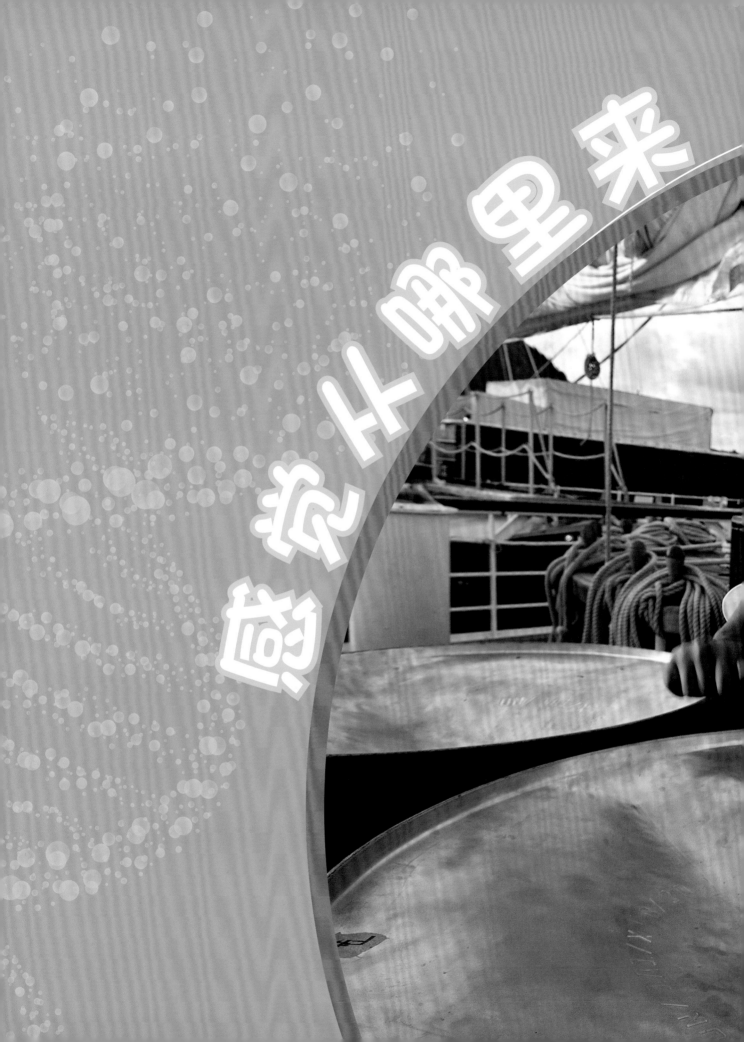

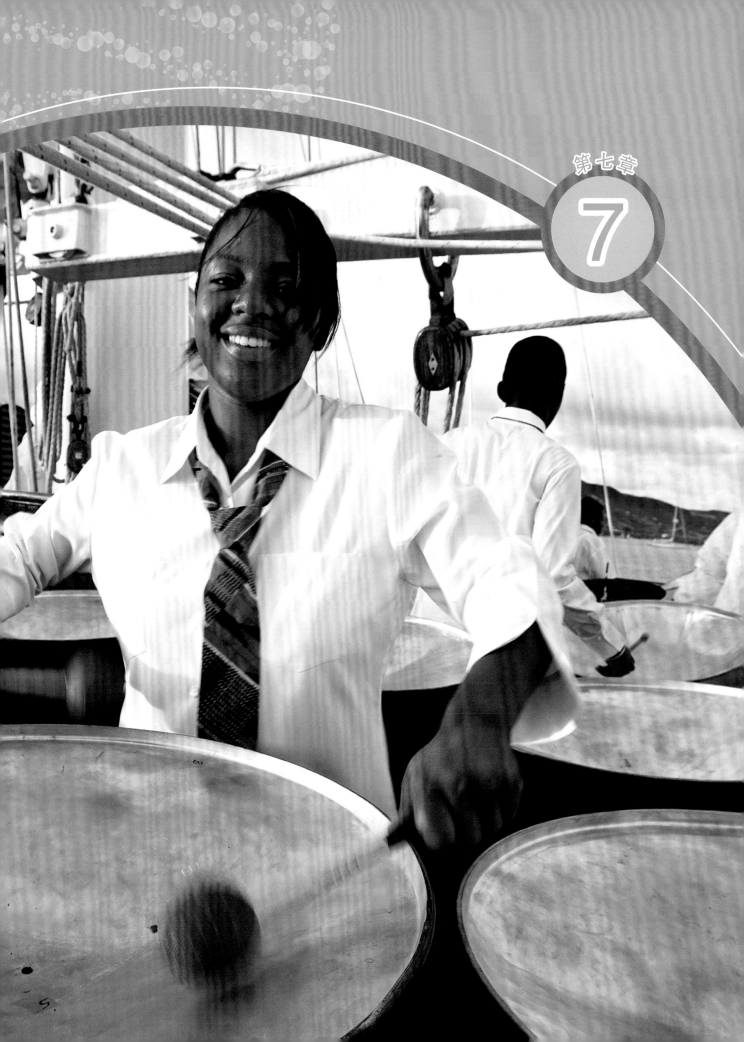

感觉从何而来？

日落的美丽壮观，手机的鸣响，火的刺鼻气味，冰淇淋的甜美，绳子的粗糙，这所有的感觉——视觉、听觉、嗅觉、味觉和触觉——都是身体向大脑解释外部世界的方式。感觉帮助你分析外面的世界，让你在这个世界里安全地活下去。

大部分感觉器官位于头部。眼睛让你看到东西，耳朵让你听到声音，鼻子让你闻到气味，舌头让你尝到味道。

还有一种感觉来自整个身体，那就是触觉。触觉无所不在，皮肤、骨头和大部分内脏都有触觉；由于触觉没有哪个特定的器官，所以它又被叫作"通觉"。身体拥有好几种通觉，本章我们会介绍其中一部分。

➦ 非同寻常的感觉

你知道有人能尝出歌曲的味道吗？或者触摸到颜色？哦，这些人并没有超能力，这种情况名叫"联觉"，意味着身体的某种感觉能推动另一种感觉。比如说，拥有联觉能力的人听到一首歌，他们可能同时会尝到一股香草味儿；或者看到"朋友"这个词的时候，他们也会看到蓝色；要么是闻到咖啡味

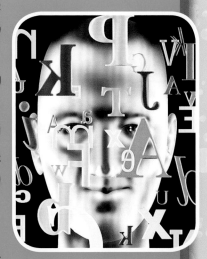

儿的时候，他们会听见火车的汽笛声；或者在感觉到痛的时候，他们会闻到柠檬味儿。感觉的组合方式可能有很多种，但通常组合在一起的感觉不会超过两种。联觉是无意识的，不能通过学习来掌握，它是与生俱来的能力。

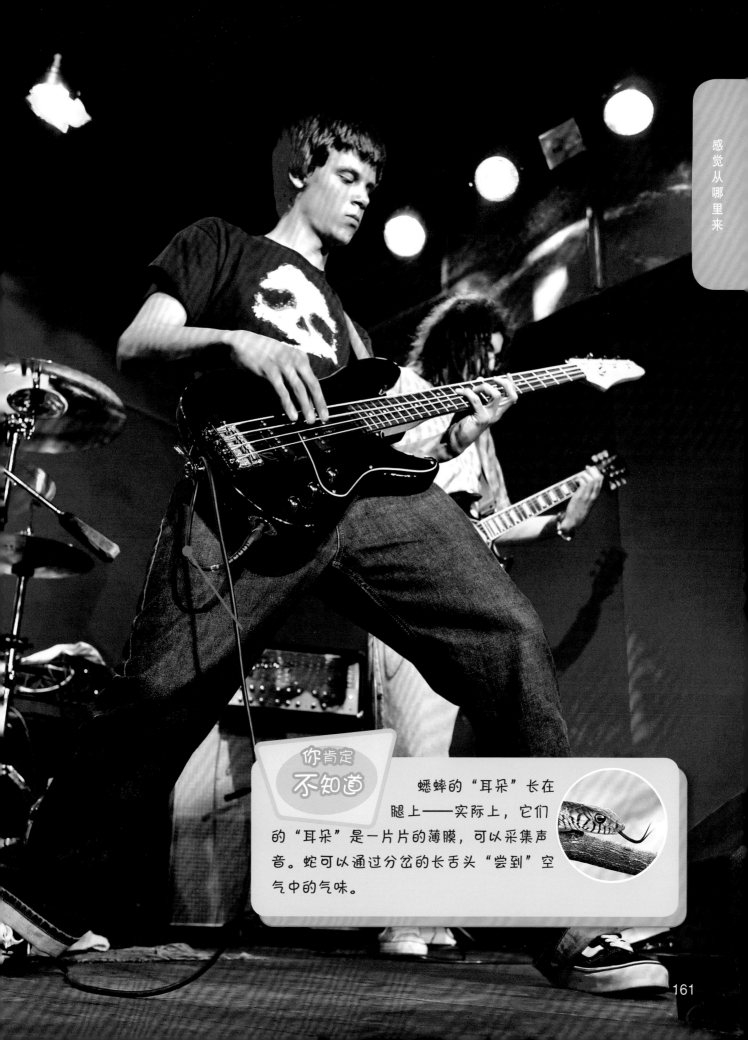

你肯定
不知道

蟋蟀的"耳朵"长在腿上——实际上，它们的"耳朵"是一片片的薄膜，可以采集声音。蛇可以通过分岔的长舌头"尝到"空气中的气味。

161

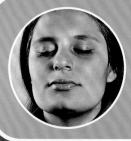

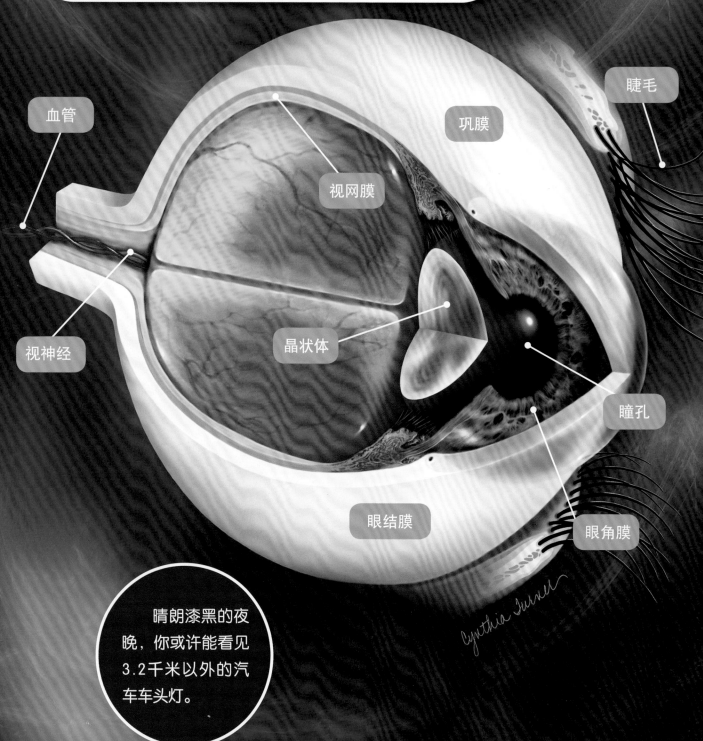

血管

视网膜

巩膜

睫毛

视神经

晶状体

瞳孔

眼结膜

眼角膜

晴朗漆黑的夜晚，你或许能看见3.2千米以外的汽车车头灯。

睁大眼睛！

眼睛是身体最奇妙的器官之一。小小的眼球充满液体、柔软湿滑，但这里充斥着全身四分之三的感觉接受器。眼睛就像一对超级智能的摄像头，不过它比摄像头复杂得多。

你如何看见周围的世界？首先，你"拉开"保护性的眼睑，让光进入眼睛。光通过眼角膜上的"窗口"进入眼睛，穿过房水（滋养眼组织的水状液），进入虹膜（你眼睛里有颜色的那个部分）上的黑圈，也就是你的瞳孔。无论是在强光下还是弱光下，人们都需要看到东西，所以虹膜内的肌肉会自动调节瞳孔的大小，光线强烈时瞳孔会缩小，而在弱光下，瞳孔会放大。穿过瞳孔后，光继续进入晶状体，晶状体的肌肉也会自动调节，让你既能看清远处的东西，也能看到近处的。然后，光通过玻璃体（透明的果冻状物质）到达视网膜。视网膜是眼球后方的一层薄膜，大约由1.26亿个感光细胞组成。光线被感光细胞吸收并转化为电信号，沿着视觉神经向大脑传送，最后大脑分析组合，告诉我们看到了什么东西。

⇨ 上下颠倒的世界

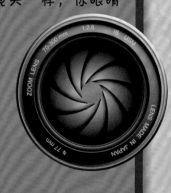

想象一下，如果周围的世界是上下颠倒的，而你却完全没有发现，那会是什么样子？实际上，和所有镜头一样，你眼睛里的镜头（晶状体）会汇聚光线，生成上下颠倒的图像。是的，我们再强调一遍：晶状体汇聚光线在视网膜上生成的图像是上下颠倒的。但是，你的大脑会自动转化这种颠倒的图像，让它恢复正常，符合现实世界。但是，如果现实世界突然变了呢？20世纪中期，科学家们做了一个著名的实验，让受试者戴上一个特制的眼镜——这样他看到的世界就是上下颠倒的；结果非常惊人，受试者的大脑适应了这个颠倒的眼镜，它学会了新的调节机制，最终，受试者又看到了上下正常的世界！人们认为，婴儿刚刚出生的一小段时间里，他们看到的世界就是颠倒的，直至大脑学会如何反转图像，他们才会看到正常的世界。

眼见不一定为实

看看周围，或许你会感觉"一切正常"。实际上，你看到的不是世界真正的样子，而是大脑为你构建的图像。在你根本没有意识到的地方，大脑正在不断地过滤、组织你看到的东西。在你的大脑皮层中，将近一半的区域都与视觉处理有关。

当你看到某样东西的时候——比如说，有人朝你扔来一个苹果——信号会从你的眼睛迅速传到大脑，然后飞速扩散到大脑各个视觉区域。有的信号告诉你苹果的颜色，有的信号告诉你苹果的轮廓和形状，还有的信号传递的是苹果的运动轨迹。大脑将收集到的这些信号进行分析，然后告诉你："有一个红苹果正在朝你飞过来！"

你的大脑在不断地解释、演绎眼睛收集到的信息，不过有时候，眼睛看到的信息和大脑收到的信息会出现偏差，花纹、颜色和光都可能造成视错觉，"愚弄"你的大脑，让你看到实际上并不存在的东西，或者和实际情况不一样的东西。因为你的大脑已经学会了自动处理看到的东西，所以如果有新的东西出现，它会自动匹配以前的经验，试图将它解释为自己"想"看到的东西。

♫ 剧烈运动

你的眼睛非常辛苦，它每秒钟要移动三次。在三对肌肉的牵引下，眼睛能够左右、上下、绕圈移动（三对肌肉的侧视图见右）。当你观看某个静止不动的物品，眼球会做快速的小幅运动；而当你观看某个运动中的物品时，

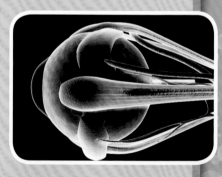

眼球运动的幅度会更大，也更加流畅。这些运动有时候会让你的眼睛十分疲惫，或者过度紧张。如果出现这种情况，你或许会觉得头痛、眼睛刺痛或者发痒，无法阅读，也无法集中注意力。这时候，请休息一下，让你的眼睛喘口气。但是，如果持续出现这些症状，那么你或许需要看眼科医生，他们会照顾好你的眼睛。

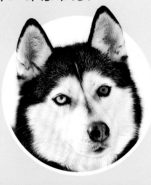

你肯定
不知道

　　虹膜异色症是身体的一种异常情况，它会让你拥有两只不同颜色的眼睛。虹膜异色症很少发生在人类身上，不过在狗狗身上却很常见！

你的眼睛能分辨出大约一千万种颜色。你觉得你见过这么多颜色吗？

大开眼界的 视错觉！

准备好了吗？开动你的大脑，一起来做下面的视错觉游戏，看清图片后面的真相！

哪个圈更大？

左右两堆圈圈都是中间一个橙圈，外层围绕着几个紫圈，那么，哪边的橙圈更大？答案或许会让你大吃一惊：两个橙圈一样大！右边的橙圈或许看起来会大一些，因为它周围的紫圈都比它小；而左边的橙圈看来比较小，因为它周围的紫圈都比它大。

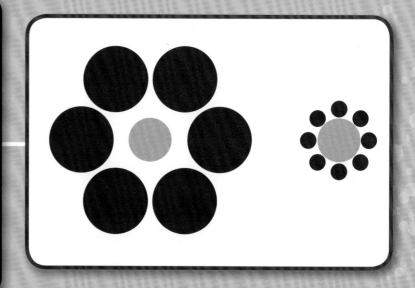

猜一猜方向

这个正方体朝向哪边？左下方还是右上方？或者你觉得一会儿朝左下方，一会儿朝右上方？你的感觉没错：它同时朝向两个方向。你的视觉系统"猜测"正方体朝向某一边，然后又"猜测"它朝向另一边。你无法同时看到它朝向两边，因为你的大脑无法判断哪一种"猜测"更对。

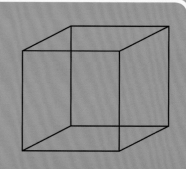

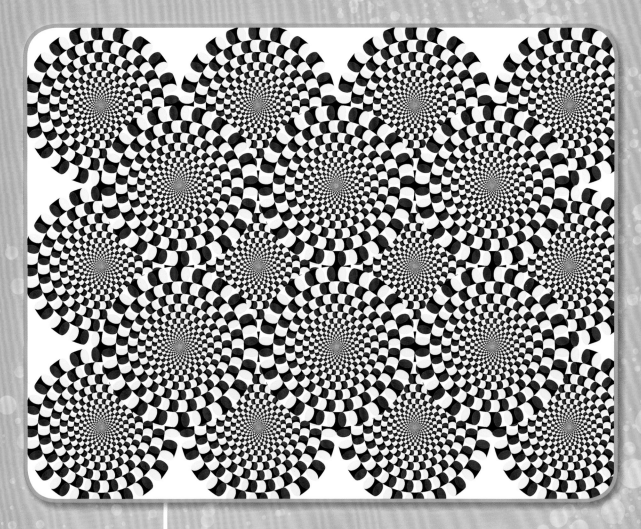

♫➦ 转圈圈

　　上面这张图里的圈圈是不是全都在转？别盯着看太长时间，不然你会头晕！这幅图欺骗了你的周边视觉（眼睛边缘看到的东西，而不是中间）。当你用眼睛侧面看东西的时候，也许会觉得看到的东西在动，但实际上它只是静止的花纹。

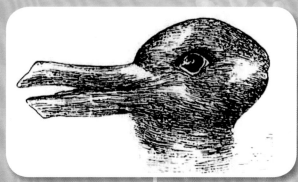

兔子还是鸭子？

　　这是一只鸭子！或许是一只兔子？或者在你眼里，它既是鸭子，也是兔子？对这张视错觉图的近期研究表明，如果在你眼里，鸭子和兔子能够轻松地来回切换，那么你的创造力很强。

大部分色盲患者都无法分辨绿色和红色。

你能听见我听见的声音吗？

嗡嗡嗡，蚊子的声音为什么那么吵？都怪你的耳朵太完美。你的耳朵能捕捉微小的声音，并将它转化为大脑听见的信息。

耳朵由三个部分组成：外耳、中耳和内耳，它们在一起玩"击鼓传声"的游戏。声音实际是空气的振动，首先，它进入你的外耳，敲打鼓膜上绷得紧紧的皮肤，让鼓膜也振动起来。

现在，你的中耳该出场了。振动的鼓膜让中耳内的三块小骨头晃动起来。

晃动的骨头摇动耳蜗里的液体，耳蜗是一根弯曲的管子，位于你的内耳里。耳蜗内壁上细小的纤毛来回晃动，触发纤毛根部的神经细胞，然后神经细胞向大脑发送信号，"喂，我听到了声音。"

与此同时，你的耳朵还有另一个任务。内耳里充满液体的特殊管子帮助你保持平衡。你动一动脑袋，这些液体就会来回晃动，管子里的纤毛和神经细胞会感觉到这些液体在动，它们会确保两边耳朵内的液体保持在同一水平线上。两边的液体平衡了，内耳就会知道你的身体也是平衡的。当你动起来的时候，耳朵里的神经会告诉大脑你在动。

🎵 油乎乎的耳屎

耳朵里总有黄褐色的耳屎，你有没有想过它们是哪里来的？耳垢——也就是我们说的耳屎——挺恶心的，不过它承担着重要的工作。耳垢会润滑你的耳朵，免得你的耳朵干燥发痒；它之所以黏糊糊的，是为了粘住进入耳朵的灰尘、水和细菌，从而保护你的鼓膜。

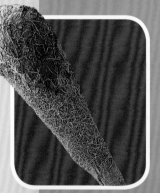

通过这张扫描电子显微镜彩图，我们可以看到棉签上的耳垢（红色部分）。

有的人能听见自己的眼球转动。

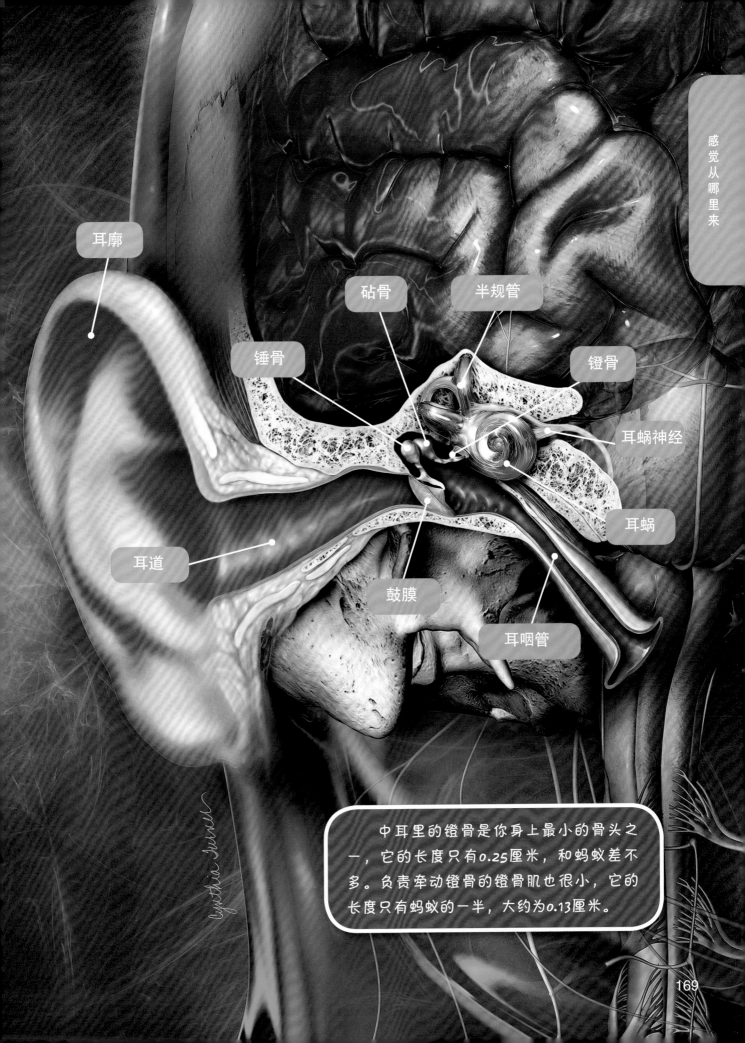

耳廓

砧骨

半规管

锤骨

镫骨

耳蜗神经

耳道

耳蜗

鼓膜

耳咽管

中耳里的镫骨是你身上最小的骨头之一，它的长度只有0.25厘米，和蚂蚁差不多。负责牵动镫骨的镫骨肌也很小，它的长度只有蚂蚁的一半，大约为0.13厘米。

169

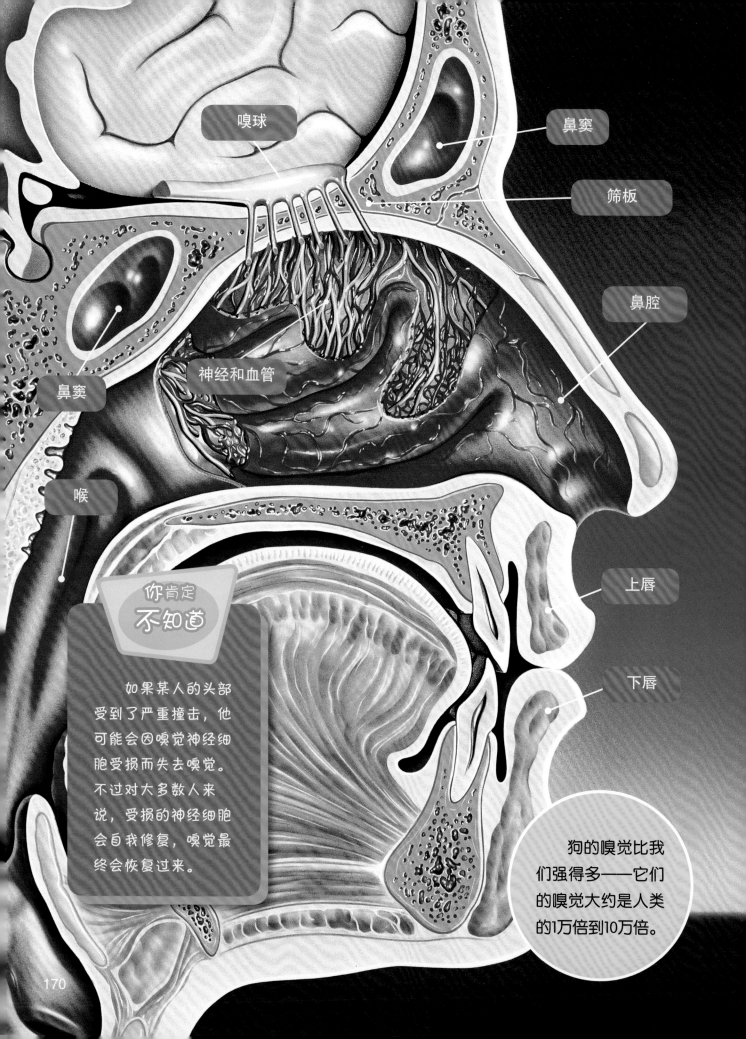

嗅球

鼻窦

筛板

鼻腔

神经和血管

鼻窦

喉

上唇

下唇

你肯定
不知道

如果某人的头部受到了严重撞击，他可能会因嗅觉神经细胞受损而失去嗅觉。不过对大多数人来说，受损的神经细胞会自我修复，嗅觉最终会恢复过来。

狗的嗅觉比我们强得多——它们的嗅觉大约是人类的1万倍到10万倍。

你的鼻子知道

你的鼻子知道如何向你描述周围的世界。鼻子会把空气吸入你的体内，过滤掉灰尘和微生物，还会帮助你发音。此外，你的鼻子还能分辨1万种不同的气味，无论是巧克力饼干的甜香味还是垃圾的臭味。

你吸气的时候就会闻到气味。空气通过鼻孔进入鼻腔（鼻子后面的开放空间），然后再进入你的肺。通过鼻腔时，空气会流经一小块邮票大小的组织，上面有大约4000万个嗅觉接受器。嗅觉接受器在空气中寻找有气味的化学物，如果找到了，它们就会向大脑发送信息；然后大脑分析信息，告诉你闻到了什么气味。

无论从哪个方面来看，嗅觉都非常重要。它不光能让我们闻到午餐有什么好菜，还能帮助我们发现危险。嗅觉神经可能会告诉你，"不要吃，这个东西已经变质了！"也可能告诉你，"有东西烧起来了！快找找看！"

闻闻这种气味

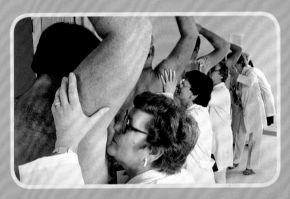

你的嗅觉灵敏吗？要是鼻子够灵的话，你可以尝试以此谋生！有的公司会聘请气味测试员来检测他们的香水、洗发水或其他产品，并为这些产品的气味打分。不过气味测试员的工作有时候也很艰难：某些公司会聘请除臭剂测试员来检测人们腋下的气味，以此评估除臭剂的效果。呃，真够恶心的。如果你觉得难以接受，请鼓起勇气。喜欢烹饪吗？我们的味觉有80%来自嗅觉，所以大厨们需要非常灵敏的鼻子，才能创造出新的美味食物。

171

味觉的崎岖之路

舌头大概不会是你身上最漂亮的器官。但如果没有舌头，那甜甜的巧克力蛋糕吃起来和锯末没什么两样，柠檬汽水也会变成白开水，你的生活会缺少很多味道。

为什么味觉来自舌头，而不是身体其他部位？比如说手指头？因为舌头上有成千上万个名叫味蕾的感觉器官。单个的味蕾小得看不见，但要是伸出舌头照照镜子，你会发现舌头上有很多粉红色的凸起，那就是味蕾汇聚的地方，这些凸起叫作舌乳头。

你把食物塞进嘴里，它会开始在唾液（口水）中溶化。舌头上的味蕾尝到唾液里的化学物，就会给大脑发送信号，然后大脑会决定作何反应："吃下去！"或者"哎呀！快吐掉！"

基本的味道分为五种，味蕾能尝到其中一种或多种，它们分别是：甜、酸、苦、咸、鲜。鲜味是指浓郁可口的风味，在日语中，这个词的意思是"美味"！

但是，如果舌头只能尝出五种味道，你为什么会感受到那么多丰富多彩的滋味？因为味道只是食物风味的一部分，除了不同的味道以外，食物的风味还包括气味、质地和温度。聪明的大脑会把这些信息综合起来，告诉你食物的"滋味"，而这一切都是在你不经意间完成的。

味觉测试！

我们来做一个小小的试验，看看如果没有嗅觉，你还能不能尝出食物的味道。请几位朋友和你一起搜集多种食物，例如不同口味的婴儿食品和橡皮糖、不同水果和蔬菜的切片。

首先，和平常一样把这些东西吃下去，注意一下，你应该能够很轻松地尝出食物的味道。

然后，蒙住一个人的眼睛，让她捏住自己的鼻子，然后再让她尝尝刚才的食物。在失去嗅觉的情况下，她能分辨出食物的味道有什么不同吗？

如果你和朋友不能很好地辨别食物的味道，这是因为气味是食物味道的重要组成部分。如果没有嗅觉的帮助，你无法单靠质地来分辨食物的种类。

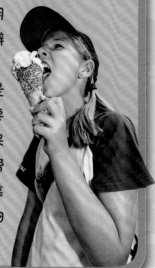

你的身体能在0.0015秒内尝到味道——比眨眼还快！

这些背面朝上的鱼鳞状凸起叫丝状乳头，它能感受到压力。

菌状乳头中包含着味蕾。

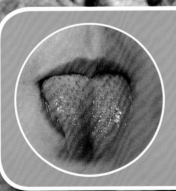

♪➡ 积少成多

我们拥有大约1万个味蕾，每个味蕾里有50个感觉细胞。食物的摩擦和温度常常会损害味蕾，但这些小家伙大约每10天就会自我更新一次。

人类舌头表面的扫描电子显微镜彩图。

173

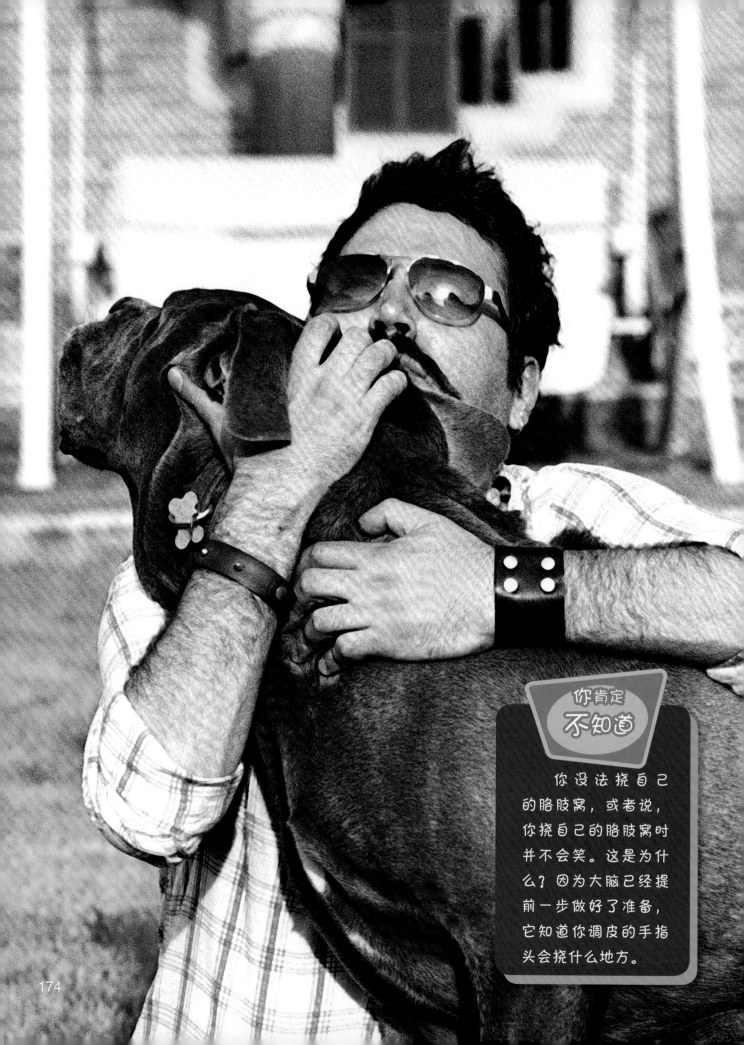

你肯定
不知道

　　你设法挠自己的胳肢窝，或者说，你挠自己的胳肢窝时并不会笑。这是为什么？因为大脑已经提前一步做好了准备，它知道你调皮的手指头会挠什么地方。

跟着触觉走

你的身体发育出了专门的视觉、听觉、嗅觉和味觉器官，但是触觉呢？身体没有专门的触觉器官，但许多身体部位都拥有触觉。你的手指头、手肘、鼻子都能触摸到别的东西，就连屁股都有触觉！

触觉是"通觉"之一，触觉感受器遍布全身。通觉非常重要，因为它随时监控着你的全身，哪怕你并没有注意到。你能感觉到衣袋里的手机在震动，蚊子在你胳膊上咬了一口，或者冬天的寒风吹过你的脸颊，这都是通觉在发挥作用。

疼痛是最重要的通觉之一。疼痛的感觉真的非常糟糕，不过无论你信还是不信，糟糕的感觉正是疼痛的关键所在！疼痛是身体让你远离危险的方式之一，如果不痛，你就永远都学不会远离锋利的刀子、破碎的玻璃或是滚烫的炉子！

空间感是另一种通觉，它又叫本体感觉，意思是"对自己的感觉"。来自肌肉、关节、眼睛和内耳的信号在大脑内会合，让你知道自己的每个身体部件处于什么位置，所以哪怕闭着眼睛，你也能摸到自己的鼻子！

➤ 触觉测试

想测试一下自己的本体感觉吗？你可以和朋友一起做下面这个巧妙的小测试。首先，请伸出双臂，掌心向前；然后双臂交叉，反手交握十指。最后，保持这个姿势收回双臂，把交叉的十指放到下巴下面。

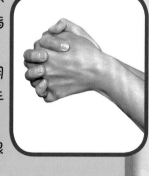

现在，让朋友指着你的某根手指，但不要碰到，你试着动一动这根指头，结果如何？

有的人会动另一只手上对应的指头，因为他的大脑被弄糊涂了。大脑明明看到这只手在左边，那只手在右边，却没有意识到两只手交换了位置。给大脑一点时间，它会意识到自己犯了错，然后纠正过来！

超能动物

现在你知道了自己的身体和大脑感受世界的方式。但其他生物呢，它们也是用同样的方式感受周围的世界吗？动物的身体和大脑各不相同，因此它们感受世界的方式也不一样。有的动物拥有的感觉更少，程度也更弱——比如说，盲鼹鼠生下来就是瞎的，它们一辈子都看不见东西——而有的动物却拥有比我们强大得多的感觉，还有的动物拥有的感觉种类比我们多。我们很难想象这些感觉是什么样的，因为我们的身体压根就没有那种感觉。所以在我们眼里，这些动物就像拥有超能力一样，一起来看看这些"超能"动物吧！

⤴ 红外线

有些蛇能"看见"热量，你知道吗？所有生物都会释放出一种名叫红外线的能量波。对大多数动物（包括人类）来说，红外线是不可见的。但某些蝰蛇的脸部却长着特殊的器官——颊窝，这种器官可以感觉到红外线的能量波及其位置，哪怕是在黑暗中。有了颊窝，这些蛇就能轻而易举地追捕猎物，尤其是在晚上！

白唇竹叶青蛇

⤴ 回声定位

蝙蝠、海豚和鲸的听觉都十分灵敏，它们甚至演化出了一种很酷的方式，靠听觉来判断某样东西的位置，这种方式叫作回声定位。

顾名思义，回声定位就是某些动物利用回声——音波撞到某个东西，然后反弹——来定位周围的物品。这种天然的导航能力帮助蝙蝠、鲸和海豚寻找食物、确定自己处在什么位置、探知周围有什么东西（或者人！）。

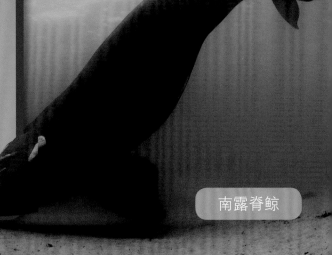

南露脊鲸

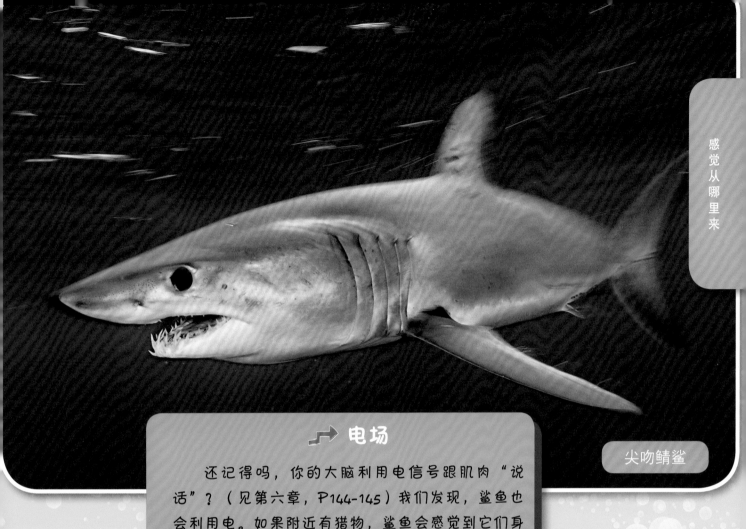

尖吻鲭鲨

⤳ 电场

还记得吗，你的大脑利用电信号跟肌肉"说话"？（见第六章，P144-145）我们发现，鲨鱼也会利用电。如果附近有猎物，鲨鱼会感觉到它们身上携带的电流。鲨鱼能感觉到极其微弱的电流，但它的感受范围仅限于周围0.9米以内。

鸽子

⤳ 磁场

你用过罗盘吗？要是用过的话，你应该知道，罗盘上的小针永远都指向地球的磁北极。

鸽子的脑子里也有类似罗盘的东西，当然不是小针，而是某些对地球磁力有反应的微粒，它们的作用和罗盘一样。鸽子飞行时靠磁场辨别方向。科学家认为，很多长途迁徙的动物至少在一定程度上依靠磁场来寻找方向。

鸭嘴兽能通过自己的喙感觉到其他动物释放的电场。

177

生命的循环

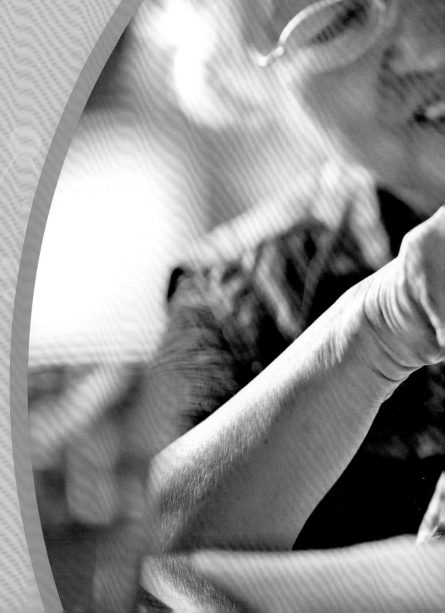

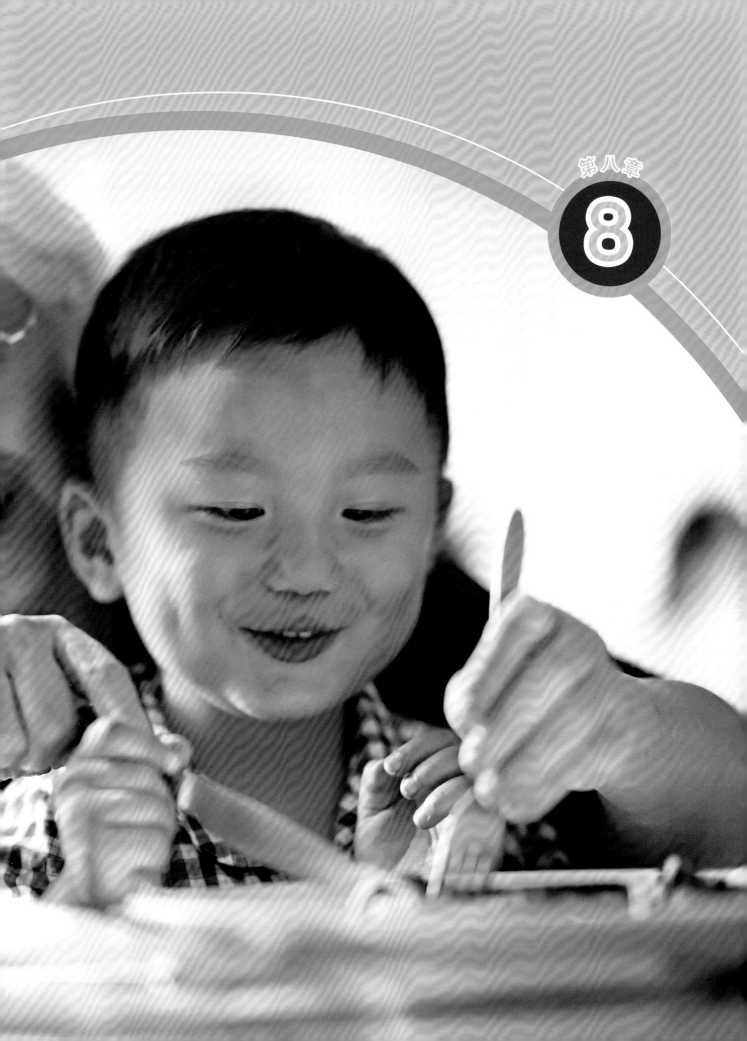

第八章

8

基因：让你成为你自己

你是独一无二的——这不是夸张，世界上没有第二个和你一模一样的人，哪怕你有双胞胎的兄弟姐妹。

也许你看起来和家里人有些相似（或者行为相似、兴趣爱好相同），但你体内的"指令"让你成为了独一无二的你自己。这些指令叫作基因，从你生下来那一天起，它们就存在于你身体的每一个细胞里。

你的身体里有一些包含DNA（脱氧核糖核酸）的线状结构，名叫染色体，基因就藏在你的染色体里。DNA储存着你的遗传"密码"，也就是你的"制造蓝图"，包括你拥有哪些特征，比如说，你眼睛和头发的颜色。你的父母通过基因把某些特征传递给你：你从父母亲那里各继承一套23条染色体，一共46条。你体内几乎每一个细胞里都包含着这46条染色体，或者说23对。（染色体对的图片见右。）

在你出生以后，很多特征慢慢变得明显：也许你的头发和爸爸一样是棕色的，也许当你慢慢长大，人们会说你的鼻子和妈妈长得一模一样；当你进入青春期，也许你还会发现自己有很多地方和爸爸妈妈十分相似。基因会伴随你一生。未来某一天，你有了孩子，你的基因也会传给自己的孩子。

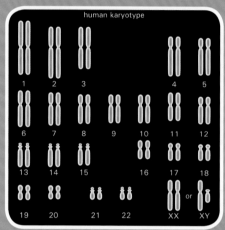

这就是演化！

基因里包含的特征不光是头发和眼睛的颜色，它还携带了人类的许多基本信息。比如说，为什么你会长成一个人，而不是熊，也不是瞪羚？因为你的基因！

但我们和其他动物的区别或许比你想象的更小。通过研究人类和其他动物的DNA，研究者会发现我们和动物亲属有多相似（或者多么不同）。所以要研究人类的演化，DNA也是非常重要的工具。

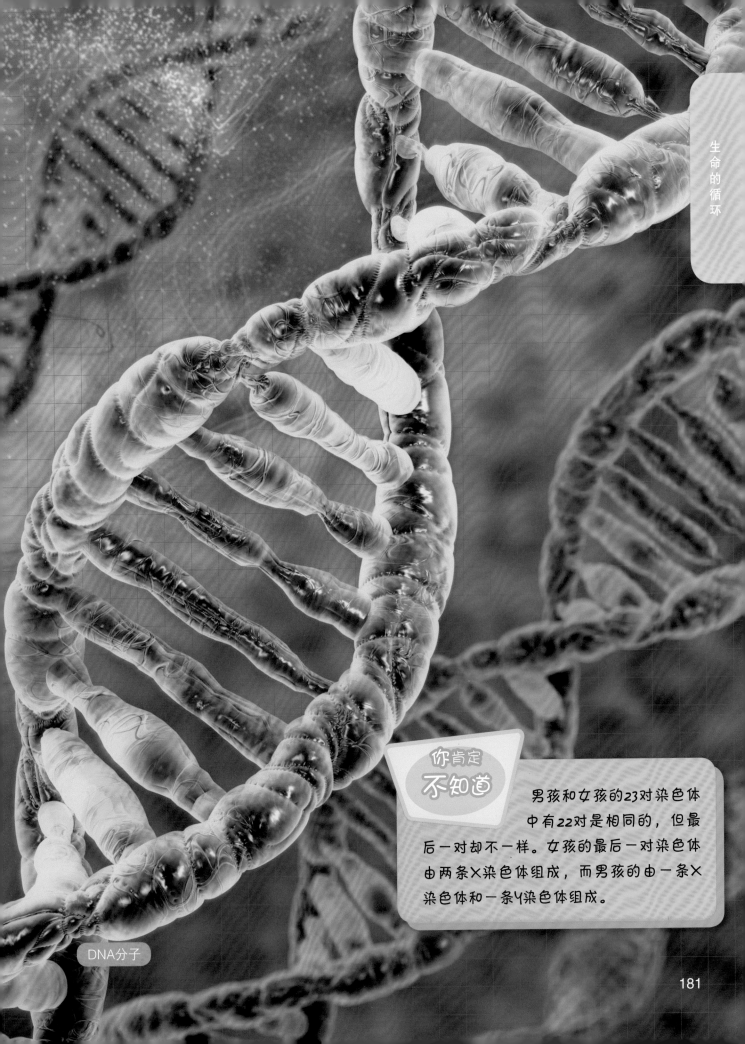

你肯定
不知道

男孩和女孩的23对染色体中有22对是相同的，但最后一对却不一样。女孩的最后一对染色体由两条X染色体组成，而男孩的由一条X染色体和一条Y染色体组成。

DNA分子

181

这张电脑合成图上的精子（左下）正在准备进入卵子。

卵子

细胞质

细胞核

核膜

细胞膜

头

中段

尾

精子

积·少成多

在四个月的时间里，雌性棱背鼠每28天就会生下一窝小鼠，每窝数量2～10只不等。

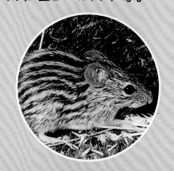

繁殖

男性和女性的身体大部分是相同的，无论男女，身体的大部分系统——例如消化系统、循环系统和呼吸系统——以相同的方式工作。但却有一个系统彼此不同，那就是我们的生殖系统。因为男性和女性的生殖系统必须共同合作，才能制造出新的生命（婴儿），这个过程叫作受精。

男性生殖系统会产生一些名叫精子的细胞，而女性生殖系统则会产生卵子。卵子存放在两个卵巢内，每个月女性的某个卵巢会释放出一个卵子（有时候不止一个，见右栏"双胞胎"），卵子沿着输卵管移动，如果在路上遇见了男性的精子细胞，那它可能会受精，也就是说，某个精子和卵子结合起来。受精卵继续沿着输卵管移动，在子宫内壁上停留下来，发育成宝宝。

虽然所有的精子细胞都包含着父亲的染色体，所有卵子细胞都包含着母亲的染色体，但每个精子和卵子携带的遗传信息却不尽相同。要不是这样，同一个家庭里的孩子就全都一模一样了！所以当携带父亲染色体的精子遇上携带母亲染色体的卵子，就会创造出全新的独特细胞，也就是你。36小时内，这个细胞就会分裂成两个，每个都和原来一模一样。然后细胞进一步分裂，越来越多，你在妈妈体内踏上了生命的旅途！

⤻ 双胞胎

有时候，母亲的卵巢会一次性释放出一个以上的卵子。如果出现这种情况，那么两个（或者更多！）卵子可能同时受精，然后一起发育成婴儿，这样的情况叫作异卵双胞胎。由于异卵双胞胎是不同的精子与不同的卵子结合，彼此独立发育，所以他们的DNA相似度与普通的兄弟姐妹完全相同。

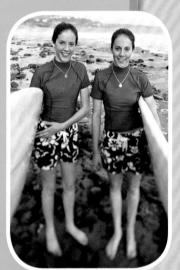

而有的时候，一个受精卵会分成两半，创造出同卵双胞胎。由于同卵双胞胎来自同一个精子和同一个卵子，所以他们的DNA几乎完全相同。同卵双胞胎的性别一定是相同的，要么都是男孩，要么都是女孩。即便如此，同卵双胞胎也可能有许多不同之处，包括指纹！

在你出生之前

你或许很难想象，所有人——包括你自己——的生命都是从一个细胞开始的。这个细胞复制出更多细胞，每个细胞核里都包含着同样的DNA。细胞通过有丝分裂不断增殖，最终创造出一团细胞球，也就是胚芽。在大约40周（9个月）的时间里，你在妈妈的身体里不断长大，这个过程叫作怀孕，最后当你长到足够大的时候，你就会来到这个世界上。

在8周的胚芽期里，你的一些重要身体器官会开始发育，例如大脑、心脏和其他器官。到16周的时候，你的面部轮廓已经比较清楚了，包括嘴唇、眼睑和耳朵。这时候的你甚至还会做鬼脸，啃手指头！

到了第20周，你的个头已经和西柚差不多大了，而且也更加强壮：妈妈甚至能感觉到你在肚子里踢打！你还开始做一些现在也会做的事情，例如眨眼、吞咽、睡觉和苏醒。再过10周，到第30周的时候，你已经可以听到声音了，如果外面的光线够亮，你甚至能注意到亮光。你的样子看起来也越来越像婴儿。

虽然婴儿出生时的"周数"可能不太相同，但同样能够健康成长。不过人们通常认为，到39周，宝宝才算"足月"，也就是说已经发育完全，准备好来到这个世界上。

骨头不够硬！

你相信吗，当你出生的时候，你拥有三块不同的颅骨？呃，其实准确的说法应该是这样：在你出生的时候，你的头盖骨（颅骨）还没有融合在一起，它分成三大块。这是大自然帮助宝宝顺利出生的方式，这样宝宝的头能够更容易地装在妈妈的肚子里面。

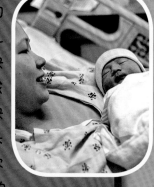

会发生变化的不光是颅骨。婴儿出生时共有约300块骨头和软骨，但成年人一共只有206块骨头！剩下的骨头去哪儿了？随着你慢慢长大，小块的骨头会"融合"在一起，变成更大的骨头，就像头盖骨融合起来，变成颅骨。所以保持营养充足对婴儿和儿童来说特别重要，因为他们需要这些营养（例如钙）来帮助骨头融合成强壮的骨骼。

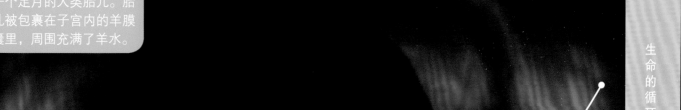

这张电脑合成图上是一个足月的人类胎儿。胎儿被包裹在子宫内的羊膜囊里，周围充满了羊水。

子宫

羊水包裹着宝宝

脐带

🎵➡ 积·少·成·多

　　大多数婴儿出生时的重量是2.5千克～4.5千克。不过有的宝宝体重远远超过了这个上限，比如说，最近在美国加州出生的一个宝宝体重达到了6.9千克，他因此成为了这个州有史以来最重的新生儿之一！

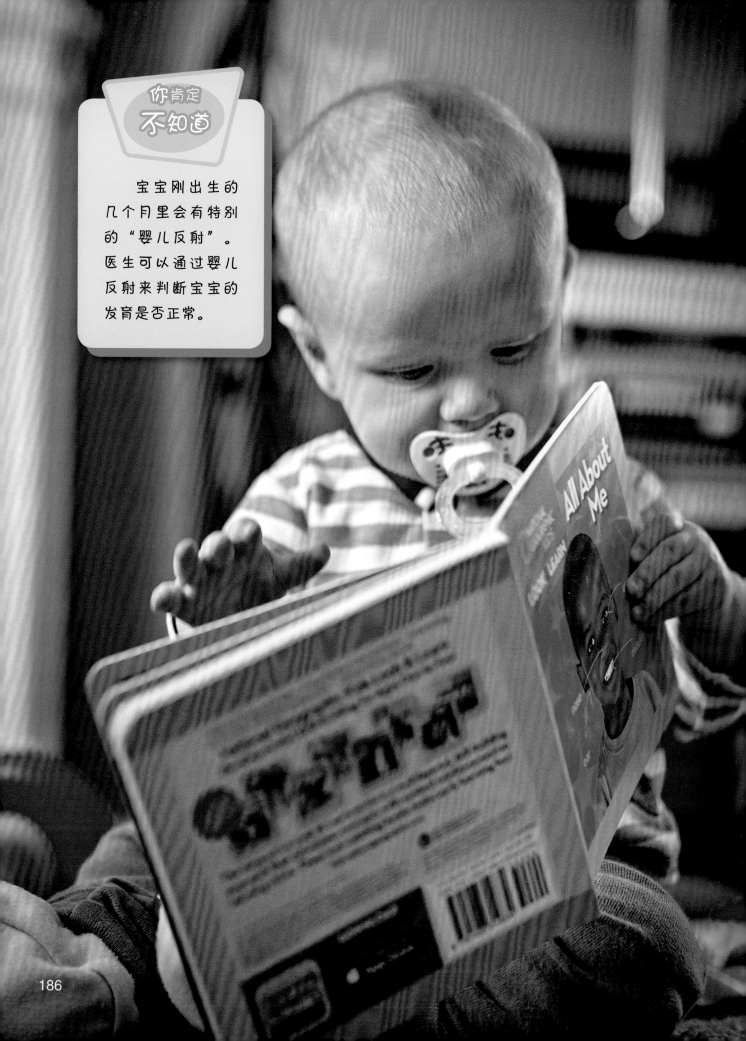

宝宝刚出生的几个月里会有特别的"婴儿反射"。医生可以通过婴儿反射来判断宝宝的发育是否正常。

婴儿期

在你出生后，医生会剪断你的脐带，也就是把你和妈妈连在一起的那根带子，它所在的位置就是你现在的肚脐。作为刚刚出生的婴儿，你经常需要吃东西，那时候你的食物要么是妈妈的乳汁，要么是特别为婴儿准备的配方奶，而且，你每天的睡眠时间可能多达16个小时！

当你长大了一点以后，睡眠时间就会减少一些。出生4~7个月后，你颈部、背部、腿部和臂部的肌肉会变得强壮一些，于是你学会了翻身和坐起来。然后，你逐渐学会了靠四肢支撑起自己的身体，来回"滚动"——这是爬行的第一步。到大约6个月的时候，你的体重可能已经是出生时的两倍了！

7~10个月时，你可能已经能够倒退着爬行了，或者可以躺着"蠕动"。不过很快你就可以靠四肢向前爬行，然后是站立，再然后，到了1周岁左右，你或许就能真正走出人生的第一步。

在生命的第一年里，你的身体会经历不可思议的变化，你的个头长大了，体格也更强壮；与此同时，你的大脑也在飞速发育，吸收海量信息。到1岁生日时，你的身高可能达到了出生时的两倍，体重则是原来的三倍，头围也增加了10.2厘米左右！对于周围的世界，你已经有了很多了解：你开始认识周围的人（或许还有宠物！），聆听他们的语言，你能听懂部分词语，包括你自己的名字。这一年你真的十分忙碌，但你的旅程才刚刚开始。

⤵ 睁开小·眼睛

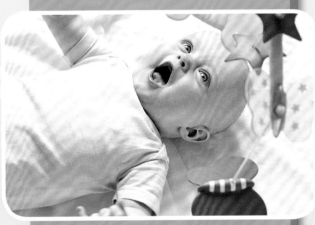

婴儿出生时视力十分模糊。几个月的婴儿看得最清楚的是离脸20~30厘米的东西。

刚刚出生的婴儿无法判断物品的距离，或者说缺乏深度知觉。直到5个月大，婴儿才能建立起三维的视觉。

那颜色呢？新生儿的视网膜还没有发育完全，所以他们只能"看见"光和暗的巨大区别。黑色和白色会在新生儿的视网膜上留下明显的印象，让婴儿生活在高对比度的环境里有助于大脑的视觉发育。

做个孩子真好

婴儿期之后，你进入了幼儿期。 1岁左右的时候，你学会了走路，然后便是奔跑。你开始踮着脚尖站起来，蹦蹦跳跳，四处攀爬，甚至还学会了踢球。在2～3岁时，你或许会注意到其他孩子，并和他们分享玩具；你学会了玩"假装"游戏，并开始按照形状和颜色分类物品。幼儿期你学会了更多词语，别人说的话你基本上都能听懂了。

再长大一点，到三四岁的时候，你就成了学龄前儿童。这时候你大概学会了骑三轮车，而且爬得更高，跑得更快。你各方面的能力都有很大提高，无论是转弯、猜谜语还是摆弄机械玩具。你学会了说完整的句子，或许还会试着表达自己的观点！

到了5岁左右，你开始上小学，新环境带来了新的挑战，也让你变得更加独立。你不光学会了做数学题，还知道了吃健康食物和锻炼身体有多么重要。你开始学会交朋友，融入孩子的团体。

4岁之前，女孩通常比男孩发育得更快一点。不过到了4岁以后，男孩和女孩每年都会长高5.1厘米左右，直到青春期到来。女孩的青春期开始时间通常是8～13岁，而男孩则是10～14岁，这个阶段通常会持续3～4年，在青春期里，你会发现自己和别人都在经历巨大的变化。

想想看！

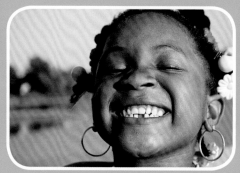

现在，你或许已经掉了几颗"乳牙"，长了几颗"恒牙"。大部分恒牙都会顶替原来乳牙的位置——想想你的上下四颗门牙——但也有一部分恒牙是从牙龈里新长出来的。6岁的时候，你或许就会开始长"六岁大牙"，这几颗臼齿位于口腔后面以前没长过牙齿的地方。当你长大成人以后，牙龈更靠里的位置还会长出几颗智齿。

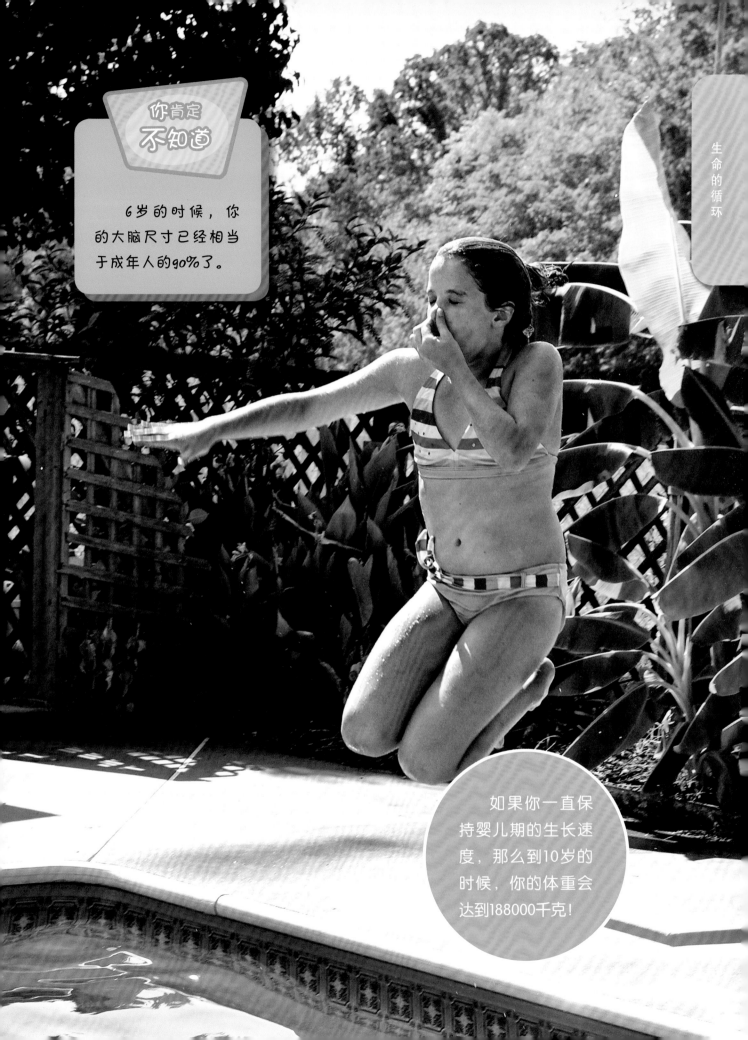

你肯定
不知道

6岁的时候，你的大脑尺寸已经相当于成年人的90%了。

如果你一直保持婴儿期的生长速度，那么到10岁的时候，你的体重会达到188000千克！

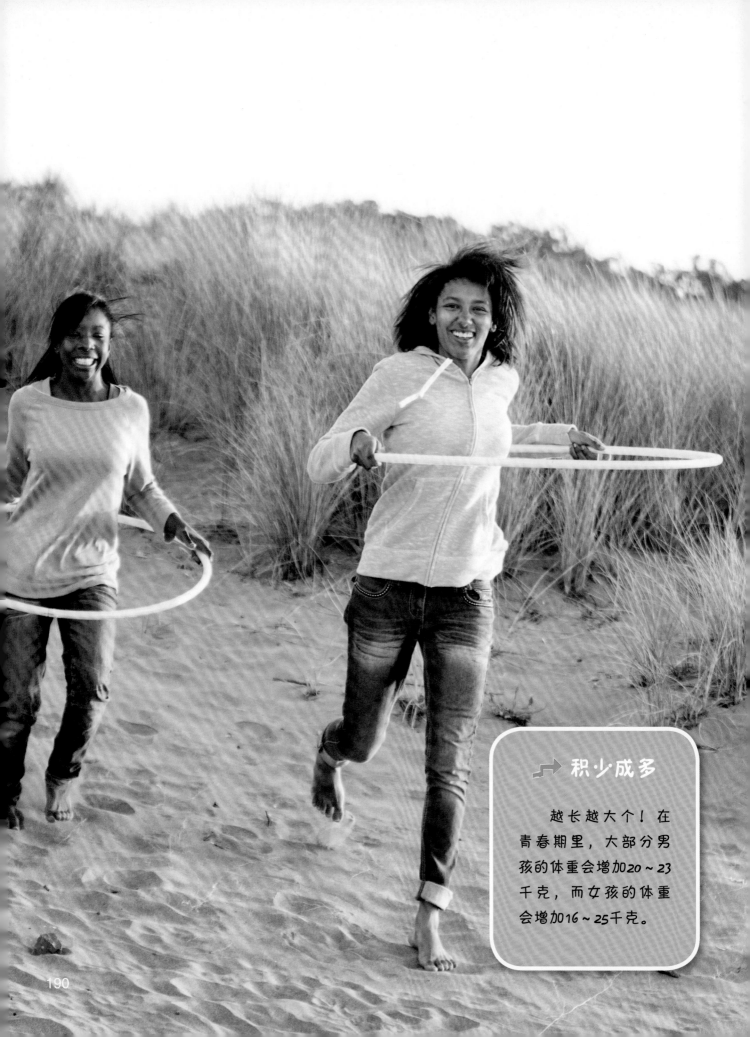

➡ 积少成多

越长越大个！在青春期里，大部分男孩的体重会增加20～23千克，而女孩的体重会增加16～25千克。

青少年期

随着你进入青少年期，你会迎来身体和情绪的许多变化。还记得第六章里的激素吗？青春期影响你的许多变化都是激素作用的结果。位于脑部下方的脑垂体会分泌出特殊的激素，影响女孩的卵巢和男孩的睾丸。这些激素会让你身体的各个部位发生变化。女孩们开始拥有女人的玲珑曲线，男孩的肩膀变得更宽，更像个男人。男孩的声音也会变得更加低沉，而无论男女，所有人的体毛都会变得更多，生殖系统也会发育成熟，做好为人父母的准备。在这段时间里，你也许还会发现自己的胳肢窝里有些不愉快的气味，这也是因为激素！激素会刺激腋下的汗腺，汗液和生活在皮肤上的细菌（微生物）混合，散发出臭味。多注意个人卫生，每天洗澡，有助于减轻体臭。

🎵➡ 冲刺警报！

青春期的男孩和女孩身高都会往上蹿一大截，这个长得特别快的阶段叫作发育高峰。女孩的发育高峰比男孩要早两年左右，大约从10岁开始；大部分男孩的发育高峰要等到12岁或者13岁。虽然男孩起步更晚，但他们很快就会追上女孩的身高，而且通常还会长得更高一些。在青春期结束之前，发育高峰的男孩和女孩每年大约会长高7.6厘米~12.7厘米！身高的发育高峰会持续好几年，在这段时间里，男孩的身高总计增长23厘米~28厘米，女孩总计长高23厘米左右。

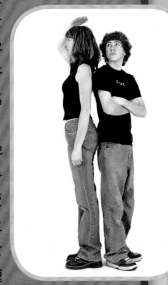

你能长多高？很难说，因为身高主要由基因决定。如果你的父母都很高，那么你有很大几率是个高个子。而要是你的父母都很矮，那么你也很可能一样矮。等到你发育结束，结果才会水落石出！

长大成人

一旦长大成人，你就成为了为自己负责的独立个体。 到二三十岁的时候，你的身体已经发育完毕，良好的饮食习惯和有规律的锻炼会帮助你保持身体健康。

四五十岁被称为中年，当你进入这个年纪，早期打下的健康底子能保证你的身体正常运转。中年人会发现自己的思想和身体都在变化，比如说，脸上出现线条（皱纹），头发比原来稀少，手上出现棕褐色的"老年斑"；你的记忆、推理和理解能力（脑功能）可能会出现一定的衰退。而你的孩子可能已经快要长大成人，面临你二十年前曾经经历的人生抉择。你可能会开始考虑退休，或者停止工作，干点儿别的事情。老年已经离你不远。

从2000年到2050年，全世界60岁以上的人口在总人口中所占的百分比将上升一倍，从11%变成22%。

⇗ 动物也会长大成年

长大并不是人类的专利，所有动物都会同样经历生命的几个阶段：出生期、成年期和老年期。和我们一样，很多动物出生时的样子和父母差不多，只是个头要小很多，然后慢慢长大，比如说，小鸡仔会长成大鸡。但还有一些动物小时候的样子和长大以后完全不像，比如说蝌蚪长成青蛙。某些昆虫会在几周内走过"完全变态发育"的四个阶段，例如帝王斑蝶。它们会从卵孵化成幼虫（毛毛虫），然后结成"蛹"（蛹外有硬质的茧），最后成年个体破茧而出。

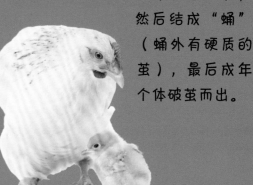

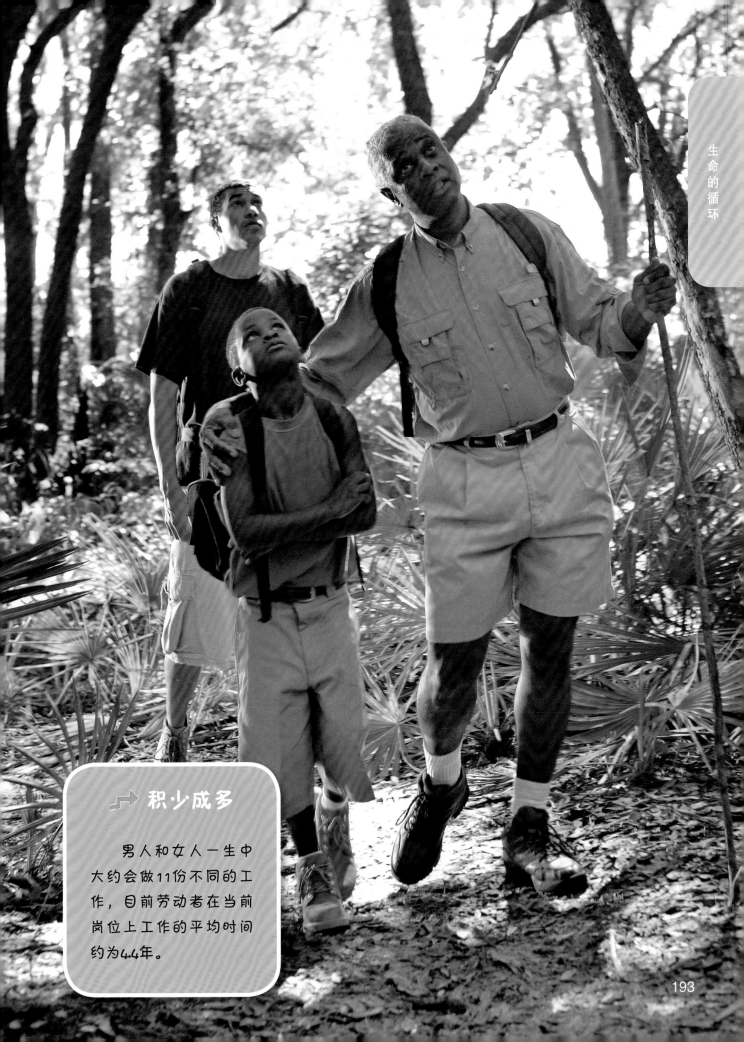

↱ **积少成多**

　　男人和女人一生中大约会做11份不同的工作，目前劳动者在当前岗位上工作的平均时间约为4.4年。

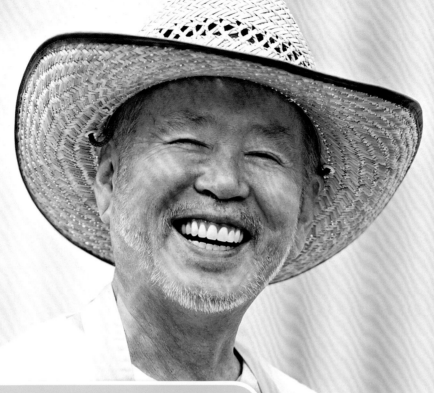

➡ 积少成多

　　人类的寿命可达100岁以上，可是比起世界上那些活得最久的动物来，这个数字还差得远！长寿冠军的争夺者包括能活177年的加拉帕戈斯象龟、能活200年的红海胆和能活400年的北极蛤。

有记载的最长寿的人是一位法国女性。她活了122年又164天。

慢慢变老

你也许会逐渐衰老，但在这个过程中，保持健康依然非常重要。从六十岁开始，直至七八十岁乃至九十岁，人们会发现自己脸上和身上的皱纹越来越多，例如颈部和双手。老年人的头发可能会变白或者变少，甚至全部掉光，还会出现一些以前没有的健康问题，例如关节疼痛肿胀，造成行动不便。脑功能——例如记忆、推理和理解能力——进一步衰退，有人甚至会出现老年痴呆，也就是大脑认知能力（记忆、思考之类的能力）退化，难以照顾自己。

尽管如此，很多老年人依然拥有健康充实的生活。无论如何，研究表明，积极乐观的态度能让你活得更久，此外，还有一些办法可以提升老年人的生活质量，比如养宠物，通过冥想（放松大脑）之类的活动减压，多吃富含抗氧化剂（让逐渐衰老的细胞保持健康的物质）的食物，锻炼（帮助心脏保持健康），多笑（欢笑能降低皮质醇和肾上腺素之类的压力激素水平）。

长寿秘方

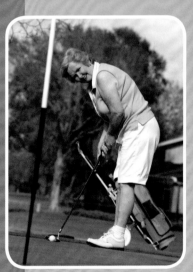

美国国家地理学会的一位研究者发现，意大利撒丁岛、日本冲绳、美国加州洛马林达的人们比其他地方的人活得更久、更健康。这些地方的百岁老人数量明显比其他地方高，生病的人也更少。这是为什么？因为他们生活充实、定期锻炼、自己种植水果和蔬菜，而且他们拥有明确的生活目标，居住的地方离家人比较近或者社区氛围良好。

完整的 生命循环

测试时间到！看看你有多了解人类的生命循环？

真的还是假的？

① 基因是让你成为你自己的"指令"。

② 大部分男孩的发育高峰来得比女孩早两年。

③ 所有恒牙都是顶替原来乳牙的位置长出来的。

④ 青春期孩子身上出现的很多变化都是因为激素。

⑤ 异卵双胞胎的性别一定是相同的。

单选题

⑥ 新生儿每天最多能睡多少个小时？

A.8 B.16 C.4 D.24

⑦ 人类细胞中有多少条染色体？

A.26条，或者说13对

B.52条，或者说26对

C.46条，或者说23对

D.32条，或者说16对

⑧ 婴儿通常在什么时候开始走路？

A.12个月 B.6个月

C.2个月 D.4个月

⑨ 从四岁到青春期之前，儿童的身高大约每年增加多少？

A.2英寸 B.5.1厘米

C.0.17英尺 D.以上均正确

连线题！请将每句话的描述与右边对应的图片相连。

⑩ "也许我已经长大了，但我依然能保持童心！"

⑪ "有史以来……跳得……最远的一次。"

⑫ "希望我的孙子能跟上……"

⑬ "我是新来的。有谁帮我找件衣服穿吗？"

⑭ "感谢发育高峰——我的个头比去年高多啦！"

⑮ "孩子VS.滑梯……我赢啦！"

答案：1.真的；2.假的；3.假的；4.真的；5.假的；6.B；7.C；8.A；9.D；10.e；11.c；12.f；13.a；14.d；15.b

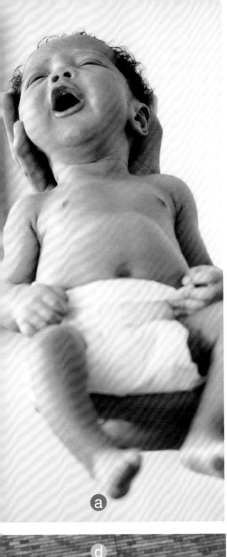

a

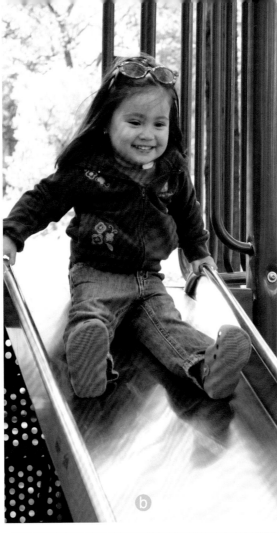

b

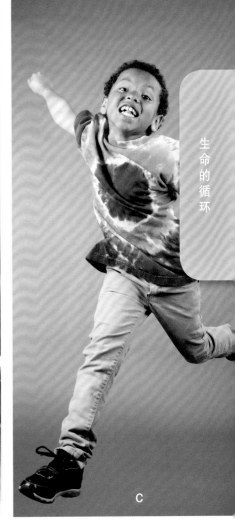

c

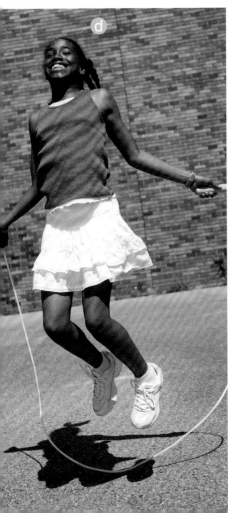

d

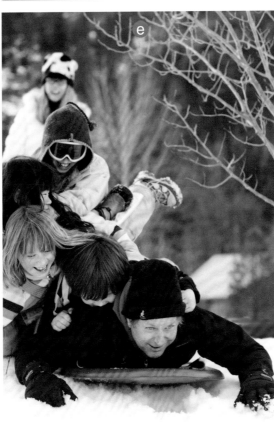

e

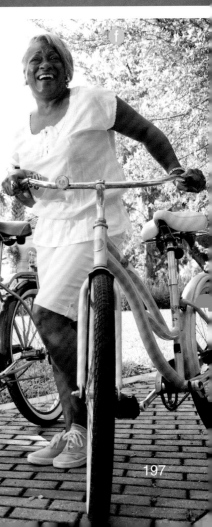

f

197

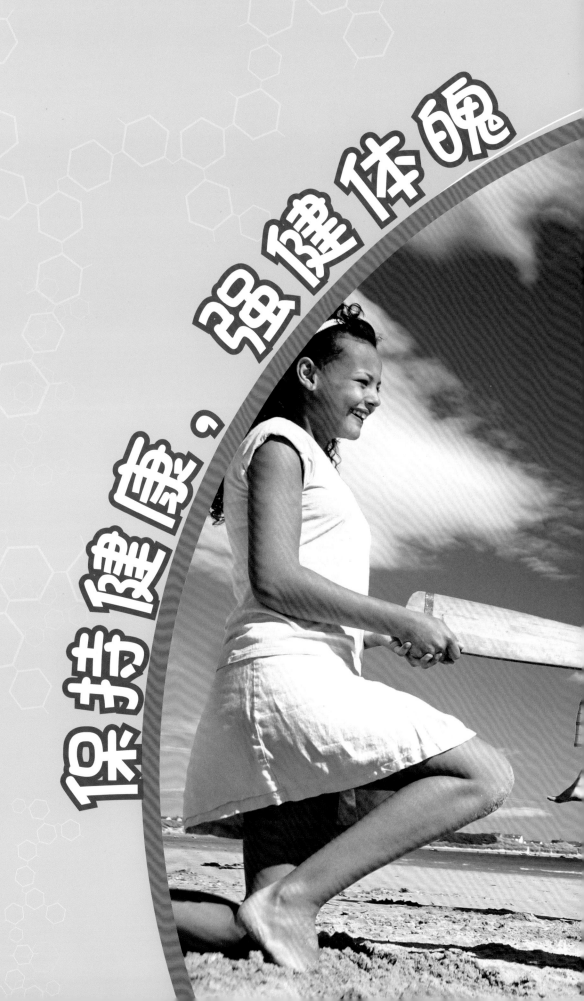

保持健康，强健体魄

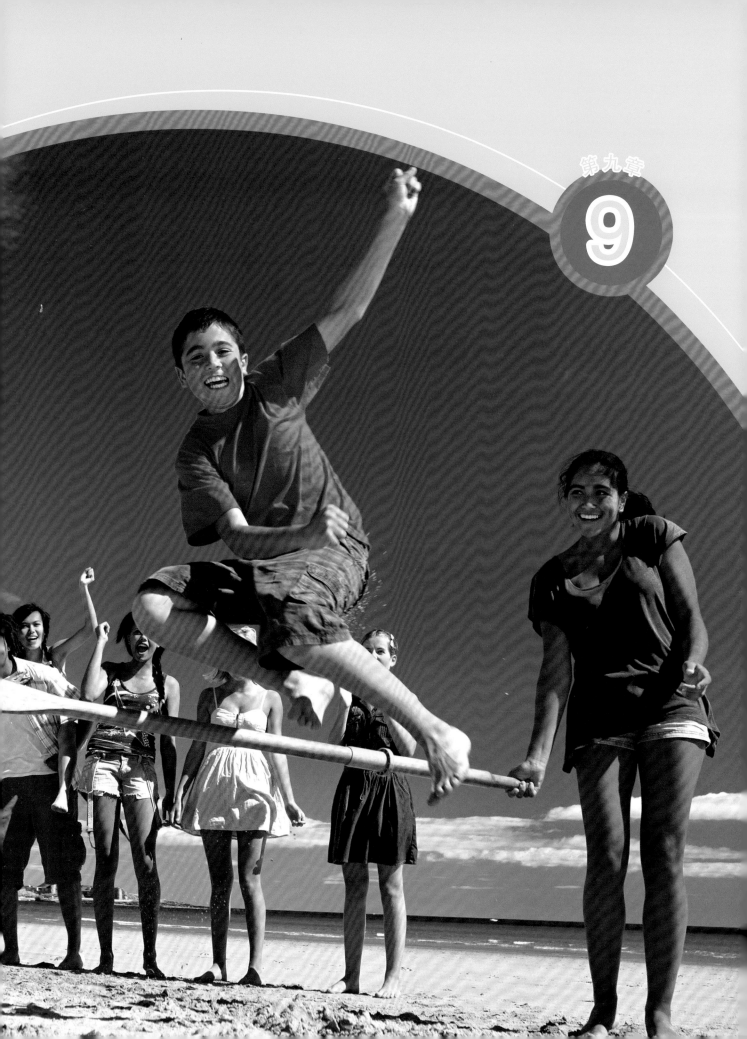

你的免疫部队

身体拥有自己的军队，那就是你的免疫系统。这支部队每天24小时，每周7天，全年无休，时时刻刻保卫着你的健康。

你的皮肤、器官和细胞中都驻扎着大批的免疫部队。皮肤就像一道墙，把微生物挡在外面；专门的免疫细胞和蛋白质是身体的第二道防线，负责过滤掉入侵的坏蛋；血液里的白细胞像步兵一样在血管中巡逻，搜捕入侵者。

身体的免疫部队骁勇善战，但要让它们完全发挥战斗力，你也有重要的任务。下面这几件简单的小事能帮助你保持身体健康，让免疫部队变得更加强大：

平衡膳食，摄入足够的水果、蔬菜、全谷物和蛋白质；

通过运动和其他趣味活动保持体形；

保证充足的睡眠；

勤洗手，尤其是在饭前；

定期体检；

与传染病患者保持距离，例如感冒或流感患者，直至他们痊愈；

做到以上几点并不意味着你就一定不会生病，但至少你已经为抵抗疾病尽到了自己的努力。

➔ 气喘吁吁！

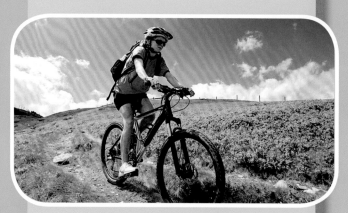

多运动是保持健康的重要途径。运动能提升你的专注度和注意力，从而让你在学校里表现得更好。但运动有时候会让你气喘吁吁！奔跑、玩耍和锻炼可能会让你开始喘粗气，甚至有点呼吸困难。高强度的运动中，你的身体需要为肌肉提供更多的氧气，以确保完成你的每一个动作。你的肺和呼吸系统的其他器官努力工作，试图将更多氧气送进血液，再输送给肌肉；这时候你或许会感觉自己需要休息一小会儿，才能继续玩下去。

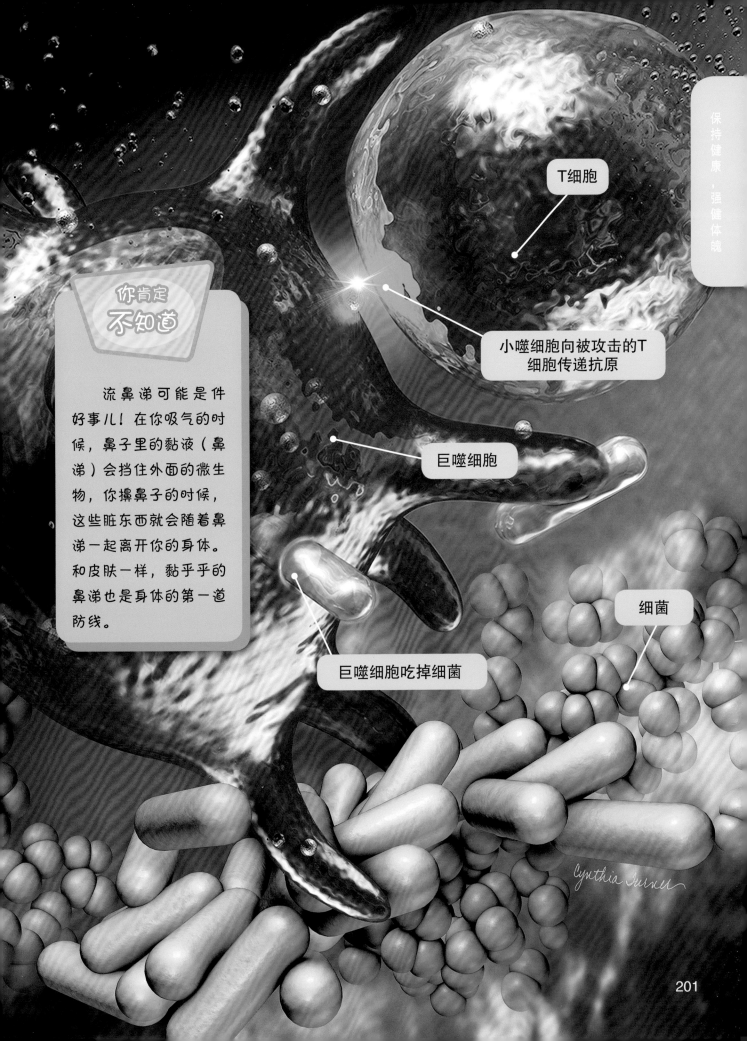

T细胞

小噬细胞向被攻击的T细胞传递抗原

巨噬细胞

细菌

巨噬细胞吃掉细菌

你肯定
不知道

　　流鼻涕可能是件好事儿！在你吸气的时候，鼻子里的黏液（鼻涕）会挡住外面的微生物，你擤鼻子的时候，这些脏东西就会随着鼻涕一起离开你的身体。和皮肤一样，黏乎乎的鼻涕也是身体的第一道防线。

Cynthia Turner

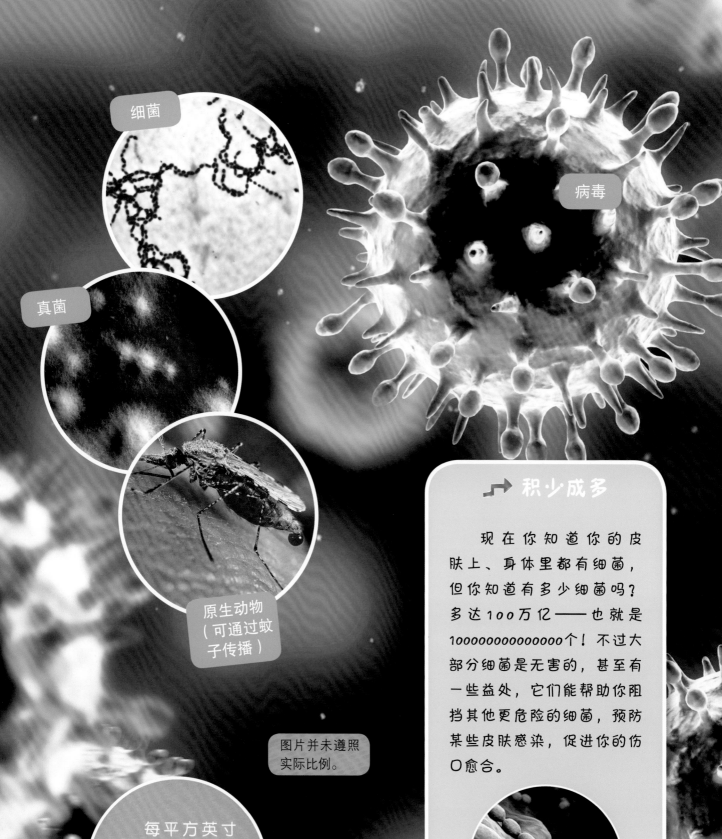

细菌

真菌

病毒

原生动物
（可通过蚊
子传播）

图片并未遵照
实际比例。

每平方英寸
（6.5平方厘米）
的皮肤上有大约
600万个细菌。

积少成多

现在你知道你的皮肤上、身体里都有细菌，但你知道有多少细菌吗？多达100万亿——也就是100000000000000个！不过大部分细菌是无害的，甚至有一些益处，它们能帮助你阻挡其他更危险的细菌，预防某些皮肤感染，促进你的伤口愈合。

侵略者来啦！

有的微生物（很小的生物）会让你生病，它们的个头太小了，肉眼根本看不见。 科学家把这些致病微生物——包括细菌、病毒、真菌和原生动物——叫作病原体，但你常常听到的名字可能是"病菌"。

在地球上，细菌无所不在，包括你的身体内外。有的细菌对我们有好处，有的细菌则会让你生病，还有的细菌基本无害。生活在我们体内的"好"细菌帮助消化系统正常工作，某些药品和食品中也有"好"细菌。但有害菌会带来一些小毛病，包括耳部感染和脓毒性咽喉炎。

病毒必须寄生在其他生物（宿主）体内才能存活；一旦找到宿主，病毒就会生长、繁殖，占领宿主的身体。最常见的致病病毒包括感冒病毒和流感病毒。

真菌的食物来自植物、动物或是被它们寄生的人。有的真菌会寄生在你的身上，引发皮癣之类的皮肤病。

原生动物是一种单细胞生物，它们可能藏在被污染的水或是肮脏的环境里，借助这些途径传播疾病。这些寄生虫可能引发某些感染，例如疟疾，如果被携带疟疾的蚊子咬了，你可能就会生病。

惊人的发现

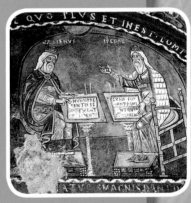

在科学家发现病菌之前，人们对疾病的原因众说纷纭。很多个世纪以来，人们觉得让你生病的是神或者邪灵。然后到了公元前400年左右，一位名叫希波克拉底的希腊医生（见右上图）告诉人们，疾病不是神造成的。但直到两千年后，科学家们才第一次发现了病菌，从而找到了病菌和疾病之间的关系。

进击的病毒

阿嚏！你的同桌打了个喷嚏，然后又打了一个，而且还没捂鼻子。几天以后，你开始吸鼻子、咳嗽，感觉很不舒服。你被他传染了感冒！几个月后，某个病人用手捂着嘴咳嗽，然后用这只手拧开门把离开房间——当然，她离开了，但病菌却留了下来！幸运的是，你明白病菌的传播方式。你知道，要是你伸手去开门，病菌就会从门把传到你的手上，很快你也会生病。

病菌有多种传播途径：直接接触被感染者，例如共用器皿或水杯，或是跟被感染者握了手然后揉了自己的眼睛；通过空气传播，例如有人在你旁边咳嗽，甚至对着你的脸咳嗽，却没有捂上鼻子和嘴巴；通过食物传播，如果准备食物的人没有洗手；通过水传播，水源可能遭到污染；还有通过动物传播给人，比如某个人被感染疟疾的蚊子叮咬。

➨ 惊人的发现

一位执着的医生靠着一张地图和一根泵柄解开了病菌的谜团。19世纪50年代，英国伦敦附近的地区出现了霍乱。这种疾病会导致呕吐和腹泻，甚至可能致命。当时大部分医生认为霍乱通过空气传播，但有一位名叫约翰·斯诺（右图）的医生却认为，霍乱是通过水传播的。

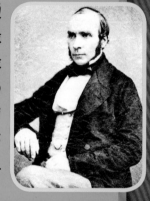

那时候大部分人的饮用水和清洗用的水来自公用的水井。约翰·斯诺绘制了一张某口水井周围的霍乱病例地图，这张地图表明，所有霍乱患者都是从这口井里抽水的。他想出了一个办法：直接卸掉井上水泵的柄，这样人们就取不到井里的水。水井停止使用后，人们果然不再生病了！最后，斯诺的发现让全世界的人开始清洁水源，重视排水系统。

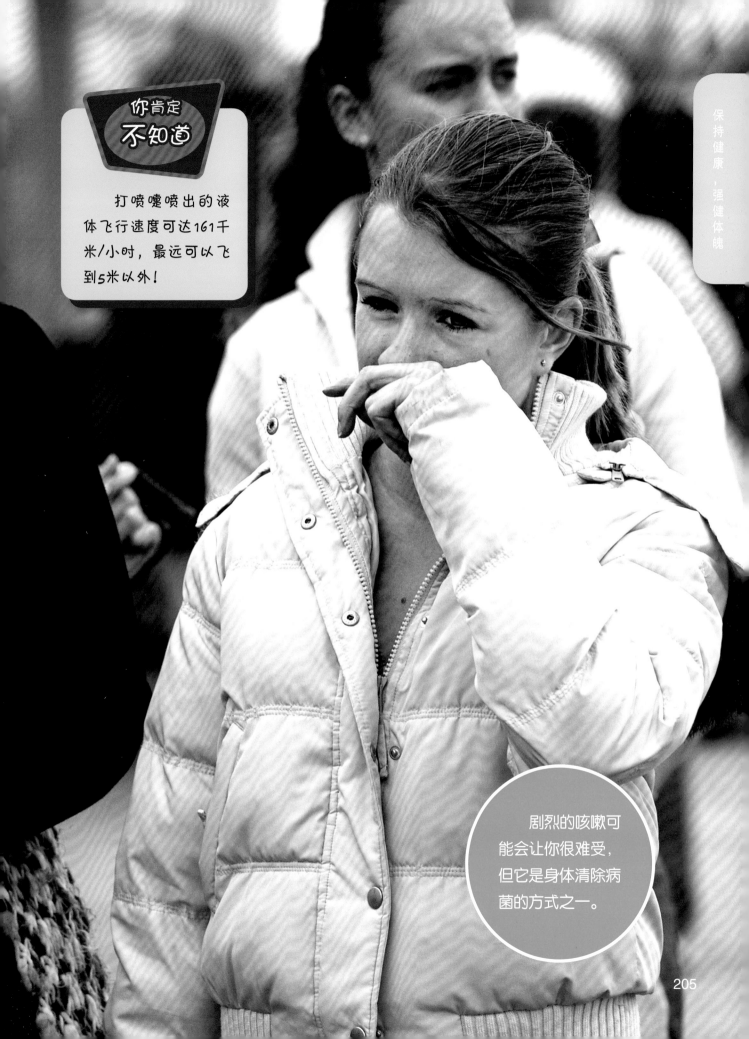

你肯定
不知道

打喷嚏喷出的液体飞行速度可达161千米/小时，最远可以飞到5米以外！

剧烈的咳嗽可能会让你很难受，但它是身体清除病菌的方式之一。

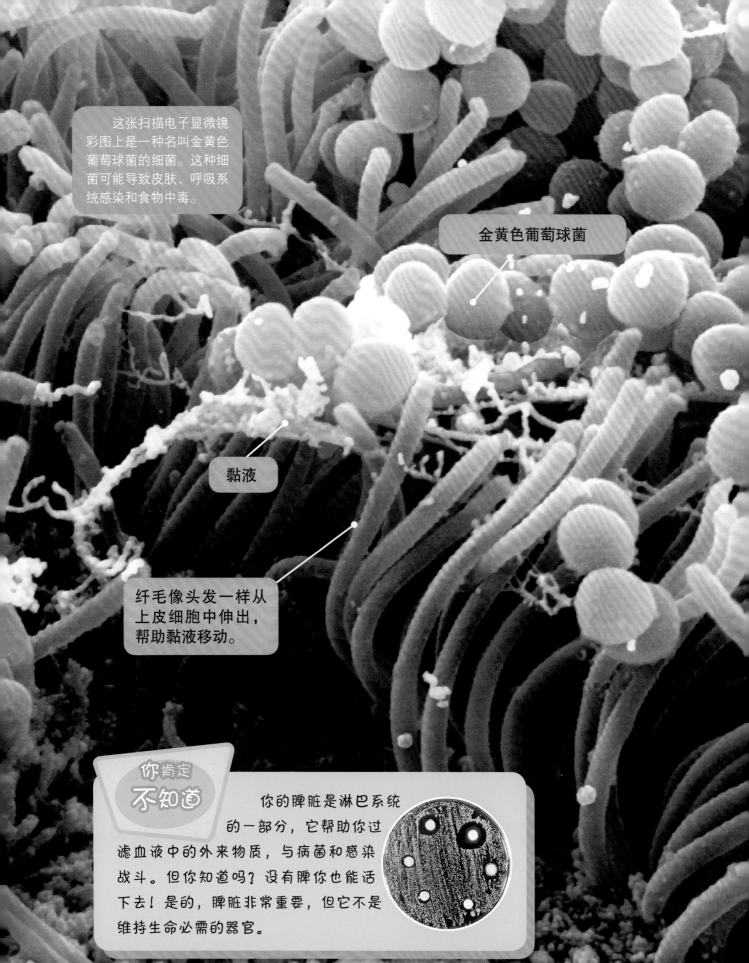

这张扫描电子显微镜彩图上是一种名叫金黄色葡萄球菌的细菌。这种细菌可能导致皮肤、呼吸系统感染和食物中毒。

金黄色葡萄球菌

黏液

纤毛像头发一样从上皮细胞中伸出，帮助黏液移动。

你肯定**不知道**

你的脾脏是淋巴系统的一部分，它帮助你过滤血液中的外来物质，与病菌和感染战斗。但你知道吗？没有脾你也能活下去！是的，脾脏非常重要，但它不是维持生命必需的器官。

赶走病菌！

你的皮肤就像一道墙，挡住了气势汹汹的病菌。 如果病菌绕开皮肤，通过眼睛、嘴巴或鼻子进入你的身体，它们也将面临另一道防线。眼泪和唾液（口水）中的溶菌酶会将病菌包围，鼻子、喉咙和胃内壁上黏乎乎的薄膜也有同样作用。鼻子和肺里头发似的纤毛是这层薄膜的有力后援，纤毛会像小扫帚一样把病菌扫进喉咙，然后通过咳嗽或喷嚏排出体外。

就算这些病菌历尽艰辛，穿过了前面的防线，那么胃里还有强效的液体等着它们；胃里的液体含有盐酸，这是一种很强的酸，一滴就足以溶穿木片，它们会中和有害的致病细菌。等等——既然胃酸这么强大，那它为什么没有溶穿你的肚子？因为我们的胃内壁上有一层防酸的保护性黏液。

你体内的细菌细胞数量比你自己的细胞多十倍。

➜ 亲眼看看

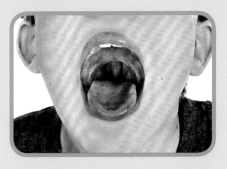

大人常常教你，伸舌头不礼貌，但在某些时候，这个动作却是必要的！比如说，医生有时候会叫你张大嘴巴，说"啊"，通过观察你的嘴巴，医生可以发现很多东西。比如说，健康的舌头应该是粉红色的，表面湿润；灰白色的舌头可能意味着你某些地方发生了感染。健康的舌头还应该有些粗糙，因为味蕾之间有凹凸不平的舌乳头；如果舌头过于光滑，那或许是因为缺铁或者缺乏维生素B。你可以张大嘴巴，自己看一看！

207

细胞卫士

尽管身体竭尽全力抵御病菌，但有的病菌仍然会进入你的体内。皮肤上的伤口和你的鼻子都可能成为细菌进入身体的通道，但即便绕开了皮肤的防线，它们也将面对身体里的另一支部队：你的白细胞。

白细胞（白血球）分为很多种，它们在血液里巡逻，随时准备抵抗侵入的病菌。噬菌细胞会包围有害生物，然后将它们消化掉；两种淋巴细胞（B细胞和T细胞）通力合作，寻找并摧毁感染：B型淋巴细胞（B细胞）能识别特定种类的病毒或细菌，然后产生抗体，将敌人"锁住"，随后T型淋巴细胞（T细胞）会干掉这些入侵者。完成任务以后，你的身体会制造有记忆的B细胞和T细胞，如果再遇到同样的病菌，身体就能做好更充分的准备，击退侵略者。这样的机制叫作免疫。

如果某个社区里有很多人接种了某种传染病的疫苗，那么该疾病大规模爆发的可能性就会降低，大部分人都会得到保护。

疫苗

获得免疫力有两种途径：一种是你得过某种病，从而让身体记住它；另一种是医生直接给你注射疫苗，不需要患病就能获得免疫力。大部分疫苗需要打一针（例如百日咳疫苗），不过也有一些疫苗是口服剂（例如轮状病毒疫苗）或是鼻喷雾（流感疫苗喷雾）。

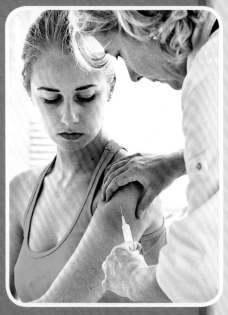

疫苗的原理是这样的：医生将少量经过弱化的病菌或死病菌送进你的身体，这些病菌不会让你生病，却足够刺激免疫系统，让它认出入侵者，并开始制造对付入侵者的抗体。你的身体会"记住"这种病菌，制造出有记忆的T细胞和B细胞，以防同样的敌人再次出现。

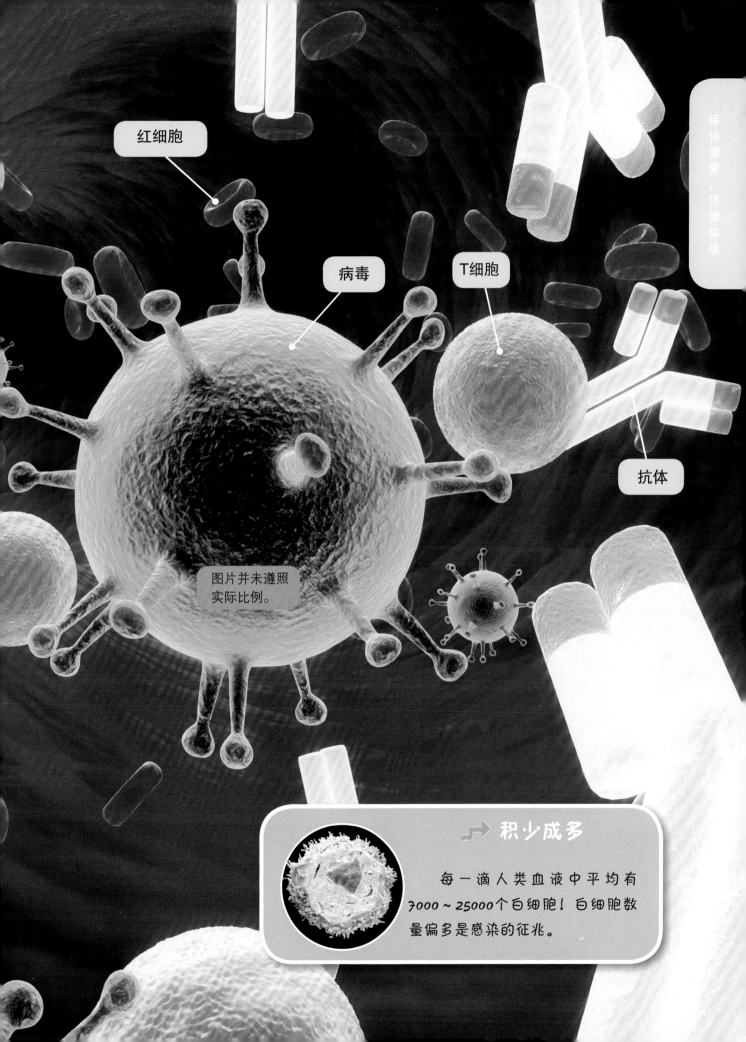

红细胞

病毒

T细胞

抗体

图片并未遵照实际比例。

♫↗ **积少成多**

每一滴人类血液中平均有7000~25000个白细胞！白细胞数量偏多是感染的征兆。

皮试可以测量
是否过敏

美国有将近1500万人对
食物过敏。最常见的致敏食
物包括牛奶、鸡蛋、花生、
坚果（例如腰果）、大豆、
小麦、贝类和鱼。

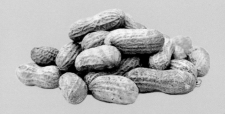

美国季节
性过敏的人超
过3500万。

讨厌的过敏

为什么闻到花香的时候你的眼睛会流泪？摸摸邻居的猫也会流泪？为什么你最好的朋友不能吃坚果？答案你很清楚：因为过敏。免疫系统保护你远离病菌侵袭，但有时候它们的"保护"会将一些人们通常认为无害的东西当成入侵者。眼睛发痒、流鼻涕、气喘、打喷嚏，这些都可能是过敏的表现，而过敏原或许是花粉或动物皮屑。食物（例如坚果）过敏反应可能包括起疹子、胃痛或呼吸困难。某些严重的过敏反应甚至可能危及生命，严重过敏患者可能会随身携带药物，以防万一。食物过敏的人必须随时注意查看食品标签，以免吃下含有过敏原的食品。

我们为什么会过敏？过敏可能是与生俱来的家族遗传，也可能是后天性的。随着年龄的增长，食物过敏可能会慢慢消失；但在某些情况下，过敏反应可能会一直伴随你，不过你可以通过药物控制它。过敏专科医生可以帮助过敏患者找到最适合自己的解决方式。

♫ 有趣的过敏

花粉、霉、尘螨、动物皮屑和食物都是常见的过敏原。有人对昆虫叮咬过敏，还有人甚至会对药品过敏。你周围或许就有人（或者你自己）对某样或某几样东西过敏。但是有人甚至会对阳光过敏，你能想象吗？这是真的！这种情况非常罕见，但日光性荨麻疹患者一旦暴露在紫外线下就会长疹子。接触性皮炎患者可能碰一下硬币、首饰或其他含镍的物品就会起疹子。很多人还对漆酚过敏，这是一种油性物质，毒漆藤就含有漆酚。

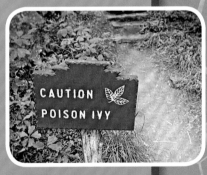

211

对抗病菌的英雄

今天我们对病原体和疾病的了解并不是凭空得来的。多亏了无数科学家、发明家和先驱者的不懈努力和辛勤工作，我们对疾病的了解才越来越广泛、越来越深入，我们的身体才越来越健康。在这里，我们将介绍几位对抗病菌的英雄。

1796年：爱德华·詹纳医生发现，从家畜身上感染"牛痘"的人似乎就不会再得天花，这是当时最致命、最可怕的疾病。他用实验证明了自己的猜想，从而打开了接种疫苗的大门。他故意给一个小男孩接种牛痘，让男孩发生轻微的感染，从而让孩子获得了对天花的免疫力。

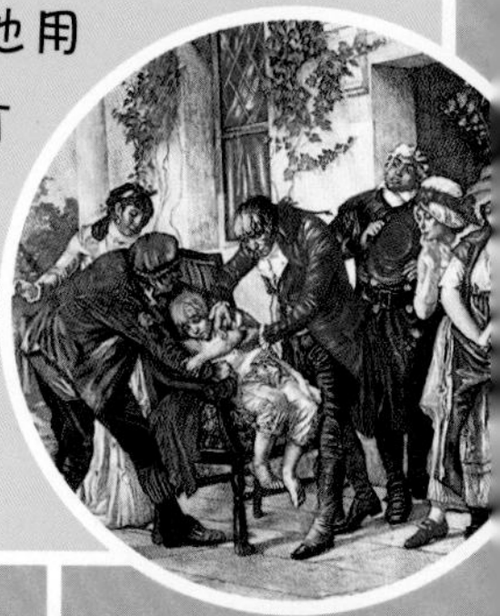

1600   1700   1800

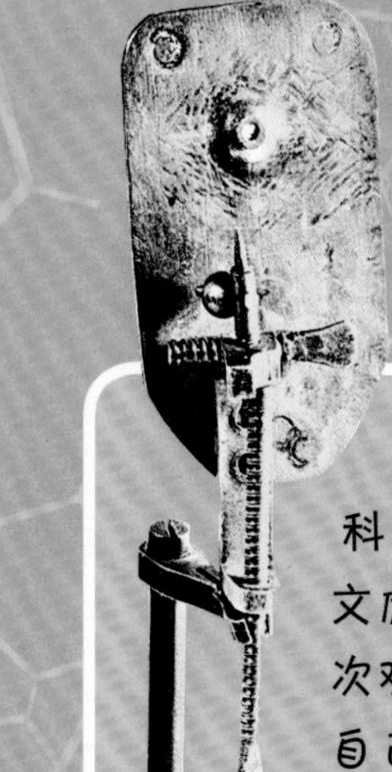

17世纪70～80年代：荷兰科学家、显微镜学家安东尼·范·列文虎克利用自制的显微镜（左图）第一次观察到了细菌的存在。他还通过研究自己的粪便、观察唾液和大便中不同类型的细菌发现了寄生原生动物。这位"显微镜之父"还在牙垢中发现了细菌。

19世纪60～80年代：法国化学家、微生物学家路易·巴斯德发现，微生物会导致酒（和其他饮料）变质，并由此判断，可以通过加热液体来预防变质。这种方法被称为巴氏灭菌法，它消灭了多种食物和饮料中的病原体（携带疾病的细菌和病毒）。巴斯德的工作促使人们发现，传染病是由进入人体的微生物引发的。他还发明了最早的炭疽疫苗和狂犬病疫苗。

1915年：约瑟夫·戈德伯格医生宣布，糙皮病不是由细菌或病毒引发的，它与皮疹、腹泻、脑部疾病等微生物引发的疾病完全不同。通过对患者的研究，戈德伯格医生得出结论，糙皮病是由于患者的膳食中缺乏某些维生素。但是在当时，全世界的人们坚信所有疾病都通过病菌传播，戈德伯格花了很大力气才说服大家，营养不良同样会引发疾病。

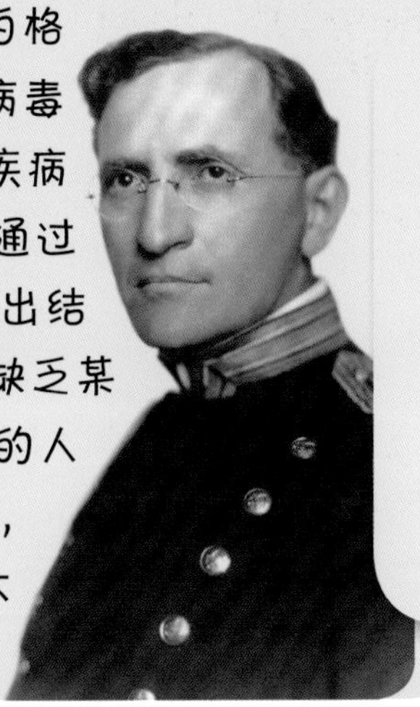

19世纪70年代：生于苏格兰的科学家帕特里克·万巴德发现，象皮病由携带寄生虫的蚊子传播。在他的指引下，科学家们发现了昆虫还能携带其他疾病，例如疟疾。

19世纪70～80年代：德国医生、微生物学家罗伯特·科赫证明了炭疽病是由炭疽杆菌引发的。他毕生致力于研究细菌性疾病，并发明了一种给细菌染色的方法，让科学家能够更容易地通过显微镜观察细菌。通过在实验室中培养的细菌，科赫找到了多种疾病对应的致病细菌，包括肺结核和霍乱。

1928年：苏格兰医生、细菌学家亚历山大·弗莱明偶然发现，细菌培养皿中的一块霉斑周围完全没有细菌。他用这种霉——也就是青霉菌——做了实验，并发表论文指出它未来的应用前景。但直到第二次世界大战期间，青霉素才首次进入批量生产，它是世界上最早的抗生素。

1900

1884年：法国细菌学家查理斯·尚柏朗发明了一种瓷质的过滤器，可以滤出水中的细菌。这个发明滤掉了水里的微生物，包括伤寒、霍乱和白喉的病原体，从而改善了饮用水的卫生情况。

CORREOS 1993 CUBA
JOSEPH LISTER 1827-1912
CELEBRIDADES DE LA CIENCIA

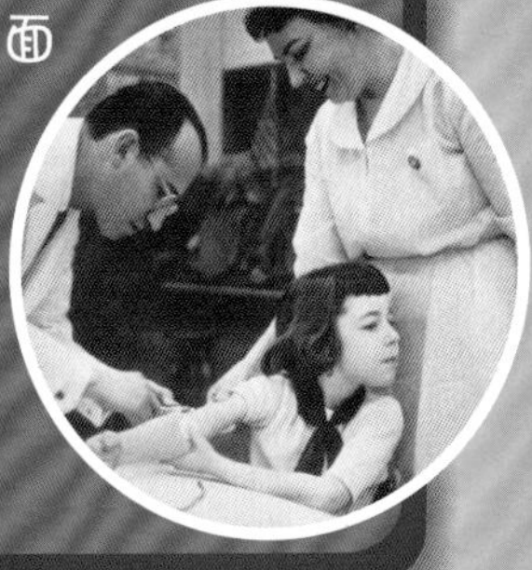

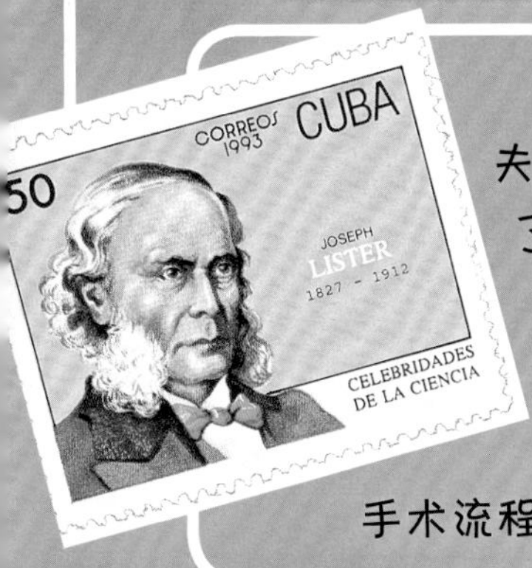

1865年：英国外科医生约瑟夫·李斯特爵士（左图）开始用浸透了苯酚的敷料包裹伤口，从而引入了外科手术消毒的概念。苯酚是一种清洁剂，能够预防感染。这位医生还首创了洗手、消毒器械的手术流程。

1955年：乔纳斯·索尔克（下图）发明了脊髓灰质炎疫苗，这种传染病可能导致瘫痪甚至死亡，患病者常常是儿童。索尔克发现，灭活（死）病毒疫苗能够为人们提供对疾病的免疫力，这是一个重大的突破。他的疫苗成功地解决了公共健康面临的严重危机，拯救了无数生命。

213

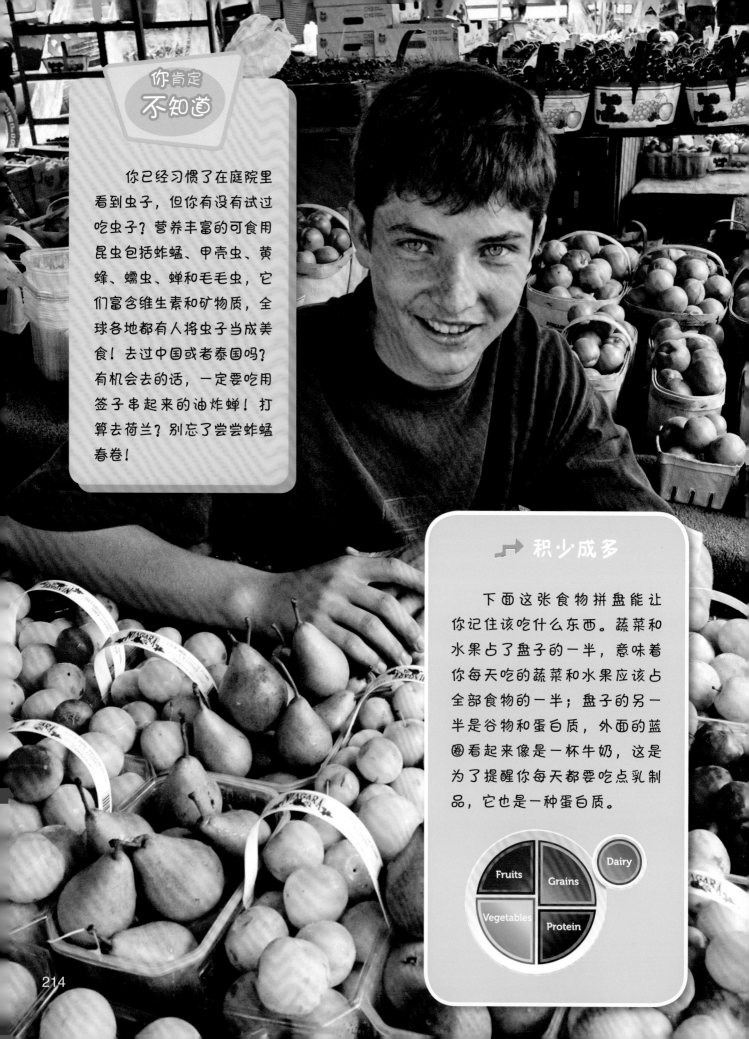

你已经习惯了在庭院里看到虫子，但你有没有试过吃虫子？营养丰富的可食用昆虫包括蚱蜢、甲壳虫、黄蜂、蠕虫、蝉和毛毛虫，它们富含维生素和矿物质，全球各地都有人将虫子当成美食！去过中国或者泰国吗？有机会去的话，一定要吃用签子串起来的油炸蝉！打算去荷兰？别忘了尝尝蚱蜢春卷！

➦ 积少成多

下面这张食物拼盘能让你记住该吃什么东西。蔬菜和水果占了盘子的一半，意味着你每天吃的蔬菜和水果应该占全部食物的一半；盘子的另一半是谷物和蛋白质，外面的蓝圈看起来像是一杯牛奶，这是为了提醒你每天都要吃点乳制品，它也是一种蛋白质。

Dairy

Fruits Grains

Vegetables Protein

为身体加油

食物就像身体的燃料，它为你提供动力。你的身体会把吃下去的食物转化成营养，你的所有活动都离不开营养。食物让你的骨骼健康强壮，滋养并修复你的身体组织，让你精力充沛，为你的身体和大脑提供能量。

身体将食物转化为能量的过程叫作消化。想象一下，你咬了一口新鲜美味的苹果。首先，你的牙齿把苹果咬碎，然后这团果泥通过一根管子（食管）进入你的胃，在胃里，苹果被进一步打碎搅烂，与胃液混合；接下来，果泥进入你的小肠，变成更小的颗粒，好让身体吸收营养并转化为燃料。这些燃料又被血液输送给身体各个器官。（消化过程详见第四章。）

有的食物对你的身体更有好处。健康的食物能帮助你保持体形，为你提供优质的能量。要保持健康，你觉得应该多吃什么东西？在你父母成长发育的年代，营养学家（研究食物的科学家）用食物金字塔来告诉大家哪些食物最健康。现在，营养学家用食物拼盘（见左页）来帮助你记忆最有益的食物。

➡ 有趣的食物！

试试下面这些有趣的食谱，你会发现健康食物也很美味，别忘了请大人帮忙哦。

美味奶昔：挑几样你喜欢的水果（比如说熟透的香蕉），加入冰块（可以用冷冻的水果来代替）和原味酸奶，再加入一点果汁或牛奶，一起用搅拌机打碎。

家庭披萨：用英式马芬、硬面包圈或者皮塔面包做底，在上面摆一些奶酪和你喜欢的蔬菜，浇上番茄酱，在成人的帮助下送进烤箱烤熟。

自制冰棍：把果汁倒进冰格，放进冰箱冷冻室，当果汁开始结冰时，往里面插入木棍。或者直接把木签插进剥了皮的香蕉，再放到冷冻室里冻一会儿。

快乐健身！

"健身"是什么意思？ 你也许觉得只有大人或者运动员才需要"健身"，但这个观点是错误的！健身意味着做出正确的选择——你每天都会面临的选择。比如说，吃健康食品、多运动就是健身的良方，根据健身专家的建议，儿童每天至少应该运动1小时，每次静坐不动的时间不应超过2小时。

健身的孩子拥有更强壮的心肌，更少出现呼吸问题，身体里的脂肪也更少。研究表明，如果孩子的身体健康，请假缺席学校课程的情况就会减少，学习起来更专注，成绩更好，也更喜欢学校。此外，身体强壮的孩子还能承受更大的压力，对自己的评价更高，也更快乐！

虽然与生俱来的基因会对你的整体健康情况有一定影响，但最重要的还是你对日常生活方式的选择。

多运动会让你感觉良好。运动的身体会释放出内啡肽，让你变得更快乐！

有趣的健身方式！

你喜欢哪种锻炼方式？"锻炼"并不意味着枯燥乏味！下面这些活动既能健身，又很好玩。

呼啦圈：锻炼你肚子上的肌肉，让你的心脏怦怦跳起来！一定要前后挪动重心，这样圈圈才会转起来哦。

跳绳：无论什么时间，你都可以自己跳绳，当然，你也可以约上几个伙伴，去操场上一起跳。甩起绳子，蹦蹦跳跳，你的肌肉会变得更强壮，身体也会更健康！

滑旱冰、溜冰或者滑雪：低强度、高趣味！请务必穿好防护装备（包括头盔和衬垫），挑选合适的鞋子或滑板。

瑜伽：瑜伽不是大人的专利！它也能为你提供能量，帮助你保持平衡和健康。弯腰，拉伸，调节呼吸，走向健康的明天。

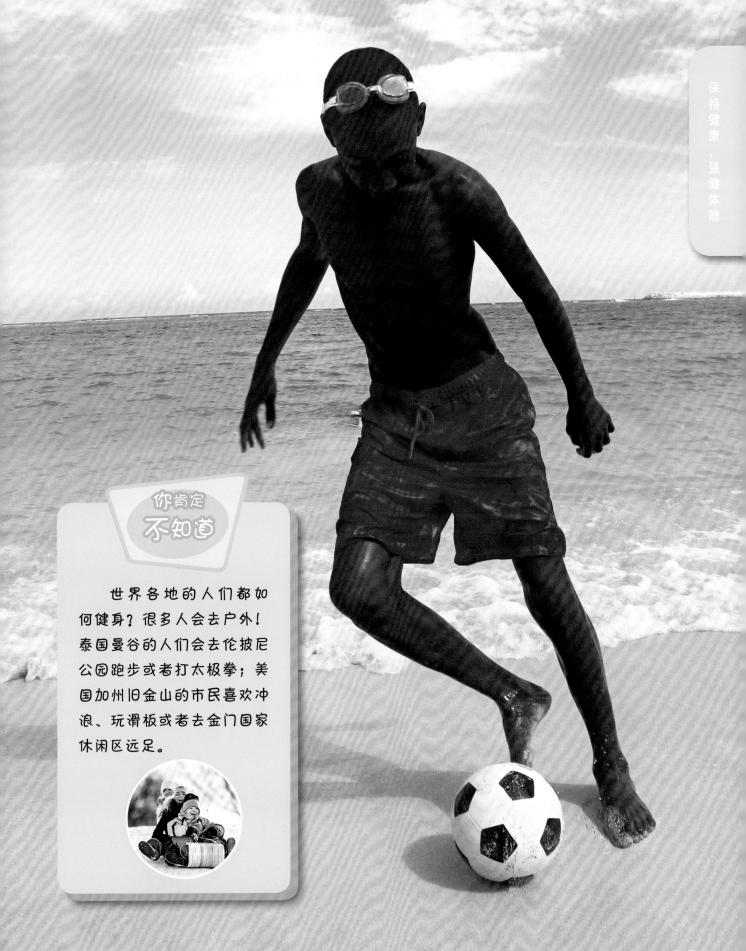

你肯定
不知道

世界各地的人们都如
何健身？很多人会去户外！
泰国曼谷的人们会去伦披尼
公园跑步或者打太极拳；美
国加州旧金山的市民喜欢冲
浪、玩滑板或者去金门国家
休闲区远足。

我们未来的身体

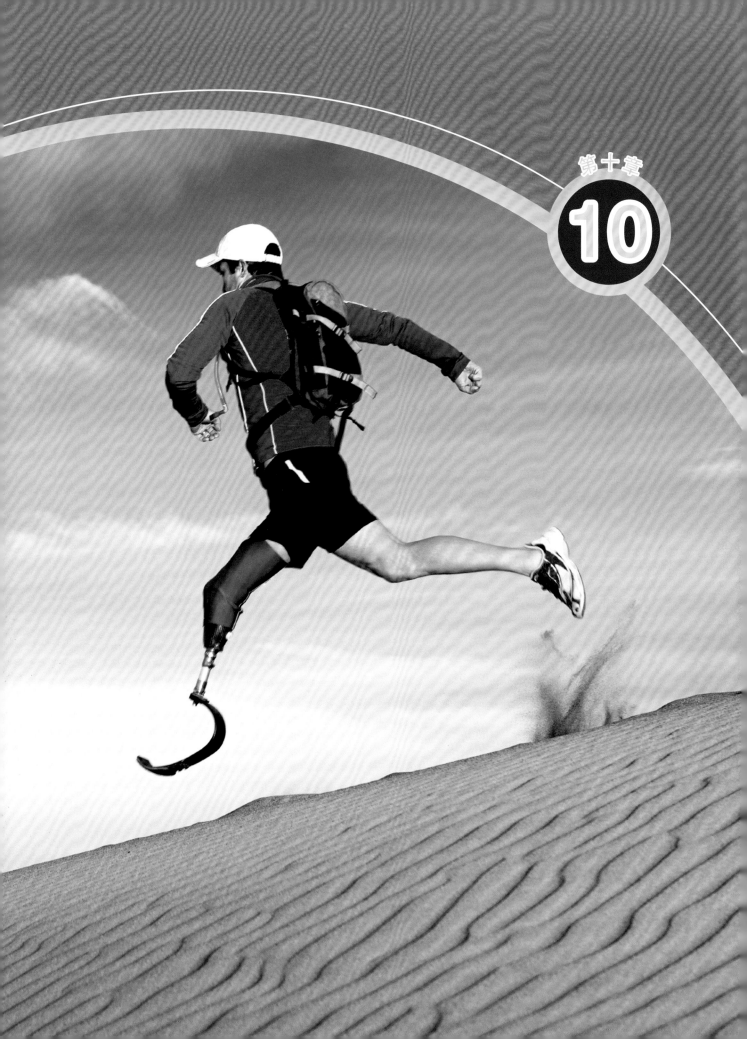

下一步是什么？

我们已经对人体有了很多了解， 那么还有多少东西等待我们去发现？多着呢！在本章中你会看到，医生和研究者正在逐个解开人体的谜团。他们利用新的技术制造义肢（替换受损身体部位的人造装置），修复受损的身体；他们探索特定疾病的来源和原因，寻找预防疾病的方式或者更有效的治疗手段；他们对大脑的研究激动人心，比如说设法让人脑直接跟电脑对话。脑科学发展得越来越深入，让我们能够进一步发挥大脑的潜能，获得更长久、更健康的生命。

解开人体谜团的努力让世界变得更快乐、更健康，孩子们也能参与到这项伟大的使命之中。

要发现人体的全部秘密，或许还需要很多年的时间，但这个过程本身就很让人兴奋！

➡ 第二视力

"仿生视网膜"让视力缓慢退化的人看到了新的希望。阿戈斯二代是一种"视网膜假体"，它能帮助各种遗传性眼病患者恢复一定的视力。每4000个人里大约就有一个人患有遗传性眼病。

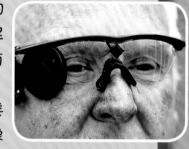

阿戈斯二代类似贴在墨镜上的摄像头。医生通过手术给病人的视网膜植入一个装置，摄像头将图像传送到这个装置上，然后转化为电信号，由视神经传递给大脑，让病人看见光斑。然后大脑会学习如何将这些光斑转化为视力。在阿戈斯二代的帮助下，盲人也能看到物品的形状和比较大的字母。

目前，阿戈斯二代已经在欧洲和美国得到了批准，可以投入实际使用。

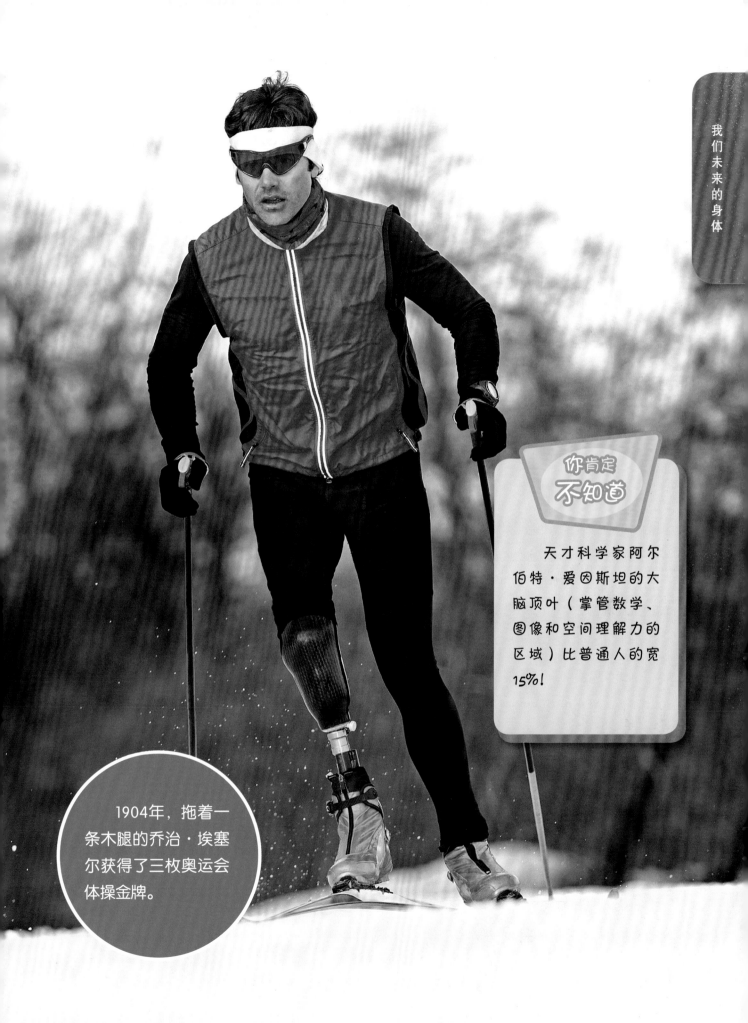

你肯定
不知道

天才科学家阿尔伯特·爱因斯坦的大脑顶叶（掌管数学、图像和空间理解力的区域）比普通人的宽15%！

1904年，拖着一条木腿的乔治·埃塞尔获得了三枚奥运会体操金牌。

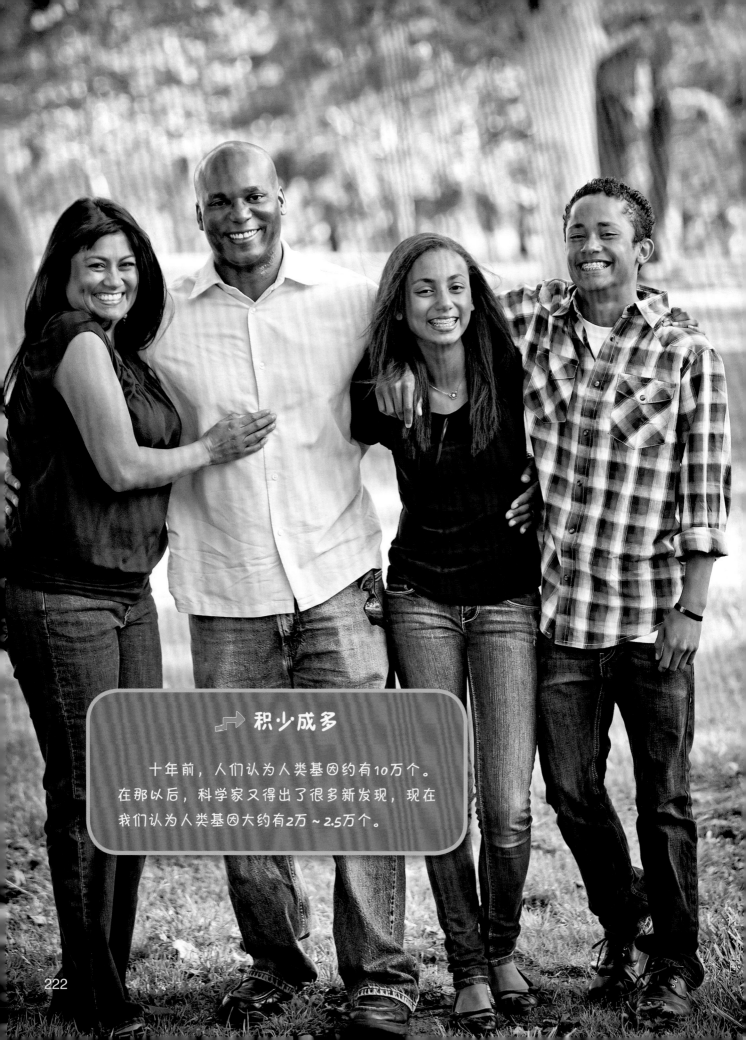

♪⤵ 积少成多

十年前，人们认为人类基因约有10万个。
在那以后，科学家又得出了很多新发现，现在
我们认为人类基因大约有2万～2.5万个。

基因的未来

遗传学是研究遗传性的学科，或者说，研究父母的特征如何传递给孩子。我们从父母身上各继承一部分基因，共同组成独一无二的自己。通过对基因的研究，科学家们不光发现了我们和其他人有何异同，还找到了许多家族遗传性疾病的原因。

让人惊讶的是，新的研究还帮助科学家们发现了"疾病基因"——如果某个人拥有这些基因，那么他罹患特定疾病的可能性就更高。研究者们正在寻找测试某人是否携带这些基因的方法。目前，科学家还在进一步深入地研究更多的疾病，例如癌症和心脏病，试图预测健康人未来罹患这些疾病的风险。通过对遗传密码的研究，现在的医生甚至能提前知道某种疗法（药物）对特定病人的效果如何！再往前一步，研究者们正在努力扩大基因测序（研究某个人独特的基因组合）的应用范围，让更多的人享受到这一医学奇迹。也许有一天，我们能够修复受损的基因。

自然的蓝图

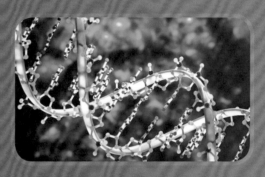

2003年，经过十多年的辛勤工作，科学家们完成了一项宏大的任务：人类基因组计划。他们绘制出了完整的人类DNA"序列"，也就是我们的遗传"密码"，里面包含着成千上万个基因。DNA是人类身体的自然蓝图，也是生命的基石。

无论我们的外表看起来有多大差别，实际上所有人99%的基因都是完全相同的，听到这个说法，你有没有觉得非常惊讶？事实就是这样！虽然我们每个人看起来完全不一样——比如眼睛、头发和皮肤的颜色，还有身高——但所有人类的基因绝大部分是相同的。

培育新器官

心脏、肝脏或肾脏等器官有时候会出现问题，需要修复甚至更换。你或许听说过器官移植，就是将捐献者的器官移植到病人身上。但寻找捐献者通常并不容易，而且需要很长时间。要是我们能让这些器官自己重新生长出来，就像头发、指甲或皮肤一样，那该有多棒？

也许有一天，再生医学会将这个希望变成现实。科学家们正在研究如何在实验室中利用干细胞培育器官和组织。和其他细胞不同，干细胞没有特定的任务，所以我们可以把它培养成需要的细胞，生成特定的组织或器官。目前，实验室里培养的大部分器官都无法直接应用于人体，但在最近，医生们成功地将人工培育的气管移植给了一位因疾病而气管受损的病人。

全世界的研究者正在开展许多激动人心的研究项目，在实验室里利用干细胞培育新的骨头、膀胱和肾脏，修复受损的肝脏。

器官再生和修复或许还要过很多年才能大范围推广，但这一前景给许多人带来了希望。

➡ 神奇的动物

作为人类，我们体内的很多器官都无法再生，但有的动物却可以！要是我们和蝾螈（下图）更像一点儿就好了，这种小型两栖动物的胳膊和腿总是能够重新长出来。还有鲨鱼呢？这些大家伙嘴里的牙齿总在一刻不停地更新。有的鲨鱼一辈子一共会长3万颗牙！

真涡虫十分懂得如何保住自己的脑袋：如果你把它的头部切掉，它会重新长出一个头；要是你切掉它的尾巴，它也会长出一条新的！而且被切下来的头和尾巴还能分别发育成一条全新的真涡虫！

终其一生，这种虫子的身体里一直储藏着强大的干细胞，所以才能长出新的器官。科学家们或许能通过小小的真涡虫解开人体自我修复的巨大谜团。

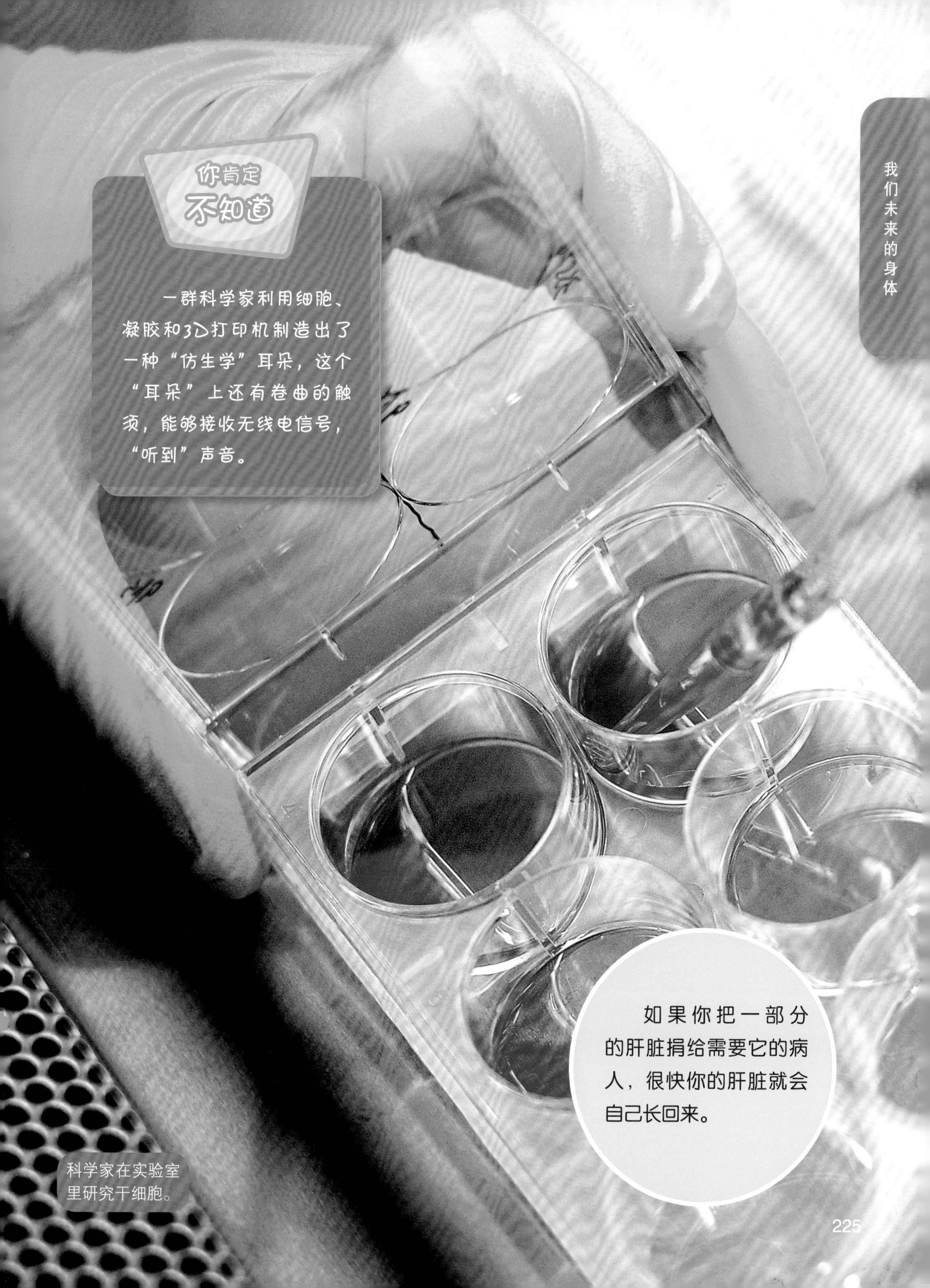

你肯定
不知道

一群科学家利用细胞、凝胶和3D打印机制造出了一种"仿生学"耳朵，这个"耳朵"上还有卷曲的触须，能够接收无线电信号，"听到"声音。

科学家在实验室里研究干细胞。

如果你把一部分的肝脏捐给需要它的病人，很快你的肝脏就会自己长回来。

225

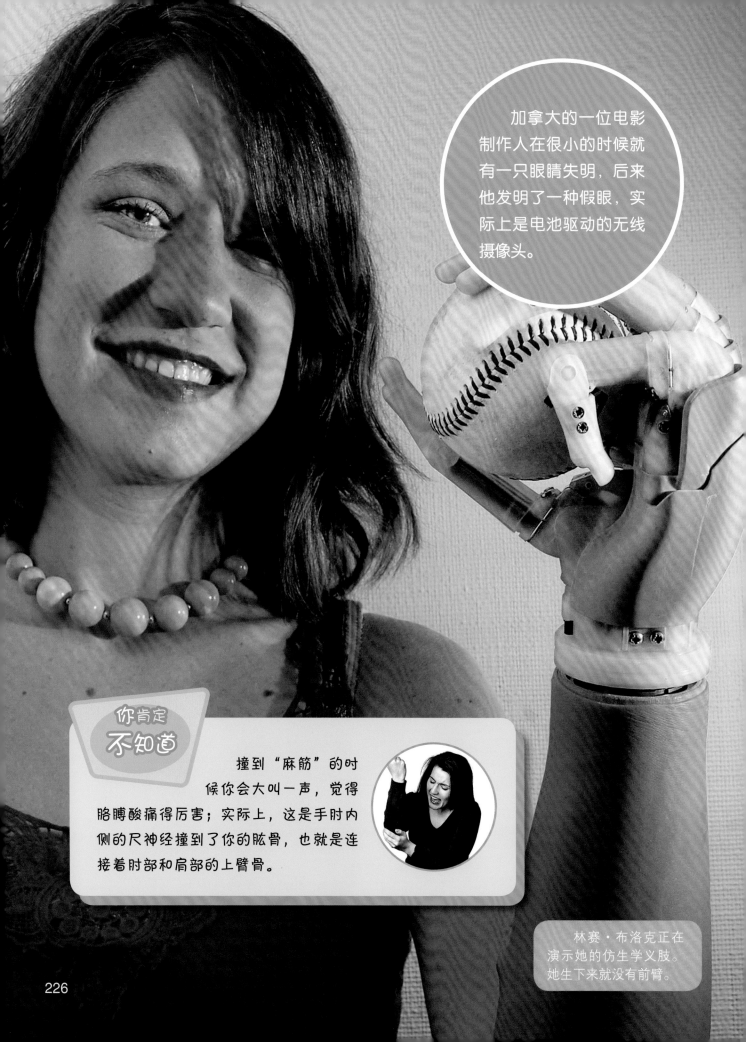

加拿大的一位电影制作人在很小的时候就有一只眼睛失明，后来他发明了一种假眼，实际上是电池驱动的无线摄像头。

你肯定
不知道

撞到"麻筋"的时候你会大叫一声，觉得胳膊酸痛得厉害；实际上，这是手肘内侧的尺神经撞到了你的肱骨，也就是连接着肘部和肩部的上臂骨。

林赛·布洛克正在演示她的仿生学义肢。她生下来就没有前臂。

智能义肢

有时候，如果病人身体某个部分受了重伤或者因疾病严重受损，为了保证其他部位的健康，医生需要切除病变疼痛的地方，通常是病人肢体的某个部分，例如胳膊或者腿。

截肢者（被切除了某个肢体的病人）可以选择为自己加装人造的替代品，也就是义肢。义肢的起源十分古老，但现代义肢的科技含量越来越高。今天的义肢用弹性轻型金属和塑料制成，拥有可活动的关节，很多义肢甚至还有自动部件，由电力驱动。

义肢与病人原来的身体配合得越顺畅越好，这也是科学研究的目标之一，包括让大脑直接指挥机械义肢。比如说，目前我们正在研究和测试新的假腿，让装上假腿的病人只要在脑子里想一想，就能完成以前完全不可能做到的一些事情，例如转动脚踝、上楼梯。大脑想做什么动作，就向神经发送信号；神经与义肢内置的电脑通讯，电脑再把大脑的想法转化成实际的动作。这才是名副其实的迈出一大步！

♪⟶ 海豚的故事

玛雅·卡扎迪克已经习惯了在疼痛中生活，她知道自己和别人不一样。十多岁的时候，玛雅在波斯尼亚内战中失去了一条腿，从那以后，她就装上了义肢。但这条假腿很不好用，每走一步都让她疼痛不已。

与"冬天"的相遇改变了玛雅的生活。"冬天"是佛罗里达州克利尔

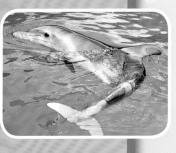

沃特海洋馆的一条海豚，它小时候被一只螃蟹夹断了尾巴。人们给"冬天"装上了高科技的假尾，让它能够自由游动。看到这条海豚，玛雅很想知道，类似的设备能不能帮助她摆脱痛苦。海洋馆的工作人员帮玛雅联系上了为"冬天"制造义肢的公司，他们用同样的材料为玛雅也制造了一条假腿。不久后，玛雅就能和"冬天"一起游泳了——他们俩一个换上了新腿，一个有新尾巴。

肢体移植

你已经对器官移植有所了解，人们可以将体内的器官换成新的，例如心脏或肝脏。但是你知道吗？人们有时候还能移植体外的肢体。

这种情况并不常见，但除了义肢以外，病人还能通过移植手术换上真正的人类肢体。这样的手术非常复杂，需要外科医生把新的肢体移植到病人身上。

目前为止，人们已经成功完成了一些肢体移植手术——包括手和手臂——但也有一些手术以失败告终。现在，马萨诸塞州波士顿的一家医院正在准备给病人移植新的腿。这类手术非常新颖，在美国还没有先例。

2013年，这家医院开始征集病人，但对于这个突破性的外科手术，他们还没有确定具体的时间。尽管如此，有一点确凿无疑：未来某一天，这一重大突破会改变无数截肢者的人生。

勇敢换上新胳膊

2009年，一位美国士兵被路边炸弹炸伤，失去了四肢；2012年，他接受了极为罕见的双手移植手术——这种手术的风险极大，成功的案例寥寥无几。16位外科医生在手术台上辛勤工作了13个小时，忙碌地缝合骨头、肌肉、血管和神经，将捐献者的手臂移植到这位曾经的布兰登·马洛克中士身上。他的右臂是从手肘以上的部位开始移植的，而左臂则保留了原来的时关节，直接将捐献者的前臂整体移植到马洛克残存的前臂骨上。时间和理疗让马洛克慢慢习惯了新的肢体，他又能做受伤前经常做的那些事情了，比如说开车。

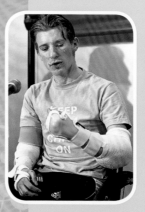

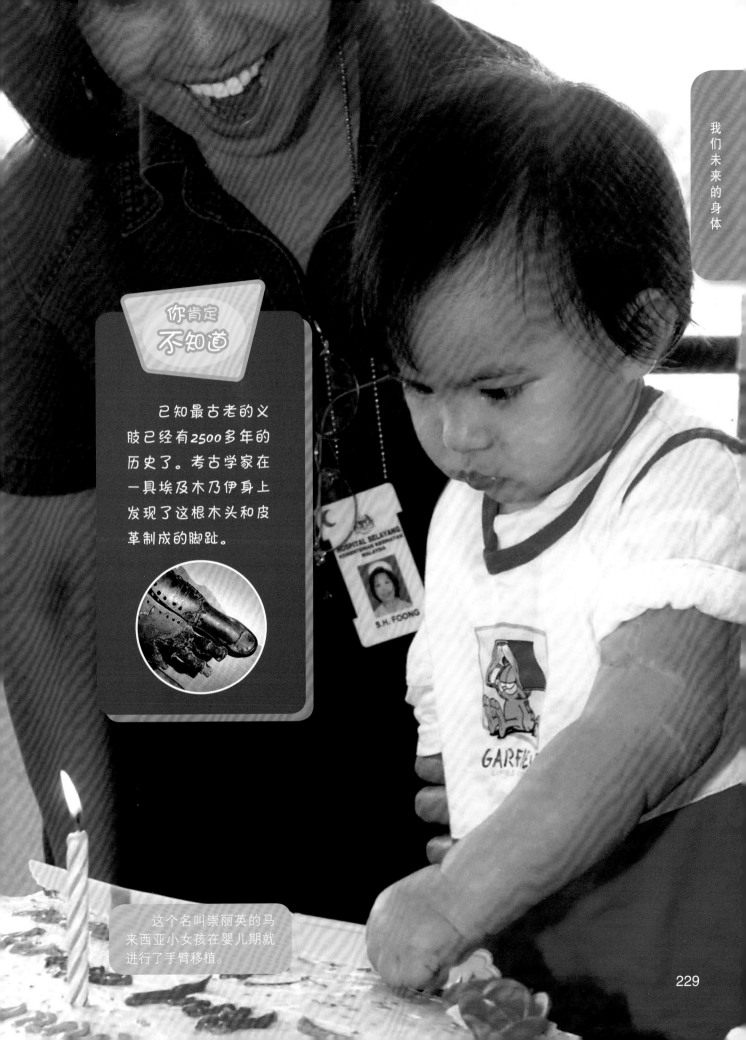

你肯定
不知道

已知最古老的义肢已经有2500多年的历史了。考古学家在一具埃及木乃伊身上发现了这根木头和皮革制成的脚趾。

这个名叫崇丽英的马来西亚小女孩在婴儿期就进行了手臂移植。

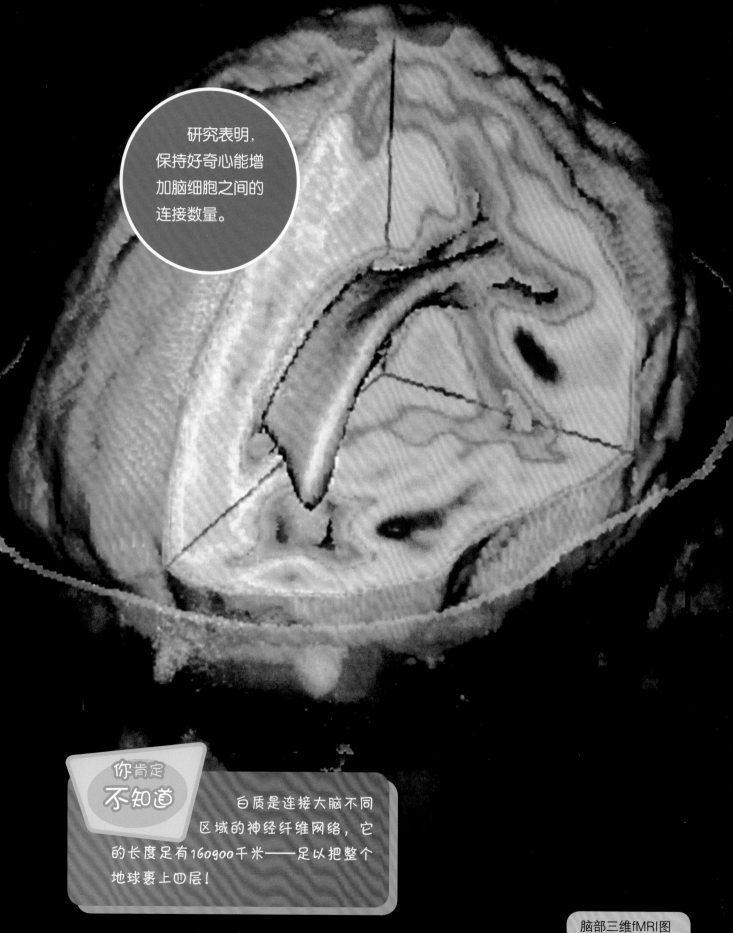

研究表明，保持好奇心能增加脑细胞之间的连接数量。

你肯定**不知道** 白质是连接大脑不同区域的神经纤维网络，它的长度足有160900千米——足以把整个地球裹上四层！

脑部三维fMRI图

探索你的大脑

科学界许多激动人心的发现都与人类大脑有关。在第六章里，你学到了很多关于大脑工作机制的知识，包括科学家为大脑"画地图"的几种方式。通过绘图，科学家们进一步了解了我们理解世界、与世界互动的方式。

你还记得我们前面讲过的功能性磁共振成像（fMRI，见P141）吗？20年来，fMRI帮助科学家进一步了解了大脑各区域与特定思维过程及任务的关系。现在，科学家们不光想知道我们思考、行动时大脑的哪些区域在工作，还想知道这些大脑区域以什么方式连接——它们如何形成"网络"，处理信息。科学家已经开始研究如何更精确地绘制大脑活动图，确切地说，他们想知道我们的神经细胞在做什么。这项研究的目标是绘制大脑工作的完整分布图。我们知道的已经不少了，但还有更多东西等待我们去探索！

♪ 称一称

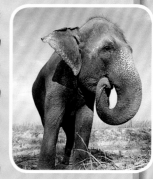

不同的动物大脑尺寸也不相同。科学家们一般认为，人类是地球上最聪明的动物，所以你或许会觉得，人类拥有动物王国中最庞大的大脑，对吧？人类大脑的重量大约是1.4千克；与此相对，大象的大脑重达5千克左右！大象的确很聪明，但它能比人聪明三倍吗？

实际上，影响智力的并不是大脑的绝对尺寸，而是它与身体的相对比例。比如说，一个人体重68千克，那么大脑的重量约占体重的2%；但对一头2271千克的大象来说，大脑重量还不到体重的0.2%。在所有动物里，人类大脑在体重中所占的百分比是最大的，个头真的不小哦！

人脑遇上电脑

脑科学的发展一日千里，电脑技术也同样日新月异，于是我们开始面对一个重要问题：科学家该如何把这两股强大的力量结合到一起？答案就是脑机接口（BCI），在这个激动人心的领域里，科学家已经探索了数十年（见右图）。研究大脑如何将思维转化为行动，有助于帮助科学家开发这一不可思议的技术。

在BCI里，人们通过贴在头皮上或直接贴在大脑上的传感器捕捉神经细胞之间的电信号，然后传送给电脑，再由电脑把这些想法转化为动作。这项了不起的技术已经能够帮助瘫痪患者——无法移动手臂、腿或是全部四肢的病人——完成一些日常的动作，例如使用电脑或者在机械臂的帮助下进食。最近，罗得岛州的研究者开发出了第一套无线可充电BCI设备，使用者可以更加自由地活动，科学家也能搜集到更多、更准确的脑活动信息。

⤳ 网络连接

如果你可以用大脑指挥一台电脑，你会让它干什么？发条推特？

亚当·威尔逊已经在2009年完成了这一壮举。亚当是威斯康星州立大学生物医学工程专业的学生，当时他戴了一顶特制的帽子，帽子上的电极能捕捉他脑活动的变化，然后将信息传送给电脑。

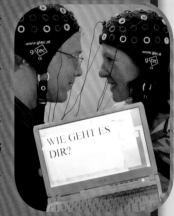

戴着这顶帽子，亚当望着电脑显示器上的虚拟键盘，字母在虚拟键盘上闪动，他紧盯着自己想要的字母，一个个拼出想写的字，大脑也会随之产生对应的活动。这需要很高的专注力！就这样，他靠意念在推特上发了几条信息，其中一条是："我正在用脑子打字。"

这项神奇的技术可以帮助那些因病或因伤——比如说脊髓损伤——瘫痪，但大脑还能正常工作的人。

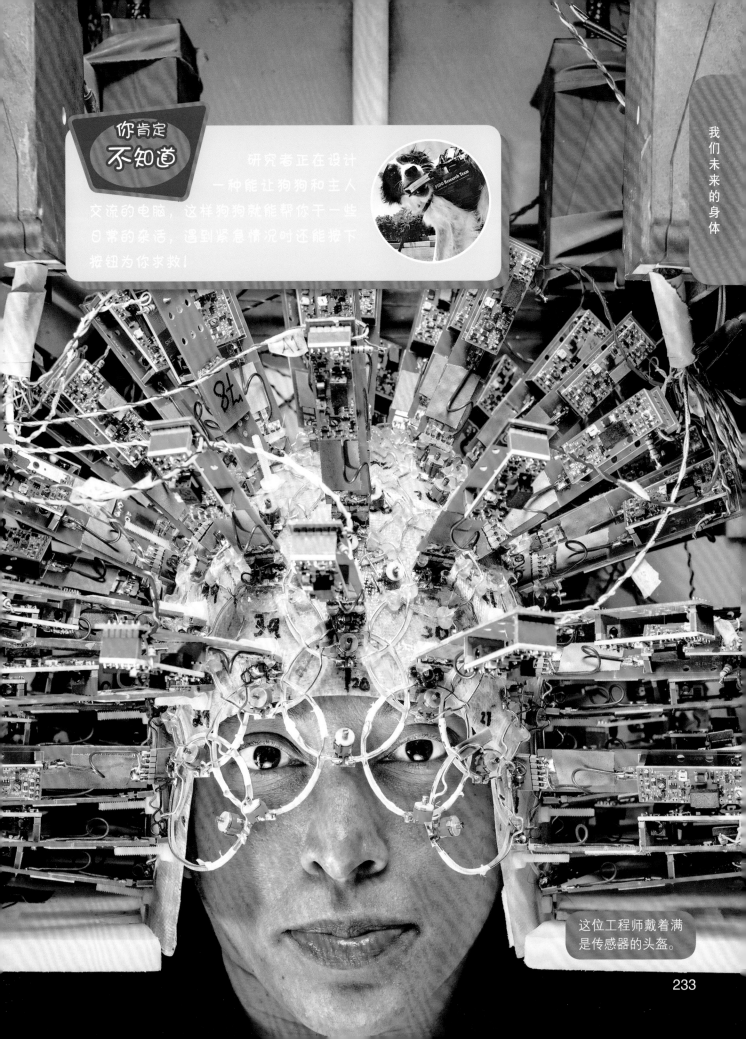

你肯定
不知道

研究者正在设计一种能让狗狗和主人交流的电脑，这样狗狗就能帮你干一些日常的杂活，遇到紧急情况时还能按下按钮为你求救！

FIDO Research Team

这位工程师戴着满是传感器的头盔。

233

过去几十年来，医学界最酷的进展是在外科手术中使用机器人。在机器人的帮助下，外科手术变得更精确、更安全。

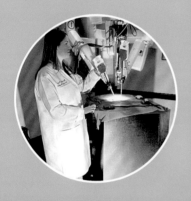

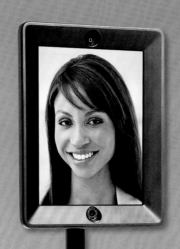

瑞士一个研究小组制造出了小得足以游进人类动脉的机器人。

Double

这样的自动设备让医生能够给病人"隔空看病"。

住在电脑里的医生?

你知道吗？现在的医生可以给另一个房间，甚至另一个国家的病人看病。这些"遥控设备"有大有小，小的可以直接拿在手上，大的可以是高达1.5米的机器人，脚下还有轮子；通过摄像头、喇叭和麦克风，病人能够和医生交流，就像面对面一样。（你能在屏幕上看到医生的脸！）医生能看到医疗设备上的读数，还能检查病人的眼睛、皮肤和谈吐。现在，有的医院还在特护病房和急诊室里加装了这种神奇的设备，方便专家会诊，例如神经学家（脑科医生）和心脏病专家。这种远程医疗服务也让偏僻地区的病人能够更加方便地接受治疗。

有益健康的APP

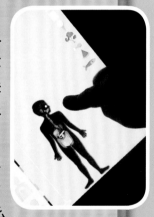

你掌控着自己的身体和肌肉，你知道应该平衡膳食，多做运动，可是你又是否知道，一些有趣的APP能够帮助你保持身体健康？

一些动画交互式的APP能让你了解到身体各部分的区别，看看各个器官长什么样子，有什么任务，例如"发现人体"HD版和TINYBOP出品的"人体"。而若是你想保持体形，不妨试试"儿童健身"，它会告诉你很多值得尝试的锻炼方式，还能追踪记录你每天的进展。

那么关于营养的问题呢？全心儿童基金会开发的"神奇食物"APP会教你认识各种蔬菜和水果，还会让你把传送带上的食物分门别类地放进篮子里。得高分的同时，你会学到很多关于食物的有趣知识！

235

势不可挡的学生

谷歌公司每年都会为下一代的科学家举办世界范围的线上竞赛。在谷歌科学大赛中，13～18岁的学生可以通过科学或工程项目，与全世界分享自己的发明和发现。

这项比赛的获奖者征服了不少难题，也发明了好些神奇的东西。15岁的加拿大学生安·马克辛斯基（见对页）发明了一种靠手部热量供能的电筒；16岁的叶利夫·比尔金来自土耳其，他用香蕉皮制成的生物塑胶（利用可再生材料制作的塑料）可以用来做电缆绝缘层，也能用于制作整形假体（例如人造的手指或脚趾）；14岁的澳大利亚学生瓦伊尼·库马尔创造了一套系统，利用互联网和智能手机提前通知司机有应急车辆正在靠近；2013年的大奖获得者是美国加州圣迭戈市的埃里克·陈，这位17岁的少年尝试寻找新药来对付可能致命的流感病毒。

其他孩子也做出了各种努力，例如寻求环保治理污水的方式、检测早期皮肤癌的方法、治疗肝炎的方案或是帮助失聪者欣赏音乐。

这些孩子都怀着相同的梦想：让世界变得更好。通过努力，他们把这个梦变成了现实。随着你慢慢长大，努力学习，你也会懂得更多知识。试试看吧，你能实现自己的梦想吗？

成功的网络

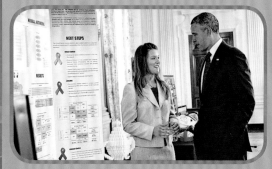

2012年，17岁的布里塔尼·温格（上图中她和奥巴马总统在一起）成为了谷歌科学大赛的大奖得主，她编写的电脑程序能帮助医生更好地诊断乳腺癌。医生利用细针抽吸活检术来检查病人是否患有乳腺癌，他们会抽取病人的一部分身体组织，检查其中是否有癌细胞。但是有时候，这种方法无法确诊。布里塔尼编写的程序是一套类似人脑工作原理的网络，它能够检测组织样本数据的模式并作出诊断，准确识别出99%以上的恶性肿瘤。

你肯定
不知道

美国小发明家名人堂里汇聚了很多杰出的学生科学家！近期进入这一荣誉殿堂的孩子们创造了很多神奇的新发明，例如探测呼吸障碍的低成本设备和快速筛查胰腺癌的廉价试纸。

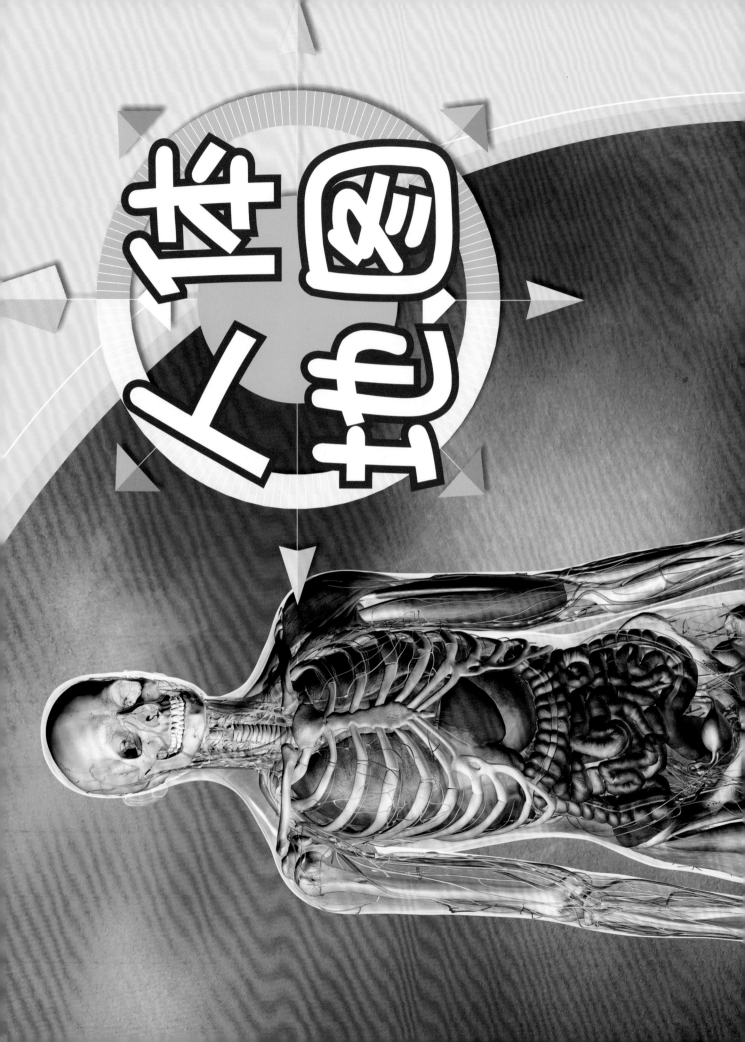

你的身体由各个不同的系统组成，它们通力合作，维持身体正常运转。每套系统都由多个器官和承担重要任务的部件组成。我们绘制了详尽的人体地图，帮助你认识身体各部位，弄清它们的位置和承担的任务。

骨骼

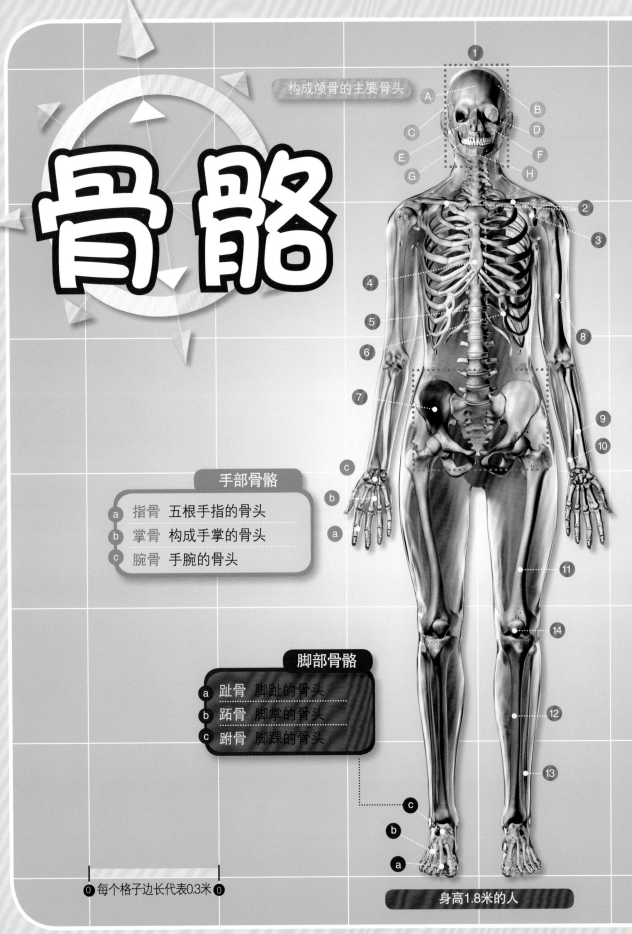

构成颅骨的主要骨头

1

A
B
C
D
E
F
G
H

2
3
4
5
6
7
8
9
10
11
14
12
13

手部骨骼

a 指骨　五根手指的骨头
b 掌骨　构成手掌的骨头
c 腕骨　手腕的骨头

脚部骨骼

a 趾骨　脚趾的骨头
b 跖骨　脚掌的骨头
c 跗骨　脚踝的骨头

c
b
a

每个格子边长代表0.3米

身高1.8米的人

骨骼支撑着我们的身体，保护着我们体内的器官和组织。成年人的骨骼由206块骨头组成，富有弹性的脊柱和灵活的关节让我们能够自由活动。下面我们将介绍一些最重要的骨头，包括颅骨、手部骨骼和脚部骨骼。（对骨头和骨骼的进一步介绍请见P52-59。）

骨骼的主要组成部分

1. 颅骨（头盖骨）保护脑部
2. 锁骨（如意骨）连接肩膀与胸骨
3. 肩胛骨 连接上臂
4. 胸骨 辅助固定肋骨
5. 脊椎骨（背脊骨）保护脊神经，维持身体直立
6. 肋骨 保护心肺
7. 骨盆（髋骨）固定臀部和双腿
8. 上臂骨（肱骨）从肩部到手肘的骨头
9. 前臂骨（桡骨）从手肘到手腕的骨头
10. 前臂骨（尺骨）从手肘到手腕的骨头
11. 大腿骨（股骨）连接臀部与膝盖
12. 小腿骨（胫骨）小腿的主要骨头
13. 腓骨 绕胫骨扭动的骨头
14. 膝盖骨（髌骨）保护膝部

构成颅骨的主要骨头

A. 额骨 形成额头
B. 顶骨 颅骨顶部和侧面
C. 颞骨 颅骨侧面
D. 蝶骨 颅骨的基础构成部分，也是眼窝的一部分
E. 鼻骨 形成鼻梁
F. 颧骨 形成脸颊上的弧形
G. 上颌骨 形成上颌
H. 下颌骨（下颚）形成可活动的下巴

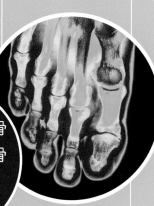

你脚上的骨头数量占全身骨头的25%。

骨骼肌

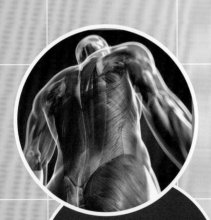

你全身有很多肌肉，其中最大的一块是臀大肌（臀部肌肉）。

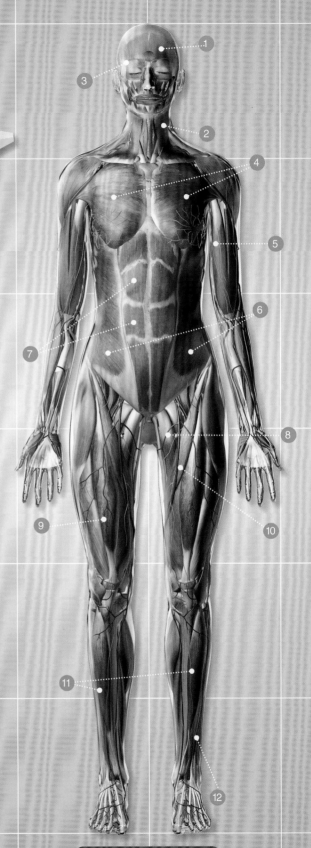

身高1.8米的人

每个格子边长代表0.3米

　　骨骼肌通过收缩和舒张拉动你的骨头，你全身各处都有肌肉，包括内脏，就连心脏也是由肌肉组成的。不过说到肌肉，我们第一个想到的总是骨骼肌。骨骼肌通常与骨头、肌腱相连，肌肉收缩带来身体的动作。你的身体里共有650块骨骼肌，下面我们将介绍一些比较大块的肌肉和一根重要的肌腱。（肌肉和肌腱详见P70-77。）

身体正面的肌肉

1. 额肌 让额头能够皱起来
2. 胸锁乳突肌 转动头部
3. 眼轮匝肌 眨动眼睑
4. 胸肌 拉动手臂和肩膀
5. 肱二头肌 弯曲手臂
6. 斜肌 转动身体
7. 腹肌 让你能够弯腰
8. 内收长肌 向内拉动腿部
9. 股四头肌 拉直膝部的四条肌肉
10. 缝匠肌 屈腿、转动腿部
11. 小腿肌 屈伸脚踝
12. 趾长伸肌 向上拉动脚趾

身体背面的肌肉和肌腱

A. 头夹肌 拉动头部后仰
B. 斜方肌 向后拉动头和肩膀
C. 三角肌 抬起手臂
D. 背阔肌 向后或向下拉动手臂
E. 指伸肌 伸直手指
F. 臀大肌 拉动大腿
G. 半腱肌 屈膝
H. 腓肠肌 弯曲脚和脚踝、屈膝
I. 跟腱 连接腓肠肌与脚后跟骨

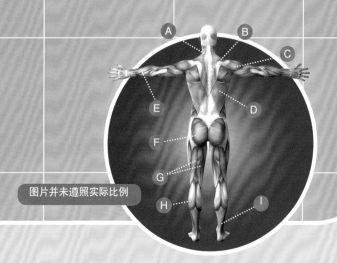

图片并未遵照实际比例

243

神经系统

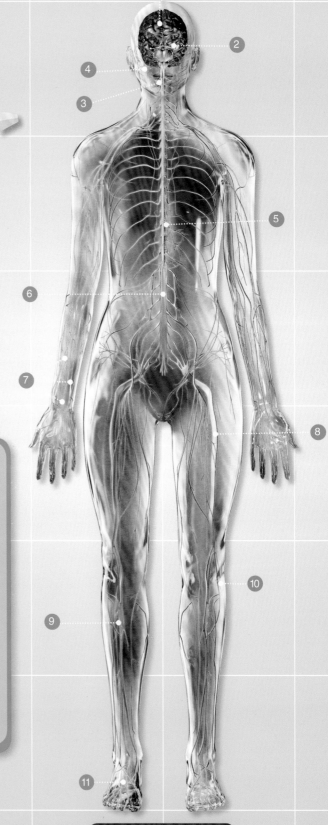

主要的神经

1. 脑　控制中心
2. 面部神经　控制表情
3. 膈神经　控制横膈膜
4. 迷走神经　辅助控制心率
5. 脊髓　一大束神经，连接脑和身体
6. 腰部神经　向腹部和腿部肌肉传递信号
7. 正中神经、桡神经和尺神经　双向传递手部信号
8. 坐骨神经　控制大腿肌肉
9. 胫神经　控制小腿肌肉
10. 腓神经　控制向上抬脚的肌肉
11. 足底神经　传递脚底信号

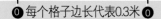

每个格子边长代表0.3米

身高1.8米的人

神经系统是一大张"网络"，它控制和指引着身体的各项功能。大脑和神经组成了身体的信息控制系统，大脑是身体的司令部，神经就是传递信号的公路，其中脊髓是最主要的高速公路。脊髓上共有31对神经分叉，分别通往你的躯干、手臂和双腿；大脑则控制着另外12对神经，这些神经从脑部下方向外延伸。（神经的详细介绍见P142-145。）

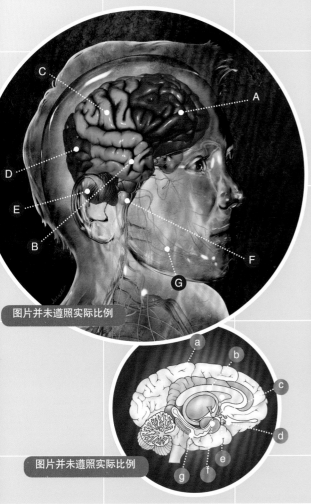

图片并未遵照实际比例

图片并未遵照实际比例

大脑外部

A 额叶 控制决策、语言、技术动作和学习
B 颞叶 识别声音，储存部分记忆
C 顶叶 接收感觉信号，例如触觉或痛觉
D 枕叶 控制视觉
E 小脑 协调动作和平衡
F 脑干 控制心跳、呼吸和吞咽
G 神经 控制心跳、呼吸和吞咽

大脑内部

a 大脑皮层 大脑的最外层，负责控制思想、感觉和记忆
b 胼胝体 连接大脑两个半球的神经
c 下丘脑 控制饥饿之类的身体基本功能和情绪
d 脑垂体 控制其他内分泌腺
e 丘脑 输送触觉、痛觉之类的信号
f 海马体 辅助形成记忆
g 杏仁体 触发恐惧

循环系统

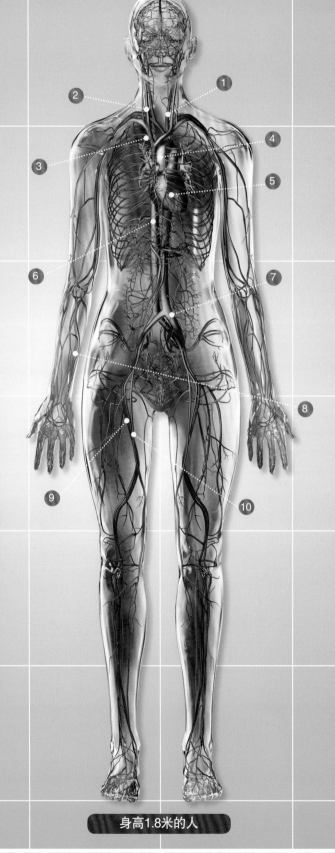

动脉和静脉

1. **颈动脉** 向头部输送血液
2. **颈静脉** 将头部的血液送回心脏
3. **上腔静脉** 将身体上半部分的血液送回心脏
4. **主动脉** 血液流出心脏的主干道
5. **心脏** 泵送血液
6. **下腔静脉** 将身体下半部分的血液送回心脏
7. **腹主动脉** 为身体下半部分供血
8. **桡动脉和尺动脉** 向前臂和手输送血液
9. **股动脉** 向大腿输送血液
10. **股静脉** 将大腿的血液送回心脏

每个格子边长代表0.3米

身高1.8米的人

　　循环系统让血液得以在全身流动，为身体各部位的细胞提供营养和氧气，此外它还承担着其他的任务。你的心脏每跳动一次，都会推动满载着燃料和氧气的血液流动。动脉负责向外输送血液，静脉则把血液送回心脏。细小的毛细血管连接着动脉和静脉（图中未绘出）。

　　心脏是循环系统的动力来源，它由四个腔室组成。瓣膜确保血液按照正确的方向在各个腔室中流动，血液通过主动脉或肺动脉离开心脏。（循环系统详见P108-121。）

心脏

- **A** 上腔静脉　将身体上半部分的血液送回心脏
- **B** 主动脉　将血液送往身体各部位
- **C** 肺动脉　将贫氧血液送往肺部
- **D** 肺静脉　将富氧血液从肺部送回心脏
- **E** 二尖瓣　阻止血液回流进入左心房
- **F** 肺动脉瓣　阻止血液回流进入右心室
- **G** 左心室　接收左心房泵出的血液
- **H** 右心室　接收右心房泵出的血液
- **I** 三尖瓣　阻止血液回流进入右心房
- **J** 右心房　接收腔静脉泵入的血液
- **K** 左心房　接收肺静脉泵入的血液
- **L** 主动脉瓣　阻止血液回流进入左心室

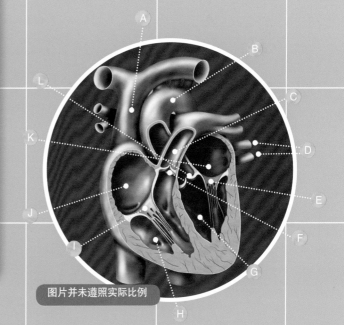

图片并未遵照实际比例

呼吸系统

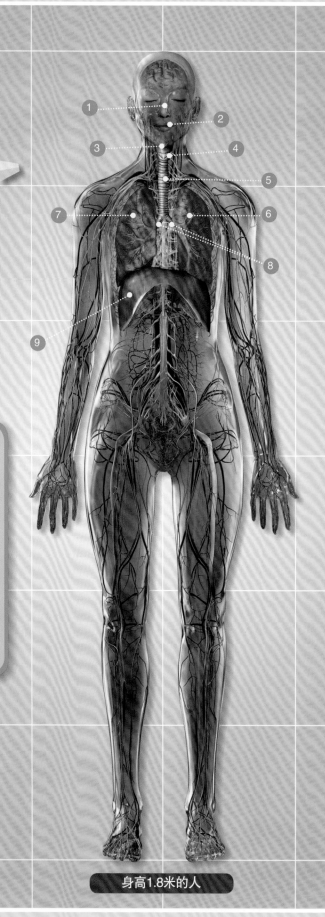

身高1.8米的人

气道

1 鼻子 吸入空气，过滤尘埃

2 嘴 吸入空气

3 咽 连接口鼻与气管

4 喉（声带） 在空气流过时发出声音

5 气管 将空气送往肺部

6 左肺 有两片肺叶

7 右肺 有三片肺叶

8 支气管 将气管内的空气送往肺部

9 横膈膜 上下移动，帮助肺吸入空气

每个格子边长代表0.3米

呼吸系统为身体提供氧气，排出二氧化碳。"呼吸"的意思就是吸入和呼出，它同时还代表着氧气在血液中进出的过程。呼吸系统不断让肺吸入、排出空气，然后将肺里的氧气融入血液，通过血管送到身体各部位。

上呼吸系统位于头部，包括鼻子、嘴巴和喉咙；下呼吸系统位于胸口，包括肺和横膈膜。（呼吸系统详见P122-129。）

肺

A **气管** 将空气送入肺部

B **左一级支气管** 将气管内的空气送入左肺

C **右一级支气管** 将气管内的空气送入石肺

D **左二级支气管** 将一级支气管内的空气送入一个肺叶

E **左三级支气管** 二级支气管的分支

F **左细支气管** 三级支气管的细小分支气道

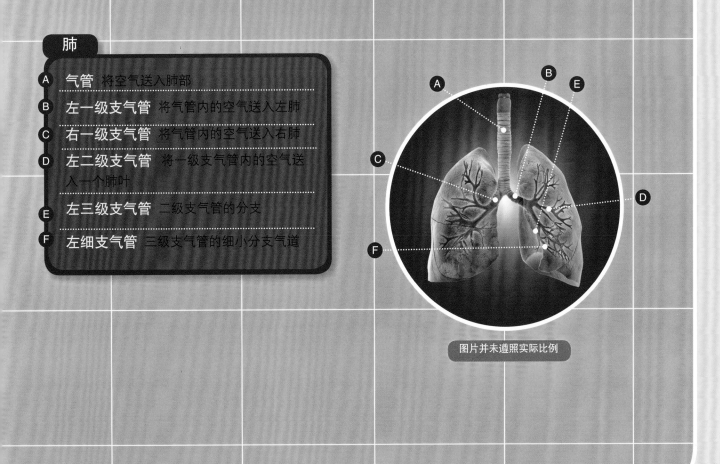

图片并未遵照实际比例

女性生殖系统

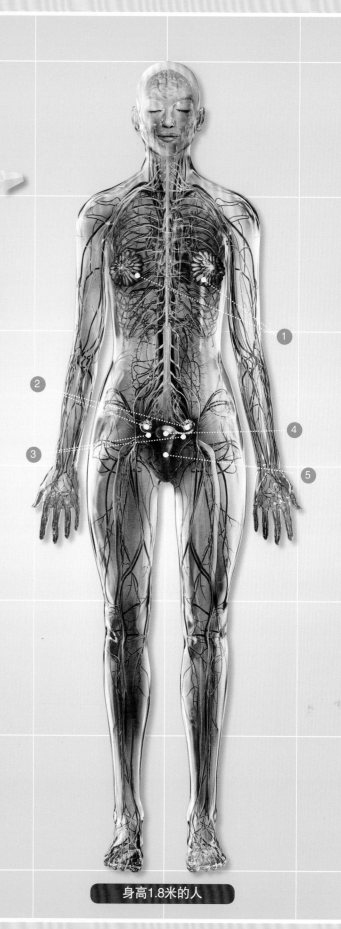

身高1.8米的人

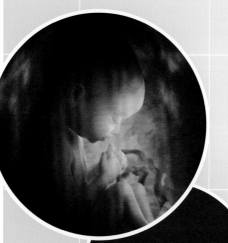

宝宝在妈妈子宫里的时候就已经会打哈欠了。

每个格子边长代表0.3米

生殖系统由外部和内部的器官共同组成，内生殖器官会制造生殖细胞，创造出新生命。经历了青春期的变化之后，男性和女性的身体都已经做好了生育下一代的准备；当然，不同的性别拥有不同的生殖器官。男性的身体会产生精子（雄性生殖细胞），它们就像小蝌蚪一样游来游去；女性的身体产生卵子（雌性生殖细胞），或者说卵细胞。女性体内还有子宫，可以为出生前的胎儿提供住处。（繁殖详见 P180-185。）

女性生殖系统

1 乳腺 分泌乳汁
2 卵巢 容纳卵子（雌性生殖细胞）
3 输卵管 将卵巢内的卵子送入子宫
4 子宫 女性怀孕时，胎儿就装在子宫里
5 阴道 通往子宫的管道

卵子的旅程

在女性的身体里，每个月都有一枚卵子离开卵巢，踏上前往子宫的旅途。如果男性的精子在恰当的时间游到卵子旁边并让它受精，那么受精后的卵子就会开始发育成新的身体。分裂的细胞团继续移动，在子宫中停留下来，所以子宫是胎儿成长的摇篮。

着床 发育中的细胞团在子宫壁上安定下来

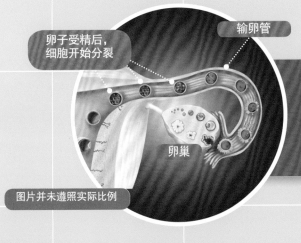

卵子受精后，细胞开始分裂

输卵管

卵巢

图片并未遵照实际比例

从这张排卵循环剖视图上，我们可以看到卵子从卵巢出发，进入输卵管，在这里受精；然后受精卵内的细胞开始分裂，卵子变成胚芽。

男性生殖系统

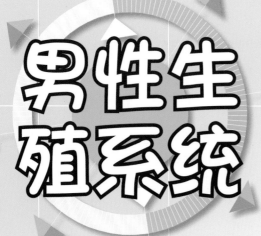

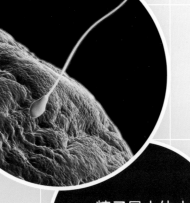

精子是人体内最小的细胞，它的长度只有0.005厘米。

每个格子边长代表0.3米

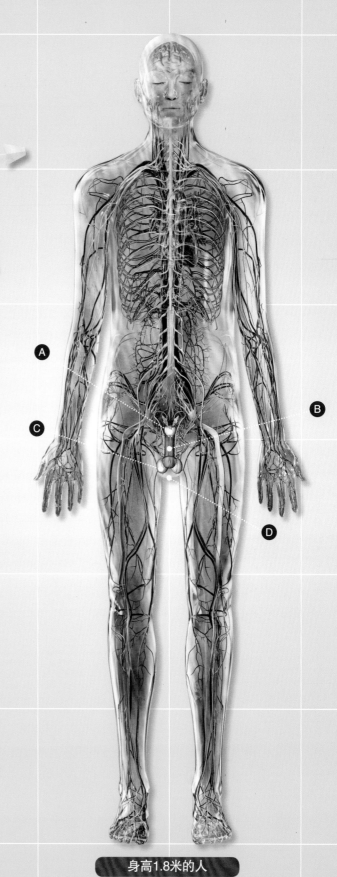

身高1.8米的人

男性生殖系统的器官有的位于体内，有的位于体外。阴茎、阴囊和睾丸在身体的外面，但它们附属的腺体（包括前列腺）位于体内。睾丸制造并储存雄性生殖细胞——精子，然后将它们送到阴茎处释放出来。精子离开身体后，如果遇到女性的卵子并让它受精，那么受精卵会在子宫内壁上扎下根来，发育成婴儿。（繁殖详见P180-185。）

男性生殖系统

- **A** 前列腺 分泌保护精子的液体
- **B** 阴茎 输送精子
- **C** 睾丸 制造精子（雄性生殖细胞）
- **D** 阴囊 装着两个睾丸的小袋子

图片并未遵照实际比例

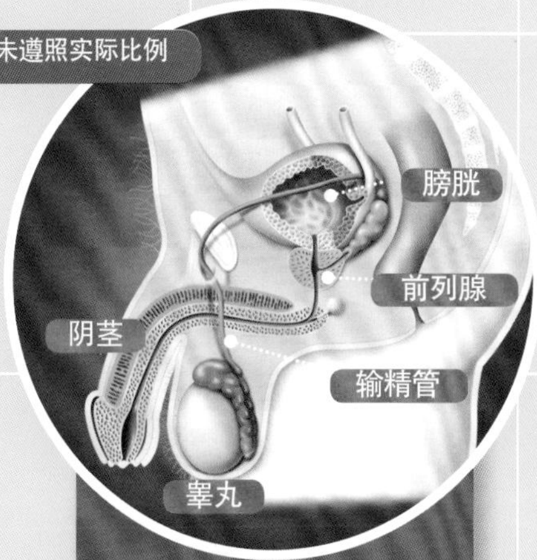

膀胱

前列腺

阴茎

输精管

睾丸

从这张男性生殖系统内视图上，我们可以看到前列腺、阴茎、睾丸、阴囊和输精管。输精管（睾丸上方的细管子）将两个睾丸内的精子输送给阴茎。

消化系统

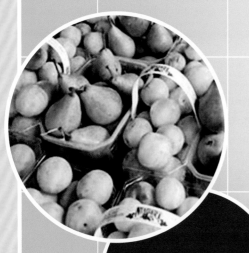

每个美国人一辈子大约要吃45400千克蔬菜。

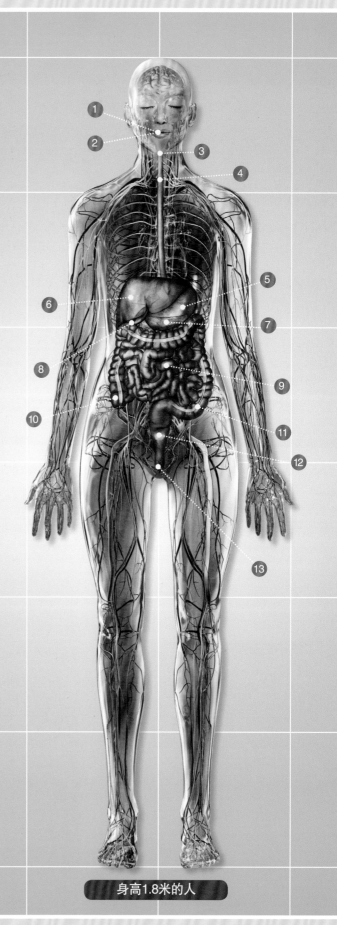

0 每个格子边长代表0.3米 0

身高1.8米的人

消化系统将食物打碎并转化为能量和基本营养。如果能把成年人的消化道完全拉直，那么你会看到一根长达9.1米的管子。食物通过你的口腔进入管子的最上端，在消化道内移动的过程中，它会被咀嚼、挤压、溶解。胰腺之类的器官会分泌消化酶。食物中身体无法利用的部分会通过管子另一头的肛门排泄出去。食物在消化道内运动的时候，身体会吸收营养，为你的日常生活提供能量。（消化系统详见第四章。）

一路向下

1. **牙齿** 咀嚼食物
2. **舌头** 品尝味道，搅拌食物
3. **咽（喉咙）** 将嘴里的食物送进食管
4. **食管** 将食物送进胃里
5. **胃** 容纳、净化、粉碎食物
6. **肝** 处理并储存食物中的营养
7. **胰** 制造帮助消化的化学物
8. **胆囊** 储存胆汁，这是一种有助于消化脂肪的化学物
9. **小肠** 从被消化的食物中吸收营养
10. **大肠** 吸收水分和营养
11. **结肠** 大肠的一部分，吸收水和矿物质
12. **直肠** 大肠的一部分，把食物残渣变成粪便
13. **肛门** 大肠的出口，负责排泄粪便

胃

A. **纵肌** 生长方向与食物移动的方向相同
B. **环肌** 横向环绕胃部
C. **斜肌** 斜向环绕胃部
D. **胃壁** 上面有分泌消化液的腺体
E. **幽门括约肌** 通过收缩和舒张让食物慢慢进入小肠

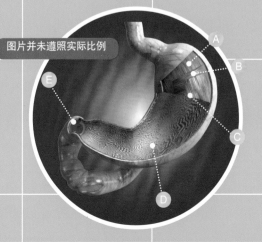

图片并未遵照实际比例

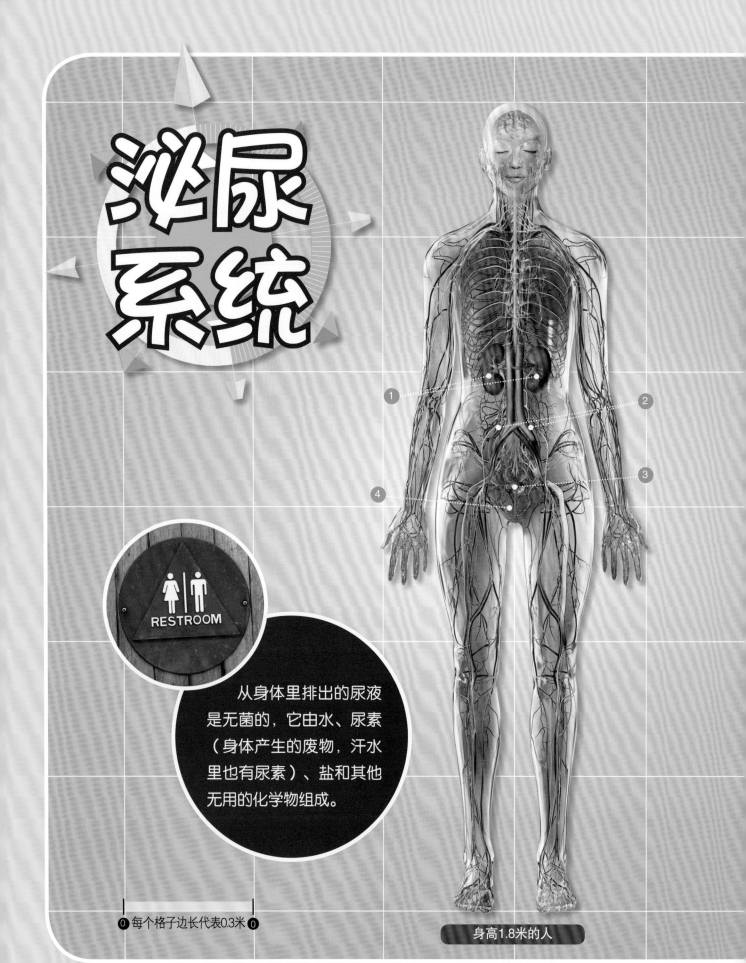

泌尿系统

从身体里排出的尿液是无菌的，它由水、尿素（身体产生的废物，汗水里也有尿素）、盐和其他无用的化学物组成。

每个格子边长代表0.3米

身高1.8米的人

泌尿系统负责制造、储存和排泄尿液，它是身体的清洁工。每天都有很多血液流过你的两颗肾脏，这个器官会过滤出血液中的废物、多余的水和盐，然后把这些液体送到膀胱里储存起来，形成尿液。你每天要尿好几次，也就是尿液通过尿道排出体外。这个常规循环让身体保持良好的平衡。（泌尿系统详见P130-131。）

清洁血液

1　肾　过滤血液中的废物，制造尿液

2　输尿管　把肾脏里的尿送入膀胱

3　膀胱　储存尿液

4　尿道　将膀胱里的尿排出体外

肾

A　肾囊　保护性的外层

B　肾皮质　滤除血液里的水

C　肾髓质　将身体所需的营养重新吸收回血液里

D　肾盂　将尿液送入输尿管

E　肾静脉　运送流出肾脏的血液

F　肾动脉　运送流入肾脏的血液

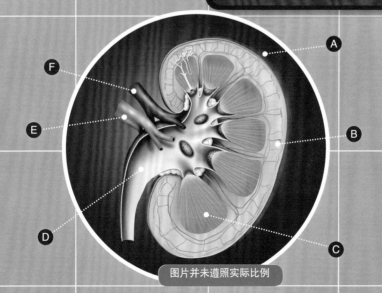

图片并未遵照实际比例

内分泌系统

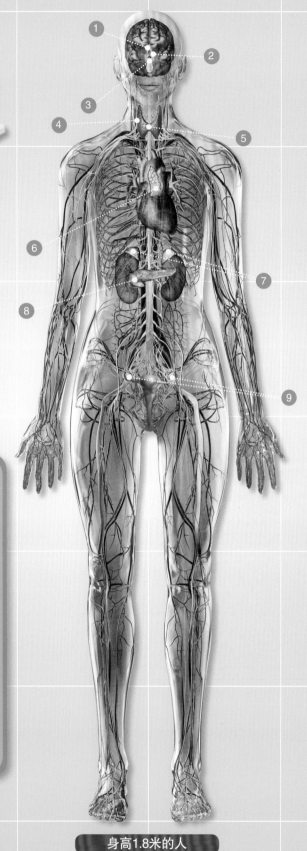

身高1.8米的人

内分泌腺

1. 松果体 控制身体节律
2. 下丘脑 连接神经系统与内分泌系统
3. 脑垂体 控制发育，指挥其他腺体
4. 副甲状腺 控制血液里的钙；甲状腺背面还有另一对副甲状腺
5. 甲状腺 控制新陈代谢——也就是你的细胞如何使用燃料
6. 胸腺 辅助指引年轻人的免疫系统
7. 肾上腺 分泌肾上腺素，让身体做好应急准备
8. 胰腺 控制血糖水平
9. 卵巢（仅存在于女性体内） 辅助控制繁殖

0 每个格子边长代表0.3米 0

内分泌系统释放出的激素能够调节多种身体机能，包括睡眠、新陈代谢、发育和情绪。内分泌系统和神经系统一起控制着你的身体，但它不会像神经系统一样发送电信号，而是靠遍布全身的腺体和特殊细胞向血液中释放激素。这些化学物携带着信息，它们指挥身体发育或停止发育，控制血液里糖的多少，帮助女性的身体做好生育准备。

脑垂体可能是最重要的内分泌腺。它的个头不大，但却拥有巨大的力量。脑垂体分泌的十种主要激素控制着身体的发育、修复、繁殖、水平衡等等。（内分泌系统详见P146-147。）

"主腺"脑垂体

A **下丘脑** 追踪饥饿、睡眠之类的身体功能，控制部分腺体

B **脑垂体柄** 连接脑垂体与下丘脑

C **垂体前叶** 位于前方，内部有腺组织

D **血管** 将激素运送到身体其他部位

E **垂体后叶** 位于后方，内部有神经组织

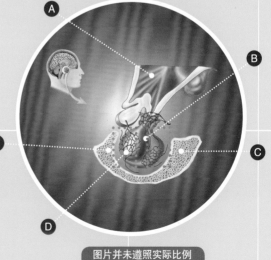

图片并未遵照实际比例

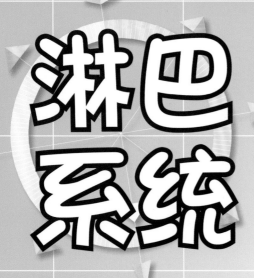

淋巴系统

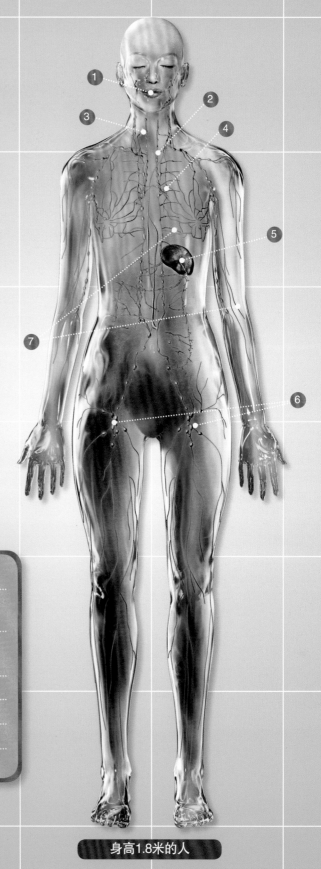

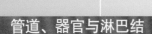

每个格子边长代表0.3米

身高1.8米的人

淋巴系统会搜集、过滤组织内的液体（淋巴液），并将它送回血液中。你的身体里不光有血管，还有淋巴管。淋巴管遍布身体各处，与血管相连，淋巴液——从血管里渗出来的清澈液体——在淋巴管中流动，携带着对抗感染的白细胞，也会携带一些病菌。

　　肌肉收缩会挤压淋巴管，促使淋巴流动，流动的淋巴会经过一些豆状的腺体，也就是淋巴结，它会过滤淋巴中的病菌。当你生病的时候，这些腺体可能会肿起来。淋巴系统还与一些较大的器官相连，例如脾脏，它会辅助清洁血液、储存白细胞。（淋巴系统详见P115。）

淋巴结

A 　**外套膜** 坚韧的外层

B 　**淋巴管** 将淋巴液送入或送出淋巴结

C 　**皮质** 淋巴结的外层部分

D 　**髓质** 淋巴结的内层部分

E 　**淋巴囊** 辅助支撑淋巴结，储存白细胞

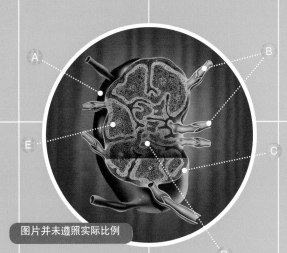

图片并未遵照实际比例

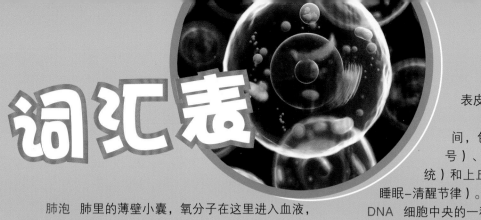

词汇表

肺泡　肺里的薄壁小囊，氧分子在这里进入血液，同时二氧化碳也从这里离开血液。

抗体　血清内的细胞制造的一种物质，让身体获得对特定入侵者的免疫力。

抗原　被免疫系统视为"外来物品"的东西，例如细菌或病毒；身体还会产生对付抗原的抗体。

动脉　输送血液离开心脏的血管。

细菌　微型单细胞生物。

胆汁　肝脏分泌的黄绿色液体，能帮助身体消化脂肪。储存胆汁的胆囊位于肝脏下方，消化过程中，胆汁会流进小肠。

脑干　连接大脑与脊髓，控制身体基本功能，例如呼吸和心跳。

癌症　一种疾病，细胞出现异常的快速繁殖，侵入器官和身体其他部位。

毛细血管　连接动脉与静脉的血管，非常纤细。血液搜集废物、释放氧和营养都在毛细血管中完成。

心肌　只存在于心脏里的肌肉，能够自动收缩，推动全身血液循环。

软骨　充满纤维的坚韧弹性组织。关节、外耳和鼻子里都有软骨。

细胞　生命的基本单位。细胞能够分裂生成新细胞，从而构建新的组织，修复损伤，让生物成长发育。

小脑　主要负责运动与平衡的脑区域。

大脑皮层　大脑的外层，负责语言、计划和知觉。大部分有意识的思维都在这里发生。

大脑　脑部最大的区域。大脑分为两个半球，负责控制主动行为、储存记忆以及逻辑思考。

染色体　DNA和蛋白质组成的线状结构，位于细胞核内。

纤毛　类似毛发的微小结构，紧贴在细胞上。

胶原蛋白　富含纤维的柔韧蛋白质，骨头、软骨、肌腱和其他连接性组织中都有胶原蛋白。

受孕　创造新生命的过程。

脑震荡　颅骨内的脑受到剧烈冲击造成的损伤，类似脑内瘀青。

意识　清醒或警觉。有意识的活动意味着你知道自己正在控制它。

眼角膜　眼球上一层透明的膜。

胼胝体　由数百万条神经纤维组成的厚带子，连接着大脑的两个半球，让它们能够彼此通讯。

真皮层　皮肤的第二层，位于表皮层下方、皮下组织上方。

间脑　位于两个大脑半球之间，包括丘脑（传递和处理感觉信号）、下丘脑（控制无意识神经系统）和上丘脑（包括松果体，辅助调节睡眠–清醒节律）。

DNA　细胞中央的一种物质，内含基因；DNA是遗传的基本单元，它代表"脱氧核糖核酸"。

卵子　雌性生殖细胞，含有23条染色体。

胚芽　子宫内前八周的胚胎。

酶　身体产生的物质，可以促进体内的各种过程。比如说，小肠产生的酶能消化食物。

表皮层　皮肤的最外层。

食管　从口腔通往胃的管子。

受精　雄性生殖细胞（精子）与雌性生殖细胞（卵子）结合，创造出即将发育成婴儿的新细胞。

胎儿　从第八周以后到出生前的宝宝。

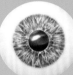

"要么打，要么跑"　遇到危险时，身体会无意识地做好准备——例如心率、血压变化和肌肉紧张——以便快速迎战或逃走。

毛囊　皮肤上的小囊，毛发从这里生长出来。

额叶　控制解决问题、决策、推理和情感的大脑区域。

胃的　与胃有关的东西，例如"胃液"能辅助粉碎食物。

基因　一段DNA，能告诉细胞如何制造蛋白质，这些蛋白质控制或影响着你从父母那里继承的特征。

病菌　肉眼无法看见的致病微生物。

腺体　制造化学物的身体部位，有些腺体分泌有用的化学物，有的则负责排泄废物。比如说，胃里的腺体会分泌有助于消化的物质，而皮肤上的汗腺会制造往外流的汗液。

血红蛋白　血液中运送氧气的物质，也是红色的来源。

海马体　与记忆的形成与储存有关的脑区域。

激素　血液中的化学信使，对细胞或器官有影响。

免疫　对某种疾病的抵抗力极强。

传染性　可能将某种病菌或疾病传播给另一个人。

继承　接受某种遗传特征。比如说，蓝眼睛的人可能就是从父母身上继承的蓝色眼睛。

关节　可以活动的骨头连接处，有了关节，骨骼才能弯曲、活动。髋部、脚踝、膝盖和手肘都是关节。

角蛋白　一种坚韧的蛋白质，指甲、头发和皮肤的死细胞外层都是角蛋白。

韧带　连接两块骨头或固定某个器官的组织带。

淋巴　遍布全身的水状液，携带着对抗感染的白细胞。

骨髓　骨头内部的果冻状物质，能为身体制造红细胞。

延髓　脑干的部分区域，控制着一些最重要的身体机能，例如呼吸和心率。延髓里还包含着身体的运动神经和感觉神经，身体左右两侧通往对应大脑半球的神经也在这里交会。

黑色素　身体产生的一种色素，为皮肤和头发染色。黑色素有两种：一种呈黑褐色，一种呈红黄色。

黑素细胞　制造黑色素的皮肤细胞。

膜　很薄的一层，例如细胞膜。

微生物　小得肉眼看不见的生物，只能通过显微镜观察。

分子　拥有某物质特征的最小组成单位。

动因　引发动作的原因。动作神经细胞指挥肌肉运动。

黏液　鼻子、食管或身体其他部位产生的黏滑液体。胃壁上有黏液形成的保护层，而在你的鼻子里，黏液可以粘住灰尘之类的东西。

神经　神经细胞组成的一束束线状结构，能在大脑和身体各部位之间双向传递信息。

神经细胞　负责在各个身体部位之间传递信号。

原子核　几乎所有活细胞的关键组成部分，内含控制细胞活动的基因。

营养　食物中提供滋养的成分。脂肪、蛋白质和碳水化合物都是营养。

枕叶　处理视觉信息的脑区域。

器官　承担身体某项任务的一系列组织。比如说，皮肤是覆盖身体的器官，它能够保护体内结构，为身体保温。心脏则是泵送血液的器官。

卵巢　一对杏仁状的雌性生殖器官，能制造卵子。

氧气　身体必需的无味气体。含有氧气的空气被肺吸入体内，然后氧气进入血液，被输送到身体各处的细胞中。

顶叶　处理感觉信息的脑区域。

病原体　让宿主生病的东西。

松果体　位于脑部中央，释放出的化学物有助于睡眠或保持清醒。某些宗教认为，松果体是我们的"第三只眼"或"全知之眼"。

脑垂体　位于脑部下方，常被称为"主腺"，因为它掌管着身体的诸多功能，包括骨骼和组织的发育。脑垂体还能释放缓解疼痛、带来快乐的化学物。

青春期　青少年的身高体重出现快速增长、看起来更像成年男女的时期。在青春期中，青少年的生殖系统也会开始出现变化，为生育做好准备。

放射　以波或粒子形式传递的能量。

接收器　对外界感知作出反应的特殊细胞或细胞的组成部分。

红细胞　负责运送氧气的血细胞。

繁殖　父母创造宝宝的过程；雄性生殖细胞（精子）让雌性生殖细胞（卵子）受精，创造出的新细胞发育为婴儿。

唾液　口腔制造的液体，能够软化食物，使它更方便吞咽。唾液里的酶还能辅助消化食物。

骨骼肌　让某个身体部位动起来的肌肉，例如舌头、眼睛或手臂。

骨骼　支撑身体的骨架。

平滑肌　血管、胃和肠道内的肌肉。不需要你刻意去指挥，平滑肌就能自动地推着食物在消化道中移动。

精子　雄性生殖细胞，含有23条染色体。

皮下组织　皮肤的第三层，位于真皮层下方。

系统　一系列身体部件同心协力，实现某个功能，例如消化或繁殖。

味蕾　味觉接收器，可以尝出甜、酸、咸、苦、鲜各种味道。大部分味蕾分布在舌头上，喉咙和上腭也有一部分。

颞叶　控制听觉、语言、记忆、情感和学习的脑区域。

肌腱　连接肌肉与骨头的坚韧"绳子"。

组织　同类细胞组成的材料。比如说，肌肉组织由肌细胞组成。

特征　某个人与其他人明显不同的遗传特质。比如说，卷发就是遗传特征的一种。

尿液　肾脏从身体里过滤出来的废物，由水、盐和其他物质组成。未排泄的尿储存在膀胱里。

子宫　雌性生殖系统中肌肉组成的器官，受精卵在子宫中着床，子宫还会为发育中的胚芽和胚胎提供营养和保护。

疫苗　预防某种特定疾病的物质。

静脉　将血液送回心脏的血管。

脊椎　组成脊柱的骨头。

病毒　可能引发传染性疾病的微生物。

白细胞　对抗疾病的血细胞，它能摧毁细菌、病毒或其他致病微生物。

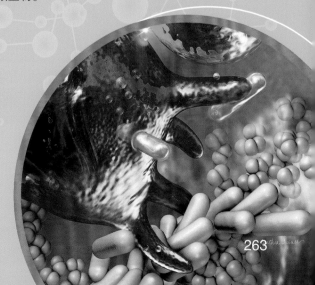

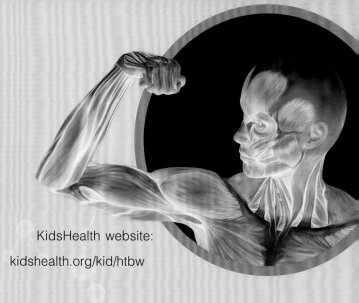

了解更多

1. 值得推荐的网站、电影

想进一步了解关于人体的知识？看看下面这些网站和电影。

网站

关于人体和人类健康的海量知识，请见美国国家地理"探索人体"页面：

science.nationalgeographic.com/science/health–and–human–body/human–body

了解人体系统，介绍大量活动、谜语和其他知识，请打开探索频道儿童版：

kids.discovery.com/tell–me/science/body–systems

探索人体，包括大脑与感觉，请见曼彻斯特儿童学院科学课：

childrensuniversity.manchester.ac.uk/interactives/science

通过互动了解人体解剖学知识，深入探索各个系统，请见"走进人体"网站：

innerbody.com

关于人体、健康和安全的更多内容，请见疾控中心网站"身体与思维"：

cdc.gov/bam

儿童健康网站上有大量关于人体的游戏、测试、短片和阅读材料：

KidsHealth website:

kidshealth.org/kid/htbw

走进谷歌科学大赛，一起改变世界：

googlesciencefair.com/en

PBS "大脑之谜"带你踏上了解大脑的3D之旅：

pbs.org/wnet/brain/3d

"儿童神经科学"带你了解不可思议的大脑：

faculty.washington.edu/chudler/neurok.html

电影

《走进人体》（*Inside the Human Body*）（2004）：NOVA的这套纪录片介绍了遗传学、婴儿的发育和你体内的世界。

《漫游人体》（*Inside the Living Body*）（2007）：美国国家地理的这部片子利用高科技设备带领你走进人类的身体内部。

《人体奥秘》（*Inside the Living Body*）（2011）：BBC的多集纪录片，探索了人体内外的秘密。

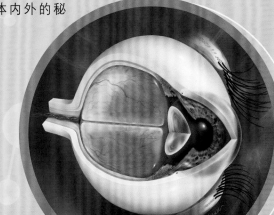

2. 值得一游的地方

美国

科学及工业博物馆，"神奇的你"展馆 佛罗里达州坦帕市

佩罗博物馆，"生而为人"展馆 得克萨斯州达拉斯市

弗吉尼亚科学博物馆，人体展馆 弗吉尼亚州里士满市

水牛城科学博物馆，"探索你"展馆 纽约州水牛城

富兰克林研究所，"伟大的心"展览 宾夕法尼亚州费城

科学博物馆，人类生命展厅 马萨诸塞州波士顿市

得州医学中心，健康博物馆 得克萨斯州休斯敦市

圣路易科学中心，人类探秘展馆 密苏里州圣路易市

探索馆，人类现象展厅 加利福尼亚州旧金山市

生命及科学博物馆，实验室 北卡罗来纳州德罕市

太平洋科学中心，好身体教授健康学院 华盛顿州西雅图市

加州科学中心，生命世界 加利福尼亚州洛杉矶市

科学及工业博物馆，人体探索之旅 伊利诺伊州芝加哥市

马里兰科学中心，身体的故事 马里兰州巴尔的摩市

加拿大

安大略科学中心，阿斯利康人类展馆 安大略省多伦多市

科学世界博物馆，人体功能 不列颠哥伦比亚省温哥华市

中南美洲

科技博物馆 巴西阿雷格里港

国立墨西哥大学博物馆 墨西哥城

欧洲

人体博物馆，荷兰乌赫斯特海斯特

德国卫生博物馆，德国德累斯顿

国家历史博物馆人体生理展厅 英国伦敦

科技与工业博物馆，人和基因展厅 法国巴黎

国家科学、技术及医学博物馆 挪威奥斯陆

德意志博物馆，制药学展览 德国慕尼黑

科学博物馆，科学及制药艺术展览、"我是谁"展览 英国伦敦

亚洲

卫生教育展览及资料中心 中国香港九龙

上海科技馆，人类及健康展览 中国上海

名古屋城市科学博物馆，人体展览 日本名古屋

澳洲

墨尔本博物馆，人体展览 澳大利亚墨尔本市

科学展览中心，运动展览 澳大利亚墨尔本市

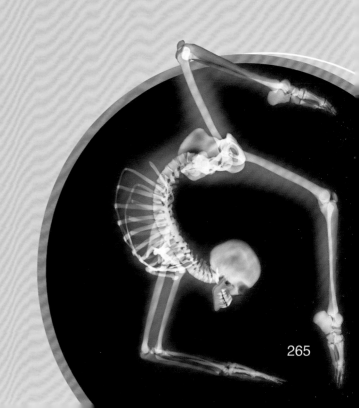

照片版权

著作权合同登记号　图字：04-2017-014

美国国家地理学会是世界上最大的非营利科学与教育组织之一。学会成立于1888年，以"增进与普及地理知识"为宗旨，致力于启发人们对地球的关心。美国国家地理学会通过杂志、电视节目、影片、音乐、电台、图书、DVD、地图、展览、活动、学校出版计划、交互式媒体与商品来呈现世界。美国国家地理学会的会刊《国家地理》杂志，以英文及其他33种语言发行，每月有3,800万读者阅读。美国国家地理频道在166个国家以34种语言播放，有3.2亿个家庭收看。美国国家地理学会资助超过10,000项科学研究、环境保护与探索计划，并支持一项扫除"地理文盲"的教育计划。

图书在版编目（CIP）数据

终极人体百科 /（美）克里斯蒂娜·维尔斯顿等著；阳曦译. —太原：山西人民出版社，2017. 5

（美国国家地理）

ISBN 978-7-203-09985-7

Ⅰ.①终… Ⅱ.①克… ②阳… Ⅲ.①人体—青少年读物 Ⅳ.①R32-49

中国版本图书馆 CIP 数据核字（2017）第 088844 号

终极人体百科

著　　者：（美）克里斯蒂娜·维尔斯顿等
译　　者：阳　曦
责任编辑：贾　娟
选题策划：北京汉唐阳光

出 版 者：山西出版传媒集团·山西人民出版社
地　　址：太原市建设南路 21 号
邮　　编：030012
发行营销：010-62142290
　　　　　0351-4922220　4955996　4956039
　　　　　0351-4922127（传真）　4956038（邮购）
E-mail：sxskcb@163.com（发行部）　sxskcb@163.com（总编室）
网　　址：www.jswenyi.com

经 销 者：山西出版传媒集团·山西新华书店集团有限公司
承 印 者：鸿博昊天科技有限公司
开　　本：787mm×1092mm　1/16
印　　张：16.75
字　　数：100千字
印　　数：1–10000册
版　　次：2017年5月第1版
印　　次：2017年5月第1次印刷
标准书号：ISBN 978-7-203-09985-7
定　　价：128.00 元

如有印装问题质量请与本社联系调换